国家卫生健康委员会"十四五"规划教材

全国高等中医药教育教材

供中西医临床医学专业用

中西医结合课程思政案例

中西醫結合

主　编　刘　毅

副主编　吴智兵　刘旺华　沈卫东

编　委　（按姓氏笔画排序）

马克龙（安徽中医药大学）　　　张捷平（福建中医药大学）

王　雪（成都中医药大学）　　　张景洲（长春中医药大学）

司原成（贵州中医药大学）　　　陈　乔（江西中医药大学）

向　楠（山东中医药大学）　　　陈会敏（湖北中医药大学）

刘　毅（成都中医药大学）　　　郑景辉（广西中医药大学）

刘　鑫（陕西中医药大学）　　　侯秀娟（北京中医药大学）

刘旺华（湖南中医药大学）　　　姜　宏（南京中医药大学）

闫　珺（黑龙江中医药大学）　　骆亚莉（甘肃中医药大学）

孙　晶（浙江中医药大学）　　　高允海（辽宁中医药大学

李远栋（天津中医药大学）　　　　　　附属医院）

吴智兵（广州中医药大学）　　　海青山（云南中医药大学）

沈卫东（上海中医药大学附属　　崔轶凡（山西中医药大学）

　　　　曙光医院）　　　　　　董孟华（滨州医学院）

秘　书　苏　悦（成都中医药大学）

人民卫生出版社

·北京·

图书在版编目（CIP）数据

中西医结合课程思政案例/刘毅主编. -- 北京：
人民卫生出版社，2025. 2. -- ISBN 978-7-117-37495-8

Ⅰ. R2-031；G641

中国国家版本馆 CIP 数据核字第 2025VH0744 号

| 人卫智网 | www.ipmph.com | 医学教育、学术、考试、健康，购书智慧智能综合服务平台 |
| 人卫官网 | www.pmph.com | 人卫官方资讯发布平台 |

中西医结合课程思政案例
Zhongxiyi Jiehe Kechengsizheng Anli

主　　编：刘　毅

出版发行：人民卫生出版社（中继线 010-59780011）

地　　址：北京市朝阳区潘家园南里 19 号

邮　　编：100021

E - mail：pmph @ pmph. com

购书热线：010-59787592　010-59787584　010-65264830

印　　刷：天津市光明印务有限公司

经　　销：新华书店

开　　本：850×1168　1/16　　印张：14

字　　数：367 千字

版　　次：2025 年 2 月第 1 版

印　　次：2025 年 5 月第 1 次印刷

标准书号：ISBN 978-7-117-37495-8

定　　价：59. 00 元

打击盗版举报电话：010 - 59787491　E-mail：WQ @ pmph. com

质量问题联系电话：010 - 59787234　E-mail：zhiliang @ pmph. com

数字融合服务电话：4001118166　E-mail：zengzhi @ pmph. com

◇◇◇ 数字增值服务编委会名单 ◇◇◇

主 编 刘 毅

副主编 刘旺华 沈卫东 吴智兵 姜 岑

编 委 （按姓氏笔画排序）

任玉梅（河南中医药大学）　　　　沈卫东（上海中医药大学附属

刘 毅（成都中医药大学）　　　　　　　　　曙光医院）

孙 颖（河南中医药大学）　　　　姜 岑（成都中医药大学）

刘旺华（湖南中医药大学）　　　　骆亚莉（甘肃中医药大学）

吴智兵（广州中医药大学）　　　　董孟华（滨州医学院）

修 订 说 明

为了更好地贯彻落实党的二十大精神和《"十四五"中医药发展规划》《中医药振兴发展重大工程实施方案》及《教育部 国家卫生健康委 国家中医药管理局关于深化医教协同进一步推动中医药教育改革与高质量发展的实施意见》的要求,做好第四轮全国高等中医药教育教材建设工作,人民卫生出版社在教育部、国家卫生健康委员会、国家中医药管理局的领导下,在上一轮教材建设的基础上,组织和规划了全国高等中医药教育本科国家卫生健康委员会"十四五"规划教材的编写和修订工作。

党的二十大报告指出:"加强教材建设和管理""加快建设高质量教育体系"。为做好新一轮教材的出版工作,人民卫生出版社在教育部高等学校中医学类专业教学指导委员会、中药学类专业教学指导委员会、中西医结合类专业教学指导委员会和第三届全国高等中医药教育教材建设指导委员会的大力支持下,先后成立了第四届全国高等中医药教育教材建设指导委员会和相应的教材评审委员会,以指导和组织教材的遴选、评审和修订工作,确保教材编写质量。

根据"十四五"期间高等中医药教育教学改革和高等中医药人才培养目标,在上述工作的基础上,人民卫生出版社规划、确定了中医学、针灸推拿学、中医骨伤科学、中药学、中西医临床医学、护理学、康复治疗学7个专业155种规划教材。教材主编、副主编和编委的遴选按照公开、公平、公正的原则进行。在全国60余所高等院校4 500余位专家和学者申报的基础上,3 000余位申报者经教材建设指导委员会、教材评审委员会审定批准,被聘任为主编、副主编、编委。

本套教材的主要特色如下:

1. **立德树人,思政教育** 教材以习近平新时代中国特色社会主义思想为引领,坚守"为党育人、为国育才"的初心和使命,坚持以文化人,以文载道,以德育人,以德为先。将立德树人深化到各学科、各领域,加强学生理想信念教育,厚植爱国主义情怀,把社会主义核心价值观融入教育教学全过程。根据不同专业人才培养特点和专业能力素质要求,科学合理地设计思政教育内容。教材中有机融入中医药文化元素和思想政治教育元素,形成专业课教学与思政理论教育、课程思政与专业思政紧密结合的教材建设格局。

2. **准确定位,联系实际** 教材的深度和广度符合各专业教学大纲的要求和特定学制、特定对象、特定层次的培养目标,紧扣教学活动和知识结构。以解决目前各院校教材使用中的突出问题为出发点和落脚点,对人才培养体系、课程体系、教材体系进行充分调研和论证,使之更加符合教改实际、适应中医药人才培养要求和社会需求。

3. **夯实基础,整体优化** 以科学严谨的治学态度,对教材体系进行科学设计、整体优化,体现中医药基本理论、基本知识、基本思维、基本技能;教材编写综合考虑学科的分化、交叉,既充分体现不同学科自身特点,又注意各学科之间有机衔接;确保理论体系完善,知识点结合完备,内容精练、完整,概念准确,切合教学实际。

4. **注重衔接,合理区分** 严格界定本科教材与职业教育教材、研究生教材、毕业后教育教材的知识范畴,认真总结、详细讨论现阶段中医药本科各课程的知识和理论框架,使其在教材中得以凸显,既要相互联系,又要在编写思路、框架设计、内容取舍等方面有一定的区分度。

5. 体现传承,突出特色 本套教材是培养复合型、创新型中医药人才的重要工具,是中医药文明传承的重要载体。传统的中医药文化是国家软实力的重要体现。因此,教材必须遵循中医药传承发展规律,既要反映原汁原味的中医药知识,培养学生的中医思维,又要使学生中西医学融会贯通;既要传承经典,又要创新发挥,体现新版教材"传承精华、守正创新"的特点。

6. 与时俱进,纸数融合 本套教材新增中医抗疫知识,培养学生的探索精神、创新精神,强化中医药防疫人才培养。同时,教材编写充分体现与时代融合、与现代科技融合、与现代医学融合的特色和理念,将移动互联、网络增值、慕课、翻转课堂等新的教学理念和教学技术、学习方式融入教材建设之中。书中设有随文二维码,通过扫码,学生可对教材的数字增值服务内容进行自主学习。

7. 创新形式,提高效用 教材在形式上仍将传承上版模块化编写的设计思路,图文并茂、版式精美;内容方面注重提高效用,同时应用问题导入、案例教学、探究教学等教材编写理念,以提高学生的学习兴趣和学习效果。

8. 突出实用,注重技能 增设技能教材、实验实训内容及相关栏目,适当增加实践教学学时数,增强学生综合运用所学知识的能力和动手能力,体现医学生早临床、多临床、反复临床的特点,使学生好学、临床好用、教师好教。

9. 立足精品,树立标准 始终坚持具有中国特色的教材建设机制和模式,编委会精心编写,出版社精心审校,全程全员坚持质量控制体系,把打造精品教材作为崇高的历史使命,严把各个环节质量关,力保教材的精品属性,使精品和金课互相促进,通过教材建设推动和深化高等中医药教育教学改革,力争打造国内外高等中医药教育标准化教材。

10. 三点兼顾,有机结合 以基本知识点作为主体内容,适度增加新进展、新技术、新方法,并与相关部门制定的职业技能鉴定规范和国家执业医师(药师)资格考试有效衔接,使知识点、创新点、执业点三点结合;紧密联系临床和科研实际情况,避免理论与实践脱节、教学与临床脱节。

本轮教材的修订编写,教育部、国家卫生健康委员会、国家中医药管理局有关领导和教育部高等学校中医学类专业教学指导委员会、中药学类专业教学指导委员会、中西医结合类专业教学指导委员会等相关专家给予了大力支持和指导,得到了全国各医药卫生院校和部分医院、科研机构领导、专家和教师的积极支持和参与,在此,对有关单位和个人表示衷心的感谢!为了保持教材内容的先进性,在本版教材使用过程中,我们力争做到教材纸质版内容不断勘误,数字内容与时俱进,实时更新。希望各院校在教学使用中,以及在探索课程体系、课程标准和教材建设与改革的进程中,及时提出宝贵意见或建议,以便不断修订和完善,为下一轮教材的修订工作奠定坚实的基础。

人民卫生出版社

2023 年 3 月

◇◇◇ 前　言 ◇◇◇

　　国务院办公厅在《关于加快医学教育创新发展的指导意见》中提出,要强化医学生职业素养教育,加强医学伦理、科研诚信教育,发挥课程思政作用,着力培养医学生救死扶伤精神。本教材根据《高等学校课程思政建设指导纲要》《关于加强医教协同实施卓越医生教育培养计划 2.0 的意见》的文件精神,围绕全面提高人才培养能力这个核心点,结合专业特点分类推进课程思政建设,着力培养医学生"敬佑生命、救死扶伤、甘于奉献、大爱无疆"的医者精神,重点加强医学生的政治认同、家国情怀、文化素养、法治意识和医德修养。

　　本教材编写围绕中西医结合医学的萌芽、探索、形成、发展、成熟的主线,内容覆盖从基础到临床的中西医结合专业人才培养各个环节,立足于中西医结合的发展史、代表人物、典型事件及重大创新成果,列举思政案例、串联思政内容、解构思政元素。在案例的编写中,确保案例的真实性,注意案例的典型性,强调案例的教育性及启发性,兼顾案例的趣味性。

　　本教材具有以下特色。

　　1. 中西医结合学科特色鲜明。本教材将中西医结合医疗、教育事业本身的发展作为一部重要的课程思政案例呈现给学生,有利于学生树立专业自信心,坚定中西医结合的从医信念。

　　2. 思政元素解构详细且清晰。本教材设"思政元素解构""中西医结合典型事件"专篇,围绕"思政课程与课程思政结合不紧密、思政元素剖析粗浅不深入"等教学问题,深入挖掘中西医结合专业相关课程思政内容,通过列举典型案例开展对思政元素的详细解析。

　　3. 融合纸质教材及数字资源。本教材为教师及学生提供丰富的拓展案例、电子课件、推荐读物等资源,拓宽了纸质教材的学习边界,增加了微课的案例展现形式,具有一定的创新性。

　　本教材既有利于医学生更好地通过教材中的课程思政内涵认同专业从而提升医学生职业素养,又有利于教师在授课时有的放矢地组织课程思政教学从而增强教师课程思政建设能力。

　　此次教材编写,是为了更好地贯彻落实《国务院办公厅关于深化医教协同进一步推进医学教育改革与发展的意见》《中医药发展战略规划纲要(2016—2030 年)》《教育部 国家卫生健康委 国家中医药管理局关于深化医教协同进一步推动中医药教育改革与高质量发展的实施意见》和新时代全国高等学校本科教育工作会议精神,推进高等学校加快"双一流"建设,把握新时代要求,全面振兴本科教育。

　　本教材虽经编委会多次论证,达成共识,但因创新内容较多,仍存在不完善之处。希望各院校在使用过程中,随时提出宝贵意见,加强沟通,以便今后进一步修订提高。

《中西医结合课程思政案例》编委会

2023 年 12 月

目 录

第一章

中西医结合医学发展史篇

📘 思政目标

1. 掌握中西医学和文化在不同历史阶段交流互鉴的特点,熟悉中西医学融通的历史背景和事实;掌握新时代党对于中医药工作的部署推动和理论跃升,熟悉"健康中国"战略下中西医结合事业发展的方向和成绩。

2. 了解中西医学汇通学术思潮的起源与发展;了解"中西医合作"在民主革命时期的实践;了解"西学中"政策的内涵和成就;熟悉"传承精华、守正创新"论断的战略意义和内涵。

3. 了解中西医学汇通学派的主要代表人物、著作及其观点;了解"中医科学化"理论提出的背景和应用;了解改革开放后"中医现代化"发展的成绩;了解新时代中西医结合事业在政策管理、临床服务、科学研究、人才培养方面的成果和进展。

概　　述

历史是过去传到未来的回声,是未来对过去的反映形式。习近平总书记指出:"历史是最好的老师。"中西医结合医学发展历史,见证着从明清以来东西方文化和科技发展的碰撞交融,彰显着中华医学历久弥新、蓬勃盎然的生命力。200多年的东西方文化与科技交流史,以及200余年的中西医学交融发展史深刻表明,坚定文化自信,增强历史自信,是赢得历史发展主动,真正实现守正创新、返本开新的不二之路。中医学与西医学分别根植于东西方两种文明和文化,在科技、医药领域,以促进人类健康为共同目标,不断增进了解,实现结合创新,这是世界文化与科技历史上特色鲜明的一个篇章。中西医学结合历经文化碰撞的萌芽期、中西汇通的探索期、中西结合的成熟期、中西并重的理论飞跃期,走到今天,昭示了人类命运是一个不可割裂的共同体,正如习近平总书记曾经作出的重要论断:"文明因多样而交流,因交流而互鉴,因互鉴而发展。"从中西医学结合发展历史中可以看出,中国共产党领导中西医结合事业使命光辉、部署科学,中西医学结合发展也在不同领域创造成绩,为增进人类福祉而做出更大贡献。

第一节　"兼收并蓄"——东西方文化与
医学的交流碰撞

一、中西互鉴的医学交流

16世纪,伴随大航海时代开启,中外文化交流逐渐频繁,西洋医学与中医药学在文化碰撞与传播中开始了早期的交流。

这一时期，以经济、贸易活动为基础的来华西洋人士开始大规模翻译西洋科学技术著作，其中包含少部分医学著作；同时不少来华人士直接参与到中国宫廷活动，主要包括协助中国士大夫编修历法、参与太医院医疗等。由于早期西洋医学的临床发展也并不成熟，面对中国医学，西洋医学在16—18世纪并没有绝对性的优势，故而此阶段，西洋医学并未在中外文化科技交流中占据重要地位，仅作为科学技术著作翻译的内容之一。

《西国记法》由意大利利玛窦所著，成书于明代万历年间，是第一部使用中文讲解记忆术的专著，全书分：原本、明用、设位、立象、定识、广资六篇，详细介绍了记忆术的技巧、方法和原理。《空际格致》《修身西学》由意大利高一志编著，这两本书同样不是专门的医学著作，在《空际格致》一书中，涉及希腊的四元素学说讲解和一些较为简单的解剖和生理知识。《修身西学》的主旨则更倾向于伦理哲学，对应中国当时宋明理学的"修身"概念，反映了当时中国儒家文化与西方文化在交流中的融合发展，其中也提到了血液生理部分内容。《泰西人身说概》与《人身图说》是明代西方解剖生理学著作翻译的代表性成果，《泰西人身说概》据有关考证为昂布鲁瓦兹·帕雷的人体解剖学著作翻译本。在这两本书的内容中，体表标记大量借鉴中医名词显得极有特色（如以缺盆、风门等经络穴位来进行体表定位）。《性学粗述》由意大利艾儒略所著，于明崇祯四年（1631年）刊刻。在《大辞海》中定义该书："全面系统地描述各种心理现象，包括感觉、知觉、表象、记忆、思维、言语、情欲、意志以及人的发育生长、睡眠、梦和死……联系脑的功能及其定位来加以说明。该书是中国最早介绍西方心理学的著作之一。"此外，艾儒略的《西学凡·医学》具体介绍了西方医事制度的一些相关内容，如"医学是西方大学四学科之一，共读六年"。《西方答问》介绍了欧洲慈善机构的设置情况等。

除西方医学在这一时期集中东传到中国外，中西医学交流呈现"双向互动"的特征，中医药学的代表性著作也被来华人士翻译到西方，中医药成就逐渐被西方所了解。

在明代万历年间，西班牙萨拉曼卡学者马丁·德·拉达在明朝把总王望高的邀请下，得以进入中国，在中国期间拉达购买了一批中国书籍并携至马尼拉，其撰写《大明帝国奇闻录》一书，是相当长一段时间内欧洲人了解中国政治、历史、文化等主题的参考资料。在医药方面，他记录"关于草药的许多书籍，为治疗疾病而投以草药的方法"。中医药知识通过这种方式，向西欧传播。到明代末期，中医药向西方传播出现了一次高潮，卜弥格是其中代表性人物，卜弥格本身有一定医疗背景，在来华后，他对中医药进行了一定了解，著有《中国医药概说》《中国诊脉秘法》《中国植物志》《单味药》等书。1942年，王吉民提出："最先翻译中国本草者，当推波人布姆氏，据柯灵之《中国大辞典》载布姆氏所著之书中有《中国植物志》一书，用拉丁文作，一六五五年在维也纳印行，又有翻译医书一册，内载药物二百八十九种……至所述药物二百八十九种，究系根据《本草纲目》，抑译自他者，因未见原本，无从考订。"

二、中西汇通的学术思潮

明清之际，中西医学的交融进一步密切，中西汇通学派及思想在清代开始形成。明末清初的方以智被认为是最早倡导中西汇通的医学家，其著作《医学会通》是中国医学史上第一部论述中西医学汇通的作品。方以智涉猎广泛，通过结交各类朋友，学习了西方近代自然科学知识，《明史稿·方以智传》称赞他："自天文、舆地、礼乐、律数、声音、文字、书画、医药、技勇之属，皆能考其源流，析其旨趣。"博学多闻，使得他在中西医学不同思想旨趣中，博观约取。在《物理小识》中，他吸收西洋医学人身解剖结构的知识，对血液运动、脑主思维、记忆等学说有创新阐发，以中为体、中体西用的思想色彩浓厚。如他在《身内三贵之论》篇所记：

"此论以肝、心、脑、筋立论,是灵素所未发,故存以备引触。"认为一些具体知识是传统中医没有提到的,应该予以丰富。在对于西学的总体态度上,他认为:"万历年间,远西学人,详于质测而拙于言通几。然智士推之,彼之质测犹未备也。"认为西洋学问长于科学技术(质测),而短于思想文化,应该积极吸纳科学技术,并在中国思想文化的统驭下加以使用和论证,这种思想在当时是非常积极的。

明末清初中西医汇通思想在医家中已有较大影响,汪昂、王宏翰、赵学敏等医学家也在其著作中阐发了中西汇通的医学思想。如汪昂在《本草备要》中表达了对"脑主记忆"观点的认同:"人之记性,皆在脑中。小儿善忘者,脑未满也;老人健忘者,脑渐空也。凡人外见一物,必有一形影留于脑中。昂按:今人每记忆往事,必闭目上瞪而思索之,此即凝神于脑之意也。"王宏翰是程朱理学的弘扬者,同时不拘于门户之见,与当时信仰不同的西洋人也有较多接触交流,高一志、艾儒略、汤若望等人的著作对他影响较大,他在中西医学的理论结合层面有较多思考,将西方医学希波克拉底创立的"四体液学说"与中医五行脏象学说、西医胎生与中医命门学说比较融合,形成了如"太极元行说""命门元神说"等新论。但其没有深入考虑两种医学理论层面的哲学认识论基础,牵强地将一些理论方法概念加以附会,并未形成较大的影响。赵学敏是清初著名的药物学家,他在《本草纲目拾遗》中收集了来自西方的药物四十多种,包括吸毒石、保心石等。同时积极地学习西方药露制备方法和蒸馏法,在其著作中有较多介绍。到了清代中晚期,药露应用已较为广泛。

中西汇通的医学思想在明末开始萌芽,但这种萌芽在当时采取"自主限关"的清王朝的背景下,并没有得到充分发展,且中医药学仍然具有优势地位和话语权,这类思想在医学家内部也没有取得广泛共识。直到清代晚期,伴随国力渐衰,西方文化强势侵入,中西医汇通的思潮再次成为一种热点的现象,这一时期出现了一批较有代表性的人物,如被称为"中西汇通四大家"的唐宗海、朱沛文、恽铁樵、张锡纯。

这一时期的中西医学汇通在思想认识方面,在"中体西用"的整体框架下,由早期的以西洋医学为补充,逐步变成熔铸中西,衷中参西,主张中西医学互相学习,取长补短,对西医学的学习明显更加积极。如《医学衷中参西录》中强调:"中西之说皆不可废。""取西医之所长,以补中医之所短。""合中西医融贯为一。"张锡纯认为医学应当以济世活人为主要目的,不能拘泥中西理念的偏见:"夫医学以活人为宗旨,原不宜有中西之界限存于胸中。在中医不妨取西医之所长(如实验器械化学等),以补中医之所短;在西医尤当精研气化(如脏腑各有性情及手足六经分治主六气等),视中医深奥之理原为形上之道,而非空谈无实际也。"唐宗海在《中西汇通医经精义》中写道:"余以菲材,值古今大变局时,自顾一手一足,毫不能扶持中外,惟于医道,尝三致意,因摘《灵》《素》诸经,录其要义,兼中西之说解之,不存疆域异同之见,但求折衷归于一是。"朱沛文认为中西医"各有是非,不能偏主;有宜从华者,有宜从洋者"。在医学的生理、病理与疾病理论方面,这个阶段的中西医学汇通,也更加深入和具体。如唐宗海在《中西汇通医经精义》一书里对于心和脑功能的认识,参照了西洋解剖学,在探讨解剖发现与部位定位时,常引用中西医学两套体系的术语。清代御医力钧则在著作与治疗中贯彻中西汇通的思想,在临床诊疗上提出不少创新见解。如以气血营卫和西医血液循环术语来解释中医的"虚损"概念,在实践中融合营养学理论施治等。力钧在治疗光绪帝和慈禧太后疾病时,采用牛乳、鸡汁、葡萄酒平补、缓补,以求补充营养,强健机体。张锡纯在治疗外感时,创新性地提出中西药并用组方理论,创制阿司匹林麻黄汤、阿司匹林白虎汤等方剂。朱沛文在中西医汇通方面提出自己的见解,著有《华洋脏象约纂》,他长于实践,还亲自参与解剖,并对《难经》《医贯》《医林改错》等书中的错误,给予改正,发展了中医脏腑学说。

清朝末期到民国,在外强凌辱、积贫积弱的背景下,中国知识分子积极思考救亡图存的道路。当时知识分子在主导思想革命运动中,将传统中医药附以"旧医"概念,成为倡导革除的对象。革除"旧医"的呼声,促成了余云岫、褚民谊等人于1929年(民国18年)2月的第一届中央卫生委员会上,提出包括《废止旧医以扫除医事卫生之障碍案》在内的四项相关议案,"废止中医案"终因中医界人士请愿未执行。但整个民国时期,国民政府对中医药发展一直持消极、打压态度,1933年6月召开的国民党中央政治会议上,汪精卫阻挠石瑛等人拟定的《中医条例》(草案),并主张"凡属中医应一律不许开业,全国中药店也应限令歇业"。学术界有观点在评析该事件时认为"逐渐由学理讨论泛化为意识形态争论"。

这一时期中西汇通医学思想取得了极其重要的发展,表现在以下方面。

争鸣中完善中西医学术融合思想:恽铁樵在中西医学前人的争论里,最早提出中西医结合化生"新医学"的宏伟目标,并将中西汇通医学称为"我们的医学"。此外恽氏中西医汇通派实现了学术流派的传承,培养了陆渊雷、姜春华、沈自尹、王文健、胡国让等著名医学家。他在《群经见智录》中,面对中西医学的争论,剖析《黄帝内经》的理论精髓,对构成中医学理论基础的阴阳、五行、六气等传统概念进行了新的阐释,促进了传统中医学术的发展。面对明代以来的中西汇通思想者在解剖生理上对脏腑经络的认识混淆,恽铁樵指出"《黄帝内经》之五脏非血肉之五脏,乃四时之五脏",这种观点对今天中医脏象学说仍然有很大影响。

争议中促进中医药学术与舆论阵地建设:1904年4月,由周雪樵创办的我国最早发行的报刊之一《医学报》在上海刊行,该报倡导"中学为本、西学为辅",主张对中医进行改良,这也是我国近代史上第一份由中国人创办的中医报纸。周雪樵主张"熔铸中外,保存国粹,交换知识",《医学报》的创办成为近代中医界觉醒和中西医汇通思潮由个体、局限向社会化思想运动转变的标志。1910年6月丁福保创建了中西医学研究会,以研究中西医药学、交换知识、振兴医学为宗旨。《上海名医志》评价他:"中西医药,兼于一身,全国医界仰之如泰山。"中西医学研究会吸纳成员覆盖中医、西医两种医学专业,并创办发行会刊《中西医学报》。1939年7月,《国医导报》在上海创刊,聘请朱仁康担任主编,《国医导报》以"绝不存有门户私见、绝对公开、医学不分界"为办刊宗旨,提倡"不尚浮言,但求实学,不务深邃,但求实用"的办刊精神,着力于改进中医,倡导中西医沟通。在近代中西之争的背景下,建立这些倡导中西医结合的学术和舆论阵地,无疑是对清末以来质疑、反对中医思潮的有力回击,既保障了传统中医的发展,又为以后的中西医结合奠定了实践基础。

争论中发展中西医学教育、医疗事业:1904年,中医李平书在黄浦江边创办了上海医院,后改名中西医院,是上海第一家比较正规的中医医院,也是我国最早的民办中西医结合医院。李平书先学中医后又涉猎西医知识,倡导"沟通中西医""冶中西医于一炉",同时与友人合作创办第一所中西医汇通的女子学校——上海女子中西医学堂,发展中西医学教育。1929年夏天,上海国医学院创办,汇集了当时有名望的国医大家,其中不少是主张中西汇通的医学家,如陆渊雷、徐衡之、章次公、恽铁樵等人,上海国医学院在办学实践上大量引进西医课程,中西课程之比达到六四开,在教材编写上融入西学,课堂上中西医学串讲,吸引了大量青年学子,在当时可谓创举。

从16世纪的西学东渐,到后来的中西医汇通,基本上可以反映明清两代东西方文化、科学技术的发展。16世纪,中国医学话语权不容置疑,而西方医学处于不成熟的阶段,彼时,中国文化和医学界对于西方医学的兴趣只局限于一些认识方法、概念原理,至清代晚期到民国的阶段,西方医学在治疗疾病上的临床优势开始凸显,中医药学本身在理论创新上遇到瓶颈,伴随中国国力衰弱,在文化与科学技术领域的话语权丧失,西化成了这一时期的潮流。在这个历史潮流里,中国医学界的有识之士顶住压力,坚持发展中医学,提倡中西汇通,为中医药学发展注入新的活力,也为中西医结合事业打下实践与理论基础。

【解析】

习近平总书记曾经指出:"只有交流互鉴,一种文明才能充满生命力。"在跨越数个世纪的交流互鉴中,东西方文化不断碰撞,医学不断交融,并持续发展。在这个过程中,许许多多求真致知的国际友人冲破重重阻碍,在极其困难的条件下,传播知识文化,增进中西文化科技的交流,他们摈弃了狭隘的地域观念,翻译传播有益的知识,同时也把中国医学和文化知识带到西方,为中西医结合奠定了坚实的基础。

面对明清以来中国文化和医学受到冲击的事实,中国医学家既没有故步自封,也没有妄自菲薄,以实事求是的态度,审慎看待两种医学的长处,推动了"中西汇通"学术思潮出现,在"中西医学汇通"思潮中,中医学者接受、吸纳了西方解剖学、病理学等知识,并丰富充实中医药理论,是中医理论现代化之嚆矢。爱国、敬业的民族中医学者在"中西之争"的大环境下,没有屈从强势的西方文化霸权,坚持以中为体,中体西用,发展民族医学,也为新文化运动以来中华文化的坚守与传播构筑了牢固的思想阵地。

第二节　"中西医合作"—— 中、西兼容
唱响革命时代旋律

一、中西医并用的苏区实践

官僚资产阶级的"革除旧医"思想、措施与中国最广大人民群众对中医药认可的民意基础形成一对突出矛盾,"废止中医"的法案,因其脱离中国国情实际,缺乏民意支持,甚至在国民政府内部也产生较大的争议,最终宣告"流产"。

中国共产党在新民主主义革命的根据地建设过程中,基于地区社会发展水平与医疗卫生实际条件,坚持"人民至上"的根本宗旨和理念,强化党的政治领导,顺从民意基础,同时积极探索特殊环境下中西医药治疗参与的途径,客观上发挥了中医药"简""廉""便""验"的特色,为伤病员救治做出重要贡献,也在后方营造了中西医结合实践的重要土壤。以实践效应,有力抵制、回击"废止中医"的思想,对"废医之争"大背景下中西医结合与中医药发展创新有重要意义。

1927年10月,中国共产党独立领导武装斗争后设立的第一个医院——宁冈县茅坪后方医院建设成立。院长为曹嵘,党代表为赵发仲。医院最初只有医生三人,其中中医两人,西医一人。由于国民党封锁与根据地条件限制,西药极其匮乏,主要以中药进行治疗。到1928年第四军小井医院建立时,"医院设在山上,用中西两法治疗",毛泽东同志在《井冈山的斗争》报告中首次提出"中西两法治疗"。实际上早在1913年的《讲堂录》中,毛泽东同志就论述道:"医道中西,各有所长。中言气脉,西言实验。然言气脉者,理太微妙,常人难识,故常失之虚。言实验者,求专质而气则离矣,故常失其本,则二者又各有所偏矣。"对于中西医的认识,深刻影响了毛泽东同志乃至中国共产党关于医疗卫生政策的制定。

1929年第四军向闽西进军,开辟新的革命根据地时,建设蛟洋红军医院和闽西医院两所医疗单位,这两所医疗单位首次由中医医师王俊恒担任党代表,中医、中药成为治疗疾病的主力,中医医师达到6人,西医医师2人。1929年以后,基于根据地斗争实际情况与中医药参与治疗效验水平,红二方面军、红四方面军各自在根据地建设中配套医院和卫生队伍建设,其中红六方面军随军组成的野战医院(前方医院)采用中医中药治疗,红四方面军在鄂豫

皖根据地与川陕根据地等重要根据地中的医院多设置中医药部门,加强组织建设,中医、中药在根据地医疗卫生事业中的地位进一步凸显。

在中央苏区,由中国共产党领导的医疗事业发展彻底改变了苏区原来的卫生事业格局,尽管西医在一些疾病治疗上处于绝对优势地位,但仍然没有办法完全取代中医药,这与赣南闽西地区长期以来以中医为主要治疗手段的历史传统分不开,也与根据地缺医少药的现实环境有密切关系。中国共产党在中央苏区极力构建"现代医学空间",但同时积极保护中医,鼓励城乡原有的私人诊所继续开业,组织零散的江湖郎中和社会游医在集镇建立医疗诊所,充分利用一切可利用的卫生资源。时任军委总军医处处长的贺诚,毕业于北京医科大学,是西医师,他在工作中充分肯定和支持中医,并在《应急切转变诊疗工作》一文中批判部分医师"望闻问切都不够""望而不清,闻而不明,问而不辨,切而不出手",告诫应该抛弃"西药万能,中药无用"的思想,指出西药的很多原料和中药都是一样的,如远志、马钱子、鸦片、海葱……不下数十种,并号召医生要"广泛地用中药代替西药"。

苏区红军在反"围剿"斗争中伤亡惨重,面临缺医少药的现实困境,1929 年 2 月 25 日,杨克敏在《关于湘赣边苏区情况的综合报告》中指出:"……红军中感觉困难的,就是伤兵问题……伤兵问题,就在医药和待遇,可是医药很缺乏,虽然也有医院、中药、西药处,但医生很少,且手术不好,药又不多且不好。"1930 年 10 月 7 日,中共赣西南特委刘士奇给中央的综合报告也指出:"在赣西南的伤病,大概至少有两千。医院设了很多,医官缺乏,西药更是大的问题。轻伤还可以用草药,重伤要开刀的就没有药,一天没有药,伤兵就会发生危险,这亦是比较困难问题之一。"在这种艰难的条件下,毛泽东同志指出只有"洋医生"与"土医生"团结合作,才能保障人民的健康,有效支持革命战争取得胜利。1931 年 9 月 3 日,欧阳钦在《中央苏维埃区域报告》中指出:"医生亦缺乏,除我们有少数的西医外,利用俘虏过来的医生,中医中药均用。"

中央苏区还在根据地开办西医卫生学校、看护训练班等培养医疗卫生人才,同时开设红色中医进修班、中医研究班等专科班,在红军卫生学校教授中医,以师承结合的方式培养了大批革命急需的中西医人才。中央苏区要求卫生学校和看护训练班的学员不仅要学西医,也要学中医,西医、中医均要学习人体解剖学和中草药知识。

1932 年,中国工农红军第四方面军入川建立了以"通南巴"为中心的川陕革命根据地,翌年 2 月成立"川陕省工农民主政府"(川陕省苏维埃政府),1933 年发展成为"中华苏维埃共和国第二大区域",辖地 4.2 万平方千米,人口 500 余万。红军入川以前,根据地区域受历史和地理条件限制,封闭的自然经济加之封建、军阀势力的统治压迫,社会经济卫生条件极其落后,受伤寒、痢疾、疟疾、麻风病等疫病滋扰,民众苦不堪言,苍溪县其时有民谣记录:"穷得狗在锅里卧,哪还有钱去吃药,有病唯愿早点死,免得活着受折磨。"与落后困苦的社会卫生状况形成鲜明对比的是,秦巴山区是中药材资源储量、门类极其丰富的地区。川陕苏维埃政权为尽快彻底改变这一现状,在政府组织机构建设上由内务委员会设立专门卫生管理机构,军队健全军事卫生勤务系统,开设各级军队医院,以军政管理措施为依托,开设工农药店,吸纳组织当地医药人才投身政府卫生事业,并开展各项公共卫生整治运动,推行禁烟(鸦片)政策,彻底改变了当地的医药卫生状况,保障军民健康,为开展军事战争奠定了良好的社会基础,为促进社会生产创造了良好的社会条件。

工农总医院于 1933 年 8 月在赤江(今四川省通江县)毛浴镇建立,后 1934 年迁至肖口梁麻坝(今属四川省通江县啸口、长春两村辖地),直属于川陕省苏维埃政府内务委员会。总医院规模最大时全院工作人员达 420 多名,15 个病号连,共计 3 000 余张病床。医疗由医务处管理,设有内、外、妇科三科,均采用中医药治疗。各科室主任以及医师皆为中医,药房下设挖药队与制药班,主要负责中药采集与炮制。

1933年后,川陕革命根据地不断扩大,8—10月,改编红33军后,红军发展到8万余人,红军卫生组织随之发展完善,西北革命军事委员会总医院(红军总医院,以下简称总医院)建立,总医院建制按军队医疗管理,原红10、12、11、73师以及川东游击军军医院扩编为各军、师(下属)医院。总医院不仅是整个根据地时期规模、影响力最大的综合性医疗机构之一,还在建制上探索明确了军管医疗的管理经验:实现了由军队—医院,总医院—军、师医院—分医院—医务所的双轨垂直领导。1933年7月,总医院共有将近550名工作人员,其中医疗医师约40人(中医生30人,西医10人),药房人员10人[司药(管理人员)与西药药剂员4人,中药炮制与抓药师6人]。在医疗管理上,临床医疗任务主要由中医部、西医部两个部门负责。总医院中医部单设院部,位置在距离总医院驻地王坪1千米处的廖坪地区,设有院部、诊断室与中药房,又叫红军中医院。西医医疗主要以治伤为主,其时大部分军民疾病的诊疗仍由中医负责。

川陕苏区时期,受当地经济社会发展条件限制,专业医疗人员,尤其是西医人员极少,且战争频繁,疫病流行,临床医疗压力极大。据相关文献研究统计:红四军总医院日接收伤员3 000~5 000人,万源保卫战最艰苦的时候日接收伤员6 000余人。《四川省医药卫生志》统计工农总医院(包括6个分院)1933年8月—1935年5月治疗情况:收治病员26 000人以上,采用中西并用治疗,统计治愈出院23 000人,死亡3 000人,且死亡原因多为生活物质条件差、伤病情过重等,这样的治愈率在条件艰苦的苏区已非常难得。各军队与医疗单位开始积极吸纳本地医疗人员,并给予优待政策:红四方面军作出《团结争取旧的医务人员,设立中药房》的决议,根据西北革命军事委员会"对于医生、技师、熟练工人、科学家、文学家等专门人才……愿意忠诚在苏维埃政权下服务,政府予以特别优待"的公告和《川陕省苏维埃政府优待专门人才暂行条例》,积极聘用当地专门医疗人才。在一系列政策支持下,通江县、南江县、巴中县在2年内陆续招募到90多名中医,大部分留到分医院,少数在总医院,充实了当时的苏区卫生队伍。

川陕苏区无药厂,且受国民党封锁,药品奇缺,主要来源为缴获、白区买进和采集。工农总医院和红军总医院及其他分院均设置采(挖)药队、采药排,并加紧研制中药膏、丹、丸、散等成药制剂。工农总医院每日中药开销上千剂,药房组织采药队人数20余人,由老药工带队进山采集,自采中药涉黄芩、知母、车前子、半夏、木通、桔梗、柴胡、前胡、麦冬、天花粉等100余种川药道地药材,相关史志还记录有各级苏维埃政府发动群众种植三七、沙参、金银花、桔梗、川芎、红花等常用药材的内容。在成药制备与创新运用民间配方中,苏区医疗人员以生半夏、生川乌、生草乌熬成浓汁,以乌头碱化学作用代替麻醉药物;用磁石、蓖麻子等草药制备成提脓生肌的敷料,用于治疗刀枪伤口,总医院组织知名的中医、草药外科医生,用无名异、蜣螂、地牯牛等中药材研究出"金枪方丹",取得良好效果,成为其时治疗枪伤的特效药;同时开展炮制了红升丹、白降丹、黑药膏等几十种传统中成药,极大促进了苏区中药外科成药炮制技术的发展。川陕苏区的医疗已经开始在临床领域结合中西医两种医学。具体表现为中药制剂的西药化应用:如以土办法提取中药罂粟壳有效成分,用作镇痛的麻醉药物,将"哥乐白"中草药制剂应用于麻醉,将中药硇砂作为外伤消炎止痛药物等。在对于疟疾、伤寒等急烈性传染病的救治中,红军总医院的中医部(红军中医院)号召采用西药治疗,对于肆虐当地的疟疾,中医医生在药物充足时,也应用奎宁救治。在成药的制作中,中西药房自制复方药剂,如复方樟脑酊、远志酊、陈皮酊、复方豆蔻酊等。川陕苏区的成药制备与西医参与结合,深化了军队干部和群众对中西医两种医学在治疗应用中的认识,围绕临床为核心的中西医学融合体系初具雏形。

川陕苏区在中西医药人才培养方面也卓有建树，以现代化规范的学校培养取代边穷地区的传统师承私授，极大地提高了中医药人才培养的效率与体量。红军总医院时期医务部下辖卫生学校，青年学员达 200 余人，费用全由学校供给，学校开设中医班，中医部主任丁世芳兼任班主任，名中医杨贯英、杨成元等参与任教，授课课程覆盖中医四大经典和各科古籍，同时讲授西医的生理卫生知识，这应该是根据地学校中最早兼顾中西医结合培养医务人才的实践。1933 年，机构扩编后工农总医院医务处下辖医士训练队（也称红色中医训练班），由老中医和老药工担任教师，设有跟诊制度，授课内容偏于中医、中药综合，中医以四诊八纲辨证为主，中药则以药物性能与炮制为核心，红色中医训练班 3 期共培养合格学员 150 余名，对充实红军卫生队伍有重要意义。两个医院的中西医药卫生教育基本成熟，并为后来的中医药教育设计奠定框架。

二、"中医科学化"的理论跃升

陕甘宁边区建设的时候，抗日战争进入相持阶段，根据地的医疗物资、卫生资源状况仍然没有得到改善。中国共产党陕甘宁边区第二次代表大会通过《关于开展卫生保健工作的决议》，决定发动群众实行卫生教育工作，有计划、有步骤地发展医药卫生事业，研究中医学，开办中医培训班。在这一时期陕甘宁边区也在中央卫生方针下成立了一批以团结卫生干部和改善边区医药条件为宗旨的医药卫生团体，1944 年在三边分区成立中西医药研究会，1944—1945 年陆续成立定边医药研究会、延县中西医药研究会、延安市西区中西医学研究会、陕甘宁边区中西医药研究会总会、靖边县中西医研究会等专业卫生学术组织。1939 年 7 月边区民政厅提出"改良中药，中药科学化，中药西药化，以及解决西药品困难，开展边区医药事业"的倡议。

1938 年以后，中国共产党对中医药的认识、定位上升到理论高度，毛泽东同志在这一时期全面、系统审视传统文化，辩证地思考文化遗产的意义与定位，面对在根据地区域存在的中西医互不信任、互相质疑情况，作了"打破宗派主义"的题词。1941 年，陕甘宁边区政府第 63 次会议关于卫生工作的决议强调："加强对中医中药的研究，使中医中药的优良部分逐渐科学化。"中医科学化的命题较早地正式提出。1944 年毛泽东同志在延安大学的开学典礼上强调中西医合作："不管是中医还是西医，作用都是要治好病……我们提出这样的口号：这两种医生要合作。"积极促进中西医结合成为抗战后期边区卫生事业的主旋律。边区领导林伯渠、李富春对这一理念也有较深入的阐发，李富春明确提出："中医科学化、西医中国化。"

具备清晰的定位后，中医药科学研究也如火如荼展开，"边区中西医研究总会""边区保健药社及卫生合作社"等学术组织推动中西医学科学化研究，并且在制药厂的建设中，研发生产了大量的中成药制剂。针灸医学也得到重视和发展，鲁之俊（延安中国医科大学教授、外科专家）在受到毛泽东同志关于"要团结中医，发挥中医作用"的鼓舞后，虚心向中医针灸大家任作田学习，1945 年在《解放日报》上发表《针灸治疗的初步研究》科研文章。后来在晋察鲁豫军区的工作中，鲁之俊为代表的"西学中"医家大力推广针灸技术，为刘邓、陈谢大军挺进大别山军事战略的医疗保障做出了突出贡献。

【解析】

在近代中国面临外强凌辱、积贫积弱的现实背景下，不同阶级、阶层在救亡图存的路径上有各自的选择，对待传统文化与中国传统医药，形成了不同的态度，实质上也反映着不同政党在执政立场、宗旨和理念的差异。中国共产党以坚定的革命理想、坚定的人民立场，从实际出发，领导布局中医药保护、利用和发展，对中国工农联盟的革命具有积极作用，极大程度改善了苏区落后的卫生状况,促进了中西医学的交流、合作。

习近平总书记曾经指出:"了解中国近代以来的历史,对理解中国人民今天的理想和前进道路很重要。"独特的历史命运、独特的文化传统、独特的国情,决定了中国共产党在领导中国革命事业时选择了最适合中国的道路。中西医学从争鸣走向兼容、合作,为后来中西医结合奠定了坚实的理论和实践基础,中国共产党人近代对卫生事业的领导,反映了中国革命进步力量独立自主、尊重传统精神,展现了艰苦奋斗、实事求是、扎根群众、敢于探索的崇高品质和巨大勇气,凝练成为中国共产党精神谱系的重要内容,成为中华民族精神的组成部分。

第三节　"努力发掘,加以提高"—— 中华人民共和国成立后党对中西医结合事业发展的全面支持

一、"中西医结合"的政策探索

中华人民共和国成立之初,医疗卫生条件极其落后。针对这一现状,毛泽东同志在1949 年接见出席全国卫生行政会议的代表时说:"搞好中医工作,发挥中医力量,才能担负起几亿人口的艰巨的卫生工作任务。"中共中央第一代领导集体从中国国情出发,把握中医药的人民性、实用性特点,将中医药定位部署于卫生事业的整体发展之中。但当时一些卫生部门管理干部,并未从这个角度深刻理解中医药事业的全局性与重要意义,对于执行支持中医药发展政策态度消极,一些医疗卫生界知识分子和干部对于中医药仍然持鄙夷和反对态度,导致了中西医不够团结,在政策制定和执行上出现了冲突与争议。中医界人士代表陆渊雷在 1949 年全国卫生行政会议上针对限制中医发展政策就曾经有过反对意见:"但是一方面不许中医产生,一方面又要求中医跟着西医做预防工作,这不免会发生一些障碍。"中西两种医学团结问题,成为中华人民共和国成立之初,卫生界亟待解决的重大现实问题,也是卫生事业发展的重大理论问题,对此,毛泽东同志再次强调反对卫生行业内部的宗派主义。1950 年,全国卫生工作会议明确提出将"中医科学化"作为一项卫生政策,1954 年毛泽东同志进一步指示:"中医问题,关系到几亿劳动人民防治疾病的问题,是关系到我们中华民族的尊严、独立和提高民族自信心的一部分工作……西医要跟中医学习,具备两套本领,以便中西医结合,有统一的中国新医学、新药学。"毛泽东同志在对筹建中医研究机构时指示:"即时成立中医研究机构,罗致好的中医进行研究,派好的西医学习中医,共同参加研究工作。"毛泽东同志关于中西医学的认识、定位,是新中国"中西医结合"事业发展的先声。

在此背景下,中医药在中华人民共和国成立初期的短暂时间内迅速走上制度化、规范化与科学化发展的道路。但中华人民共和国成立初期卫生事业发展仍须面对近代以来积贫积弱的国内环境,中西两种医学的力量极为不平衡,中医医生数量在中国仍然占据主体,西医医疗力量不足以满足全国卫生健康事业发展的需要,短期内迅速培养大量西医医生也较为不现实,出于这一情况考量,"中学西"与"西学中"相辅相成地展开。

1952 年第二届全国卫生会议提出要加强中医进修,促使中医科学化。根据毛泽东同志关于中医工作的指示精神,1953 年《人民日报》发表题为《正确地对待中国医学遗产》的社论,认为发展中医就是"如何通过认真的学习、研究和实践,逐渐使它和现代科学理论相结合的问题,就是要根据现代科学的理论,用科学方法来整理中医学的学理和总结它的临床经

验,吸取它的精华,去掉它的糟粕,使它逐渐和现代医学科学合流,成为现代医学科学的重要组成部分"。其后以《中医杂志》为代表的学术阵地,开展多方面的中医科学化命题讨论,引发一次学术热潮。在第三届全国卫生行政会议的决议中明确指出"有相当经验和文化水平的年轻中医,可送入医学院校,授以系统的医学科学知识,以培养研究中医人才",以此政策为基础,中华人民共和国成立后中医学人才、西医学人才及中西医结合医学人才培养进一步加速。

"中学西"运动的持续,一方面为传统中医人才系统学习西医学知识提供便利,促进早期中西医结合医学理论与实践发展,另一方面,"中学西"未能有效纠正当时西医学对中医药学的偏见,社会上和卫生界不理解党的卫生政策、反对中医的思潮仍然存在。"西学中"在此背景下开展起来,1954 年,中华医学会理事长傅连暲在《人民日报》发表题为《关键问题在于西医学习中医》的文章,号召全国西医界学习中医知识。1955 年,中国中医研究院成立,同年卫生部举办的"首届西医离职学习中医研究班"开学,卫生部向全国各院校及医院征调了 84 名西医进入中国中医研究院开始学习中医,1956 年又在北京、上海、天津、广州、武汉、成都举办 6 个"西学中"班,截至 1960 年,全国范围内西医在职学习中医的约有 3.6 万人,全国掀起了"西学中"的热潮,为我国中西医结合事业发展奠定了基础。诺贝尔生理学或医学奖获得者屠呦呦正是那时被分配到卫生部直属的中国中医研究院(现中国中医科学院)工作,同时参与卫生部举办的"全国第三期西医离职学习中医班",用两年半的时间系统地学习中医药。

20 世纪 60—70 年代,我国中西医结合科学研究与临床力量初步充实,人才储备不断加强,中西医结合在临床与科研方面都取得较大进展。1961 年 2 月中共卫生部党组书记、卫生部副部长徐运北在《人民日报》发表文章《中西医团结合作,努力发展我国医药科学》,他在文章里系统总结过去几年开展中西医结合工作的成绩,写道:"对于高血压、糖尿病、胃和十二指肠溃疡、神经衰弱等顽固难治的疾病,由于中西医团结合作,采取综合疗法,将整体治疗与局部治疗、治标与治本相结合,疗效有了很大提高。"对于西医病种的中西医结合治疗,有了阶段性的总结评价,在 20 世纪 50 年代,中医界开始主动接受西医病名、病种的概念,并在临床治疗中加以观察,许多病种治疗经验已经以论文或者著作的形式总结下来,部分案例和理论机制还被写入教材。在"广阔的研究途径,正确的工作方法"一节,还写道:"中西医团结合作,广泛地总结临床经验,从一种病到多种病,从一个科到多个科,逐步总结出新的治疗方法和形成新的学说……在整理研究祖国医药学的同时,还应大力发展现代医学,加强基础医学理论的研究,掌握尖端科学技术。此外,可能还有其他途径。总之,要通过多种多样的途径,密切配合,积极进行。"这段论述,从中医基础理论、中医文献到民族医药学与基础医学,所提出的建议方针,至今仍然在现有政策中能看到其框架性意义。中医学与西医学结合程度,在马克思主义"理论与实践相结合"的方针政策指导下,有了迅速加深。

这个时期中西医结合防治传染病工作也取得重大进展,在公共卫生事业中发挥中国特色,贡献中国智慧。1967 年,国家科学技术委员会和中国人民解放军总后勤部于北京召开有关部委、军委总部直属机构和有关省、自治区、直辖市、军区领导及有关单位参加的全国疟疾防治药物研究大协作会议,并提出开展全国疟疾防治药物研究的大协作工作,简称"523 任务"。国家组织成立全国疟疾防治药物研究领导小组,1969 年,中国中医研究院中药研究所(简称"北京中药所")加入"523 任务"的"中医中药专业组"。北京中药所于 1969 年 1 月接受"523 任务",指定化学研究室的屠呦呦担任组长,并于 1971 年首次发现青蒿素,根据临床试验多次对药物加以改造,青蒿素研发正式进入临床试验阶段。这一时期,毛泽东同志发表著名的"六二六"指示,强调要把医疗卫生工作的重点放到农村去,卫生部拟发了《关于把卫生工作的重点放到农村去的报告》,大量城市医生到了农村,掀起了卫生事业发展史上最壮丽的一场人民运动,极大改善了当时中国最广大人群所在农村的基本医疗条件,大部分医生到农村后,受医疗条件限制,主动学习具有"简、廉、便、验"特点的中医药,同时响应消灭血吸虫病和防治钩端螺旋体病的号召,使这两种长期危害人民群众健康的传染病在这个背景下得到了有效控制。

二、"中医现代化"的发展繁荣

十一届三中全会以后,党的领导集体对中医药的支持仍然一以贯之。1978 年,《中共中央〔1978〕56 号文件》出台,其中明确总结:"中西医结合是发展我国医学科学技术的正确道路,创造我国统一的新医学新药学则是我国医学科学现代化的根本标志。"还特别强调要抓紧解决中医队伍后继乏人的问题,邓小平亲自在文件上作出批示:"这个问题应该重视,特别要为中医创造良好的发展与提高的物质条件。"1981 年 11 月,中国中西医结合研究会在北京成立,挂靠在中国中医研究院,同时《中西医结合杂志》创刊,中西医结合事业发展有了重要的学术阵地。1982 年,《中华人民共和国宪法》第 21 条规定"发展现代医药和我国传统医药",中医药发展有了根本法的保障。1985 年,全国中医和中西医结合工作会议讨论制定了《中医、中西医结合事业"七五"发展规划》,从战略规划的层面谋划制定中医、中西医的五年发展方针,从医疗机构、卫生人才、中西医结合教育等方面明确发展指标。1988 年的政府工作报告明确把"中西医结合方针"列为我国卫生工作基本方针之一。

进入 20 世纪 90 年代,中西医结合各科学术期刊陆续创办,如《中西医结合实用临床急救》《中国中西医结合外科》《中国中西医结合耳鼻咽喉科杂志》等。一批优秀的中西医结合学术专著开始面世,如张文康主编的《中西医结合医学》,陈士奎、陈维养主编的《中医药现代研究》,陈可冀主编的《实用中西医结合内科学》,尚天裕主编的《实用中西医结合骨伤科学》,中西医结合学术发展步入高水平阶段,开始对中西医结合发展历程进行总结,对一些临床病种、专科方向的经验进行理论凝练。1996 年,江泽民在中华人民共和国成立以来由党中央、国务院召开的第一次全国卫生工作会议上讲道:"要正确处理继承和创新的关系……积极利用现代科学技术,促进中医药理论和实践的发展,实现中医药现代化,更好地保护和增进人民健康。中西医工作者要加强团结、相互学习、相互补充,促进中西医结合。"1997 年 1 月,《中共中央、国务院关于卫生改革与发展的决定》提出:"正确处理继承与创新的关系,既要认真继承中医药的特色和优势,又要勇于创新,积极利用科学技术,促进中医药理论与实践的发展,实现中医药现代化。"中医药现代化概念被广泛接受,成为新时期中医药发展的主题。

进入 21 世纪,国务院签发颁布的《中华人民共和国中医药条例》明确:"推动中医、西医两种医学体系的有机结合,全面发展我国中医药事业。"国家中医药管理局颁发《关于进一步加强中西医结合工作的指导意见》,就中西医结合工作的相关方向提出要求。中共十六届三中全会上报告的《中共中央关于完善社会主义市场经济体制若干问题的决定》,从党领导的卫生医疗体制改革层面要求"发挥中西医结合的优势"。2007 年,党的十七大报告正式写入"中西医并重"及"扶持中医药和民族医药事业发展",表明发展中医药已经成为全党共识和党的全面工作的重要内容。2009 年,国务院发布的《国务院关于扶持和促进中医药事业发展的若干意见》中再次强调，"坚持中西医并重，把中医药与西医摆在同等重要的位置"。中华人民共和国成立以来的中西医结合事业顶层部署，再次有了理论层面的跃进。中西医并重，是在中医学与西医学融合的主次争议中，提出的重要理论命题，这一政策强调坚持中医药传统优势，保留中医药传统特色，同时积极推动中医学与西医学协同发展。

21世纪以来，中医药、中西医结合在抗击疫情、实现科学研究成果转化、促进卫生健康事业发展等方面，取得了许多重要成绩，发挥着不可取代的作用，中西医结合的概念开始不只局限于政策引导层面，成为医药卫生界深入人心并遵循的一项基本方针，也成为普及到百姓大众，被广泛接受的治疗概念。

【解析】

中华人民共和国成立以后，中国共产党作为执政党对中医药的支持一以贯之，排除干扰，坚定发展中医药，推动中西医结合，探索适应中国国情的卫生事业管理方法、路径，建设中医药高等院校，出台"西学中"政策，深刻改变了中国卫生面貌，促进了中西医学的互相了解、交流，解决了长期困扰中国的传染病疫情，提供了最大范围的基本医疗服务，为人民健康做出重要贡献。

中华人民共和国成立以后的中西医结合，走上了规范化的道路，在教育教学、科学研究、人才培养和临床服务等方面取得重大突破，深刻彰显了中国共产党作为执政党"以人民为中心"的初心和立场，体现了中国共产党在建设时期的执政智慧，"中西医结合"从此拉开序幕，这是中国共产党的创举，也是中国人民的创举，在中西医学结合过程中，涌现了一大批优秀的科研成果，为世界人民健康增益和福祉增进做出了令人瞩目的贡献。

第四节　"健康中国"——新时代中西医结合发展驶入"守正创新"快车道

党的十八大以来，以习近平同志为核心的党中央高度重视中医药工作，明确提出"要着力推动中医药振兴发展"。2015年，习近平总书记在致中国中医科学院成立60周年贺信中提出"中医药学是中国古代科学的瑰宝，也是打开中华文明宝库的钥匙"的重要论断，从科学与文化两个方面，阐明中医药的历史地位与现实价值。这一时期，中西医结合事业也取得了历史性的成就，有了新的发展飞跃。

"传承精华、守正创新"作为新时代中医药、中西医结合事业的鲜明主题，成为学科、行业发展的根本遵循。"传承精华"符合中医药学科规律与文明文化传承规律，是中医药发展史上一次具有历史意义的论断，体现了对中医药面向现代化的理论自信，而"守正创新"则更加科学、精准地对中西医结合事业提出更高的要求，指引着传统中医在新的历史时期不断创新发展，使其迸发新的历史光彩，同时为中医药现代化与中国特色的中西医结合发展之路奠定了理论支撑。"中西医并重"的主题内涵，要求既保留两种医学学科的特色，又促进两种医学的融通创新发展。习近平总书记就"中西医并重"曾在多个场合加以强调，2013年8月20日，习近平在会见世界卫生组织总干事陈冯富珍时表示，中方重视世界卫生组织的重要作用，愿继续加强双方合作，促进中西医结合及中医药在海外发展。2016年在全国卫生与健康大会上，习近平总书记指出，在推进健康中国建设的过程中，我们要坚持中国特色卫生与健康发展道路，把握好一些重大问题。要坚持正确的卫生与健康工作方针，以基层为重点，以改革创新为动力,预防为主,中西医并重,将健康融入所有政策,人民共建共享。2017 年 10 月,习近平总书记在党的十九大报告中提出"实施健康中国战略",指出"坚持中西医并重,传承发展中医药事业",进一步彰显了中医药在国家发展战略中日益重要的地位和作用。2019 年 10 月,习近平总书记对中医药工作作出重要指示,指出要遵循中医药发展规律,传承精华,守正创新,加快推进中医药现代化、产业化,坚持中西医并重,推动中医药和西医药相互补充、协调发展,推动中医药事业和产业高质量发展。2021 年 5 月,习近平总书记在河南省南阳市考察时指出,我们要发展中医药,注重用现代科学解读中医药学原理,走中西医结合的道路。"中西医并重""相互补充""协调发展"的主题辉映着当代中医药事业发展的进程,"中西医结合"的内涵再次得到深化。

在新时代踔厉奋发的发展过程中,中国中医药事业政策保障不断充实。《中华人民共和国中医药法》总则中指出:"国家鼓励中医西医相互学习,相互补充,协调发展,发挥各自优势,促进中西医结合。"同时强调:"国家发展中西医结合教育,培养高层次的中西医结合人才。"《中医药发展战略规划纲要(2016—2030 年)》在"重点任务"一章明确要求:"促进中西医结合。运用现代科学技术,推进中西医资源整合、优势互补、协同创新。加强中西医结合创新研究平台建设,强化中西医临床协作……探索建立和完善国家重大疑难疾病中西医协作工作机制与模式,提升中西医结合服务能力……完善中西医结合人才培养政策措施……加强高层次中西医结合人才培养。"中西医结合从定位发展、科学研究、临床服务、人才培养等多方面有了重要的战略规划设计。《"健康中国 2030"规划纲要》中提出:"推动中医药和西医药相互补充、协调发展,提升健康服务水平。"在健康中国的战略定位下,具体对中西医结合在健康服务领域作出要求。在中共中央、国务院出台《关于促进中医药传承创新发展的意见》《关于加快中医药特色发展的若干政策措施》《"十四五"中医药发展规划》等一系列重要政策法规中,中西医并重方针被反复强调,中西医结合事业有了更大、更完善、更明确的政策支持。并取得令人瞩目的成果。

中西医结合临床服务不断提升:2013 年,中国中西医结合医院数量为 385 家,床位数 5.88 万张;到 2016 年底,中国中西医结合医院数量达到 510 家,实有床位 8.9 万张;截至 2021 年,中国共有中西医结合医院达到 756 家,床位数攀升至 13 万张左右。据统计,2019 年中国中西医结合医院诊疗人次为 7 456.6 万,出院人次为 311.5 万。2022 年,国家中西医结合医学中心正式揭牌,以坚持人民至上、聚焦重点病种、高水平深化中西医临床协作为目的的中西医结合的高峰和对外交流合作国际平台正式建立;以中西医结合医疗专业力量为主体的中西医结合医疗服务体系逐渐完善;同时中西医结合在肿瘤、心脑血管疾病等优势病种方面显示出不可替代的优势;中西医协作防治重大疑难疾病的工作机制和模式探索完善;临床诊治水平在不少方面达到了国际领先水平。

中西医结合教育体系不断发展:全国有 48 所高校开设了中西医结合医学本科教育,45 所高校开展中西医结合医学硕士培养,18 所高校开展中西医结合医学博士培养。20 余个中西医结合基础重点学科和 50 余个中西医结合临床重点学科被列为国家中医药管理局中医药重点建设学科,90 多家高校和科研院所获评重点研究室,构建了较为系统的教育和课程体系。截至 2022 年,第二轮双一流建设高校名单公布,其中中西医结合入选双一流学科建设的高校有 2 所,分别为复旦大学、北京中医药大学,复旦大学和北京中医药大学等 8 所高校中西医结合学科跻身教育部重点学科。2020 年,教育部、国家卫生健康委、国家中医药管理局发布《关于深化医教协同进一步推动中医药教育改革与高质量发展的实施意见》,指出要试点开展九年制中西医结合教育,培养少而精、高层次、高水平的中西医结合人才。中西医结合经历了发生、探索、促进的几个阶段,进入新时代,已经完整建构起支撑中西医学结合持续发展,创新发展,跨越发展的人才培养体系,中西医结合成为医疗"主流军"队伍的重要力量,正发挥越来越显著的力量。

中西医结合重大科技成果不断涌现:由于德国科学家 Linde 以针灸适宜病种"偏头痛"为例进行的临床试验的结论争议,"经络上的穴位是否具有特异性的疗效"被广泛关注。成都中医药大学团队牵头国家重点基础研究发展计划(973 计划)——"基于临床的经穴特异性基础研究",通过长期耕耘,获得包括国家科学技术进步奖二等奖在内的各级各类成果奖励 10 余项,向国际科学界证明了针灸疗效和经穴理论的科学性。近年,我国科学家屠呦呦因创制抗疟药青蒿素的成就荣获 2015 年诺贝尔生理学或医学奖。陈竺院士团队揭示了传统中药砷剂治疗急性早幼粒细胞白血病的作用机制,开创出全反式维甲酸和三氧化二砷协同靶向治疗急性早幼粒细胞白血病的新疗法,使患者 5 年无病生存率升至 90% 以上,获得舍贝里奖。张亭栋教授创新性地研究了治疗白血病的砒霜(三氧化二砷)疗法,获得 2020 未来科学大奖生命科学奖。陈香美院士团队揭示了 IgA 肾病进展新机制,应用中西医结合治疗使 IgA 肾病导致的尿毒症患病率下降 10.5%,疗效提高 20%,获得国家科学技术进步奖一等奖。众多重大科技成果,彰显了新时代中国中西医结合事业的伟大成就,为人类健康与科学发展给出了中国方案、做出了中国贡献。

进入新时代,中西医结合医学发展迎来了天时、地利、人和的大好局面,各个领域、各个门类都有重大的突破和跃升,中国共产党在新的历史时期,在新的百年奋斗征程上,不断深化中西医结合医学发展内涵,实现高质量、高水准、高速度发展。中西医结合逐渐深入人心,作为一种优势临床手段被大众所接受,为促进人类健康保驾护航,更作为一种优势科技资源,引领生理、病理、药物植物学等多学科的科研突破,沿着光明的奋斗目标前行,中西医结合医学必将迎来更广阔的舞台!

【解析】

党的十八大以来,中国发展进入了新时代,中国卫生事业也进入了新的发展阶段,中西医结合正以崭新的面貌进入一个辉煌的时期。习近平总书记高度重视人民健康,提出"人民健康是社会文明进步的基础,是民族昌盛和国家富强的重要标志,也是广大人民群众的共同追求"的重要理念,中西医结合有了"传承精华、守正创新"的根本遵循。

中西医结合在理论建构上不断完善,政策保障不断充实,临床服务能力不断提升,教育体系不断发展,重点科技成果不断涌现。在这一阶段,青蒿素的成就荣获 2015 年诺贝尔生理学或医学奖,传统中药砷剂与全反式维甲酸联合靶向治疗急性早幼粒细胞白血病的疗法获得舍贝里奖,白血病的砒霜疗法获得 2020 未来科学大奖生命科学奖,中西医结合的重要成就不断得到世界承认。党和政府站在人民立场,站在事业发展的高度,为中西医结合保驾护航。中国科技界紧密团结在党的周围,锐意创新,踔厉奋发,取得了历史未有的成绩。中国卫生界发扬"生命至上,救死扶伤"的精神,在基本医疗服务质量提升和重大公共卫生问题参与中,展现风采,以实际行动辉映着"健康中国"主题,以昂扬姿态迎接中国式现代化的实现。

结　语

中国共产党站在历史的高度、人民的角度为中医药不同时期的发展创造条件、扫清障碍、提供遵循,并创造性地提出"中西医结合"这一战略性理念,开创发展"中西医结合"的伟大事业,这是数千年中医药发展长河里值得载入史册、浓墨重彩记录的一笔,也是中国医药卫生领域对全人类重要的智力贡献,不仅有效提升了中国卫生健康服务能力,而且对于全人类健康福祉的增进也发挥出越来越重要的作用。事实证明,党领导下的中西医结合事业发展史,是中医药乃至中华优秀传统文化的复兴史,是中国科学与卫生事业中辉煌、璀璨的一部奋斗史。

第二章

中西医结合医学人物篇

第一节　中西汇通——中西医学的碰撞与交融

一、近代中医界精通旧学与西医学的第一人——恽铁樵

【案例】

恽铁樵(1878—1935),名树珏,字铁樵,号冷风,又号焦木、黄山民,江苏武进孟河人,文学家、医学家、教育学家。

恽铁樵 5 岁丧父,11 岁丧母,命途多舛,自幼孤苦,由族叔抚养成人。他天资聪颖,读书刻苦,13 岁读私塾,16 岁中秀才,25 岁考入上海南洋公学,攻读英语和文学。毕业后,先后在长沙、浦东等地中学执教,教书期间,他开启了文学生涯,并享誉文坛。1911 年任商务印书馆编译,1912 年任《小说月报》主编,十分重视文风章法,还发掘了鲁迅等作家。他早年虽对中医有所涉猎,粗通医道,但并未以中医为业,促使他弃文从医的是家中变故。自 1916 年的 2 年间,恽氏 3 个儿子先后罹患伤寒,皆因医生误治而致夭折。1 年后,其第四子又患伤寒,恽铁樵自拟麻黄汤方,使其转危为安。他痛定思痛,开始钻研《黄帝内经》《伤寒论》等中医经典,旁及西洋医学译本,后拜名医汪莲石为师,学业精进。1920 年,在他 42 岁时辞去《小说月报》主编之职,正式挂牌行医,直至 1935 年病逝于上海。

恽铁樵皓首穷经,学贯中西,是中西医汇通学派杰出的代表。他具有深厚的文学功底,自幼受孟河学派的影响,熟读中医经典。此外,他广泛涉猎化学、生理学、病理学、解剖学、诊断学及西医临床各科。恽铁樵认为中西医汇通首先要客观地认识中西医在文化背景、思维模式、理论体系、思维逻辑、诊断方法及治疗思路方面的本质差异。在认识这些差别的基础上,可以从理论和临床实践两个方面进行汇通。同时,他坚持以中医学为主体,把握西医传入的机会,促成中医迅速发展的环境。最后,恽氏提出中医学通过吸收近代西医学的特长,而演进产生出新中医的设想。可以说,恽铁樵在中西医汇通的思潮中做了比较广泛全面的探讨,与早中期的汇通派医家已不可同日而语。他的学术见解得到了当时许多医家的认可和赞誉,近代中医教育家谢观称赞其"别树一帜,为革新家所宗"。

恽铁樵深刻意识到教育对中医发展的重要性,提出了建立函授学校的想法。1925 年创办"铁樵函授中医学校",1927 年办临诊实习班,授业千余,影响颇大。一方面,改善了广大农村缺医少药的情况,另一方面探索了中医教育的新模式,培养了顾雨时、徐横之、章巨膺、陆渊雷等优秀弟子,形成了中西汇通、学教融会的教育思想。他勤于著述,共有《群经见智录》《伤寒论辑义按》《温病明理》《生理新语》《病理杂谈》《神经系病理治疗》等 20 余部著作。

恽铁樵选择弃文从医之际,中医正处在生死存亡的危急关头。一方面,中医学受到外来西医西药的冲击;另一方面,当时的国民党政府对中医采取歧视、压制、打击的政策,甚至要取缔中医。尤以余云岫为代表,1916 年抛出《灵素商兑》,妄称《黄帝内经》"无一字不错",诬蔑中医不科学,仅"靠暗示的效果……精神的作用……和催眠术差不多",要求废止中医。恽铁樵是第一位挺身而出迎接余云岫挑战的中医界人士。他写成《群经见智录》,次年又著成《伤寒论研究》,提出中西两种医学各有所长,"西方科学不是唯一之途径,东方医学自有立脚点"。中西医学之间应该相互沟通、取长补短,中医"必须吸取西医之长,与之合化产生新中医,是今后中医必循之轨道",还主张以西医的解剖、生理等知识来深化和提高中医理论。他同时强调"断不能使中医同化于西医"。这是沪上最早的中西医汇通宣言,也是他的核心学术思想。他的学生陆渊雷评价道:"中医不欲自存则已,苟欲自存,舍先生之学,别无途径。"

【解析】

恽铁樵先生在国民党政府对中医采取歧视、压制、打击的政策背景下,立足中华优秀传统文化本位,摈弃历史虚无主义影响,坚持实事求是,推动中医学继承和创新发展。本案例深刻体现了以恽铁樵为代表的近代进步知识分子,实事求是、勇挑历史重担的巨大勇气和坚持中西汇通、兼容并包的学术胸怀。

他曾经是我国近代史上不可多得的文人名士,在教育、文学、医学领域声名卓著。这一时期,中国文化面临对历史全盘批评、否定的激进思潮,中医学的理论和治疗也遭受质疑和冲击,一部分知识分子如鲁迅等在救亡图存的历史背景下,选择了弃医从文,力图匡正思想文化。但以恽铁樵为代表的另一部分知识分子,认识到了这种思想、政策的局限性,凭着对中医药事业的信心和责任,选择弃文从医,体现了一代中医人的学识、远见、执着和人格魅力。更加难能可贵的是,他不是因循固守,而是积极学习西方科技知识,兼收并蓄,促进中医、西医交流、交融,推动中医药现代化步伐。

东西方文化的交流和融合,是一个历史过程,应当以"大历史观"的视角看待。新文化运动以后,对中国传统文化的批判带有不可避免的时代局限。当今世界格局面临新的调整,应当以更加积极的态度看待文化交流,保持开放的学术态度,坚守优秀民族文化的本位,不断推动中医学与中华文化传承创新发展。

【案例来源】

[1] 武进县县志编纂委员会.武进县志[M].上海:上海人民出版社,1988.

[2] 蔡定芳.恽铁樵中西医汇通流派代表人物萃谈——恽铁樵(上)[J].上海中医药杂志,2019,53(3):5-8.

[3] 恽铁樵.恽铁樵医书合集[M].天津:天津科学技术出版社,2010.

二、倡导中医科学化——陆渊雷

【案例】

陆渊雷(1894—1955),名彭年,字渊雷,江苏川沙(今上海浦东川沙)人,民国时期中西医汇通学派代表人物。

1912年,陆渊雷就读于江苏省立第一师范学校,毕业后先后在武昌高等师范学校、江苏省立师范学校、国学专修馆、暨南大学、中国医学院等处任教。1925年拜名医恽铁樵为师,协助创办医学函授学校。1929年,与徐衡之、章次公共同创办上海国医学院,任教务长。1932年应四方学者之请,开始函授中医学,授业遍及国内与南洋诸地,并于同年开业行医。1933年前后,担任中央国医馆学术整理委员会委员。1934年作为主编,创办《中国新生命杂志》。1950年,创办中医进修学校,其后历任上海市卫生局顾问、上海市中医学会主任委员、中国红十字会上海分会理事、上海市医学科学研究委员会副主任委员等。1950年受邀出席全国卫生会议。1954年受委托主持编纂中医教材。1955年,任上海中医学院筹备委员会主任委员,在勾画上海中医学院蓝图之际,因病谢世。

作为恽铁樵学术的第二代传人,陆渊雷继承了恽氏的观点,提出"中医不能废除但必须改造"。于1929年,发表了中医不可废止的五大理由,包括:千百年来经数万人实践的确切效用,方法简便,能治疗传染病,能提升病人抗毒力,已经引起全世界的关注和研究,故不可"以数千万人之生计,断送于一言之私"。但与铁樵先生相比,陆氏更加重视引入西方医学科学知识,以促进中医科学化。其在创办上海国医学院时,就以"发皇古义,融合新知"为办学宗旨,率先在教育计划中列入医药化学、解剖、生理等西医课程。陆渊雷主张改良中医的第一步为统一病名。在起草《国医药学术整理大纲草案》时,他指出:"西医之病名极有规律,器质病则以其病灶性质命名,传染病则以其病原命名,物理病及中毒病各以其所受之刺激及毒质命名。"而相对应的中医病名则"惟官能病颇不明晰……国医则多以证候为病名……名实又大有异同……有一病误分为数候者,有数病误混为一候者……大抵从病源分类,而互有参错……鄙俗臆造之病名,多至不可胜计"。所以统一病名是当务之急,虽然千头万绪,但事不可缓。他提出应当以合理的病名统摄其他参错异名,并附以疾病的特征及鉴别诊断法,使概念明确,能够核准,如若没有适当的病名,可以直接借用西医病名。这一学术主张为中医的标准化和科学化奠定了基础。这一学术思想成为此后上海中西医结合流派辨病与辨证相结合思想的滥觞。

陆渊雷在中西医理论的统一方面也进行了探索,如提出"肺主呼吸,同时助皮毛发散体温,皮毛发散体温,同时助肺呼吸"。将"肺主皮毛"通过西医的功能加以阐释,虽然略显粗糙但难掩其探索精神的光辉,对当前中医现代化及中西医结合学者仍有不少启迪意义。如师承陆渊雷的姜春华、沈自尹师徒在活血化瘀和中医肾的现代研究方面获得了重要的科研成果。

作为"中医科学化"的首倡者,陆渊雷从不固守成见,能够不断更新和发展自己的学术主张。他早年曾经主张中医重在识证,不识病也能治病,后来他自己意识到这种观点不全面,便自我修正。陆渊雷在苏州国医学校研究院演讲中提出,既往只凭证候、不须识病的观点,现在觉得不甚妥,他认为识了病有种种便利,例如预后之断定,非识病则不能明确。

【解析】

陆渊雷是著名的中医教育家,临床家。他一生投身中医教育,为现代化的中医药教育建设完善做出了重要贡献,在中医发展战略中鲜明提出"中医科学化"命题。本案例体现以陆渊雷为代表的近代医学家,尊重事实,包容开放,敢于创新的科学精神和求真务实,诲人不倦的教育家精神。

这个时期,面临中西医之争,存在故步自封的保守主义倾向,有全盘西化的思潮,而一批进步中医人敏锐意识到中医药的现代化历史进程不可阻挡,面对中西医学和文化争论,保持客观、理性的态度,尊重事实,尊重现实情况,对现代科学技术、医学知识学习,持有积极态度,推动了中西医学交流融合。

他们坚持以中医学为主体,在中西医论争中通过中医教育、自办医刊、编写教材,发扬民族遗产,保护中医学术体系,教育培养了一大批医学人才,成为后来我国卫生事业的骨干,这是对历史、对民族医药高度负责的担当精神的体现。

【案例来源】

[1] 蔡定芳.恽铁樵中西医汇通流派代表人物萃谈——陆渊雷(上)[J].上海中医药杂志,2019,53(5):5-9.

[2] 蔡定芳.恽铁樵中西医汇通流派代表人物萃谈——陆渊雷(下)[J].上海中医药杂志,2019,53(6):6-9,27.

[3] 陈健民.近代名中医陆渊雷先生年谱[J].天津中医学院学报,1986,(1):43-46.

三、对中医科学化进行系统论著——谭次仲

【案例】

谭次仲(1887—1955),广东南海(今佛山市)人,民国时期岭南医家及医学理论家。历任广西梧州中医学会会长、广东仁爱医院中医部主任、(香港)广东保元中医学校校长。

谭次仲毕业于两广学堂英文专科,曾任英语教师,教书之余自学中医。1933年考取中医执照,开始行医生涯,医术高超,颇有名气。1951年又考取了西医行医执照。1952年被聘为全国卫生科学研究委员会会员。1953年当选为南海县(今广东省佛山市南海区)人民代表大会代表。1955年当选广东省第一届政协委员,为医药卫生界的八位委员之一。其主要论著有《中医与科学》《中药性类概说》《伤寒论评注》《金匮削繁》《医学革命论战》等,与当时上海名中医陆渊雷并称为"南谭北陆"。

在20世纪20—30年代,中西医间争论激烈,中医的发展受到压制,中医界不断反省和寻求出路。谭次仲在《医学革命论战》一书中主张:"对古代医书要进行科学分类,取精华去芜冗,促进中医科学化;无论是中医或西医都是人类智慧的结晶。"他提倡中西医学应打破科学藩篱,实现中西医交流,各取所长,走中西医结合的道路。为此,他先后考取中医和西医的执照,成为名副其实的中西医结合医师。

谭次仲非常注意中医人才培养,积极进行教育探索,认为:"盖教育者,以适于现代化为原则者也。""国医学应当提倡研究,举世宜无异词,唯采取方法,宜扫除架空哲学观念,树立科学实际根基,方可效果可期。"为了实现自己的教育理想,推广发展中医,谭次仲于1935年在广州惠爱西路瑞兴新街9号谭次仲医寓开设"谭次仲函授国医学社"。谭氏虽然是"中医科学化"思潮的代表人物,但并不赞成将中医全盘西化的观点,明确主张"保存中医,发展中医",甚而提出"中医亡而中国亦亡"。谭氏重视教材编写,主张将中西医学知识融会贯通,"编适于现代化之国医药教材,以符教育现代化之原则",呼吁"成立一国医药编订教材委员会,慎聘新旧兼通之中西医生于一堂,不以中医为限,使之互相切磋,共同编订,庶成一种切合中医,而又不背科学之国医药教材"作为国医药教材之基础科学,最终实现"萃中西而共冶,合新旧于一炉"。由此可见,谭次仲的函授国医学社及其思想为近现代的广东中医带来了新风气、新观念,启发和培养了一批本土中医专业人才。

【解析】

谭次仲是最早一批中西医结合医师。在学习中西医学的同时,他不断谋求两种医学兼容和结合的道路,形成了相当数量的高水平论著。本案例体现了中国近代医学家孜孜汲汲、不懈探索的科学精神,同时也展示了中国医学家对于中国传统文化总结、继承的理性态度。

坚持中医的主体性,反对中医全盘西化,主张取精华去芜冗,倡导中医科学化的科学精

神和客观公正的科学立场,是一代代中国医学家看待中医药和西医学的基本态度。以谭次仲为代表的医学家认为中医学发展有几千年历史,已形成完整的理论体系,反对"弃医存药",最大程度维护了中医医学体系的完整。同时他们也不回避中医学的不足之处,提出对古代医书要进行科学地分类开展中药研究和中医试验,还主张慎重对待科学的未知,"则存其法以留待将来"。这一类主张,影响深远,对今天的中西医结合事业发展仍有很大的借鉴意义。

【案例来源】

[1] 郑洪,陈朝晖.民国时期的岭南中医革新思潮[J].广州中医药大学学报,2004,21(3):223-226.

[2] 刘芳,黄凯文.民国岭南医家谭次仲与近代广东中医教育[J].中医文献杂志,2018,36(1):59-61.

[3] 伍律宁.中医起信论[M].广州:广州人境医庐,1937.

四、从哲学层面为中医合理性进行论证——杨则民

【案例】

杨则民(1893—1948),又名寄玄、纪元,字潜庵,浙江诸暨草塔庄余霞村(今大唐街道上余村)人,近代著名中医理论家,革命烈士。

1916年,杨则民考入浙江省立第一师范学校,次年退学,先后在家乡杨家楼南屏小学、宁波育才中学附小、临安山川乡合上村小教书。1922年,任《诸暨民报》编辑、主编,常撰写社评,针砭时政。1930年,杨则民回家乡智胜小学任教,业余钻研中医理论。1933年4月,应浙江中医专门学校之邀,到该校任教,并发表《内经之哲学的检讨》。此文约2万字,首先发表于1933年《浙江中医专门学校校刊》,后连载于《国医公报》,之后有全国十余家医刊转载此文,有人认为该文有"奠中医之理论基础"之功。此后,他陆续编写《内经讲义》《伤寒论讲义》《医林独见》《医事类记》《古医斟今》等书籍。

杨则民开启以辩证唯物主义观点研究《黄帝内经》的先河,他认为《黄帝内经》"最高理论为阴阳五行生长收藏与调节……自以辩证法为最正确之途径"。杨则民认为阴阳不是迷信的代名词,而是用以概括宇宙间相互对立事物的性质,并列举出《黄帝内经》中大量论述人体生理、病理、诊断和自然界的阴阳学说条文,论证了其中包含的辩证法思想。"现代之辩证法的唯物论,与吾先民之辩证法,非纯相符合也。盖对立、发展、变化、统一联系以及唯物主义,求之《内经》无不俱有而相同"。而且进一步阐明其中的阴阳对立、阴阳互根、阴阳消长以及相互转化的关系,充实了阴阳学说的内容。而中医治疗疾病的根本在于"调理阴阳",使之复归于平。这是"以辩证法的观察,以辩证用药,又以辩证法的方法而处方施治也"。"《黄帝内经》最高之思想与妙义者,实为调节调和之论"。杨则民关于五行符合辩证法的论述颇为精辟:"五行又称五运,曰运曰行,皆为变动不居之义也,此其一;金木水火土五行,顺次则相生,为生长发展之义,逆次则相消相克,为矛盾破坏之义,此其二;五行相互而起生克,有彼此关联之义,此其三;五行之中,亦分阴阳,有对立之义,此其四;五行相生相克,具有扬弃之义,此其五。凡此皆辩证法之含义,征之自然与社会而可信者也。"杨则民的这些见解从哲学高度阐明了中医学强大生命力之所在,驳斥了当时视《黄帝内经》为玄学的"取消派"理论。这种创新性地将中医学与唯物辩证法相结合的思想,在当时医学界引起了轰动。

杨则民不但是一位出色的中医理论学者,还是一位革命志士。他早期即从事革命活动,抗战全面爆发后即撰写《御敌检讨文》《组织民众武力之历史的检讨》等文章,见地独特,极富远见。后因从事革命活动,曾两次被捕入狱。抗战胜利后,杨氏归乡悬壶的同时,积极为我党提供情报、粮食及医疗救护。1948年,杨则民受党组织委托专程到上海做时任国民党上海警备区副司令杨步飞的工作。1948年7月31日,杨则民被国民党警察暗杀,时年54岁。

1985年,浙江省人民政府追认杨则民为革命烈士。

【解析】

　　杨则民从哲学角度运用唯物辩证法指导中医理论的研究,显示了思想对学术的强大引导力,同时,杨则民作为革命志士,利用思想作为武器,撰写了《御敌检讨文》《组织民众武力之历史的检讨》等立场鲜明、见地深刻的文章,勇于同敌对势力展开斗争,展示了他无私无畏的革命精神和爱国主义情怀。

　　中国近代以杨则民为代表的进步学者秉持着"君子不器"的原则和精神,治学上客观对待中外文化差异,把对哲学的掌握运用到对传统文化和医学理论的分析中,理性地做到了对民族文化的总结和扬弃。杨则民首次将唯物辩证法与《黄帝内经》相结合,从哲学高度阐述传统中医的理论内涵,有力地驳斥了废止中医的错误观点,在医学界展示出学者独特的哲学思想解释力。同时,在国家羸弱、危亡的历史背景下,中国知识分子从未以一事、一职困顿,而放弃斗争,只要能够投身民族反压迫、反侵略的解放事业,他们都愿意以各种形式奉献自己的一切。杨则民信仰坚定,不贰其志,是中国近代革命者的一个缩影,是中医人肩负家国情怀的真实写照。

【案例来源】

　　[1] 郭其开,周满泉. 近代著名中医理论家杨则民先生[J]. 浙江中医学院学报,1996,(1):27-28.

　　[2] 王辉,邱礼新,杨薇,等. 近代中医理论家杨则民及其《黄帝内经》哲学思想研究[J]. 中国中医基础医学杂志,2019,25(11):1549-1551.

五、主张中医全面科学化——时逸人

【案例】

　　时逸人(1896—1966),字益人,江苏省无锡人,现代医学家、中医教育家,中西医汇通的代表人物之一。

　　时逸人出生于江苏仪征,民国初移居镇江。时逸人少时习儒,1912年授业于同邑名医汪允恭,1916年悬壶开业。1928年创办江左国医讲习所,同时兼任上海中医专门学校及中国医学院教授。1929年受聘于山西中医改进研究会任常务理事,兼任川至医学专科学校教授。抗日战争爆发后,先后在中国医学院、新中国医学院、上海中医专科学校任教务长,后又与施今墨、张赞臣、俞慎初等创办复兴中医专科学校。中华人民共和国成立前在南京创办首都中医院,中华人民共和国成立后任教于江苏省中医学校(今南京中医药大学)。1955年任中国中医研究院附属医院内科主任。1961年前往宁夏支援,任宁夏回族自治区医院中医科主任,宁夏回族自治区医药卫生学会副会长。

　　时逸人不仅是著名的中医教育家,也是现代中医史上积极主张中医科学化的代表人物之一。他认为只有科学化才能复兴中医,是"历史上第一个提出要建立非中、西医以外的第三种医学设想的人"。时逸人主张"古为今用,洋为中用,汇通中西医理论,融会古方今方",开创新医学派之先河。时逸人从事中医工作50余年,学术精湛,誉满医林,创办《山西医学杂志》《复兴中医杂志》等医学杂志,编写《时氏生理学》《中国传染病学》《中国妇科病学》等著作17部,内容涉及中医基础理论、中医经典、中医临床等多个学科。他四处行医,活人无数,诚如山西医科大学为时逸人作小记所言:"古有三国董奉治病不计报酬,杏林春暖。今有镇江时逸人学术精湛,桃李盈门。红烛燃尽光未熄,昔人虽逝魂犹在。"

　　在"废止中医案"后,时逸人誓与西医一决高下。随着环境的变化,时逸人的思想发生了巨大的转变,主张中医学应该集百家所长,去伪存真,传承其精华。同时提出以科学为中心,中西医结合,创造出符合时代发展需要的中国医学,并将具体方法归纳为"四化",即经验集中化实验化、药理生理化化学化、诊疗机械化实际化、预防社会化政治化。所谓经验集中化实验化是指将那些家传秘方、经验效方,"集中一处实地试验,特效者褒奖之,无用者废弃之"。药理生理化化学化是基于"中药经数千年之沿革,治疗特效,唯赖经验丰富,惜未经科学之证实"的认识,提出应该进行化学分析,确定成分,根据药物的不同性质制成不同方剂剂型。诊疗机械化实际化是基于"中医长于内科,西医精于手术",中医手术器械设备没有得到发展的认识,提出应该"利用西人之器械,则改进之能事备矣"。预防社会化政治化指出了疾病预防的重要性,主张"将预防疾病之法,集成专书",通过政治上的督促,使民众具备医学保健常识。这些举措于今天而言仍有借鉴意义。

【解析】

时逸人崇尚科学,以复兴中医为己任,突破门户之见,荷担中西医结合与中医教育开拓的重任。本案例集中体现了现代中医学者立场坚定、敢于斗争的学科情怀,展示了中国知识分子尊重科学、锐意创新、谋求发展的昂扬精神面貌。

倡导"中医科学化"是近代中西医争鸣的一个亮点,一大批中医学家在面对历史上从未有过的文化冲击和时代巨变时,沉着冷静,自信坚韧,认为中医的复兴必须"不守旧古说,不盲从新学,用科学方法,检讨过去错误,采纳现在特长",提出了"创造第三者之医学"的观点,对于今天医学界倡导走入整体观视野下的主张显得极其先进。

我国现代中西医结合的开拓和奠基,正是一批批勇于创新、不断求索的学科人奋斗的结果,时逸人提出和归纳的"四化",从自然科学和人文科学两个角度,对中医药面向未来指出了一条宽阔的路径。习近平总书记曾经作出重要指示:"要做好守正创新、传承发展工作,积极推进中医药科研和创新,注重用现代科学解读中医药学原理,推动传统中医药和现代科学相结合、相促进,推动中西医药相互补充、协调发展,为人民群众提供更加优质的健康服务。"以史为鉴,中医药现代化有党的坚强领导、学科人的踔厉奋发,越来越迸发出时代的光辉,在增进人类健康福祉上做出越来越显著的贡献。

【案例来源】

[1] 张悦.时逸人与民国中医科学化[J].品位·经典,2022(8):61-63,66.
[2] 王申和,杨乐,亢力,等.时逸人复兴中医之改革思想概述[J].中医杂志,2021,62(13):1188-1190.
[3] 时逸人.时逸人医学论文集[M].北京:学苑出版社,2011.

六、清末提倡中西汇通说的先驱——唐宗海

【案例】

唐宗海,字容川,出生于四川彭县(今四川省彭州市),晚清著名医学家,中西医汇通派创始人之一。作为中国中西医汇通派的先驱和代表人物之一,唐宗海与朱沆文、张锡纯、恽铁樵并称中西汇通四大家。

唐宗海1868年始钻研医术,撰成《医柄》《医学一见能》等书。1873年至1884年间,潜心研究"血证",著成《血证论》。1890年研读《易经》,在医理中考证三焦,撰成《医易通说》,相继刊出《中西汇通医经精义》《本草问答》《金匮要略浅注补正》《伤寒论浅注补正》,连同《血证论》,名曰《中西汇通医书五种》,为其医学代表之作。

唐宗海习医之初,其父身染血证,曾亲自为之调治,然屡治不效,"延请名宿仍无确见"。闻得本乡杨西山所著《失血大法》"得血证不传之秘",他"多方购求,仅得一览"。但"其书议论方药,究亦未能精详,以之治病,卒鲜成效"。于是"废然自返",苦读精研《黄帝内经》《伤寒论》等经典医籍,并结合长期临床实践,博采众家所长,发前人之不足,昼夜耕耘,废寝忘食,著成血证专论——《血证论》,"用治血证十愈七八",曾感慨"悟道不早,不能延吾父之寿

也,然犹幸此书之成,可以救天下后世也"。此书集血证诊治之大成,创新提出了"止血、消瘀、宁血、补血"四法,观点精辟独到,弥补了此前血证理论和临床证治的空白,被后世医家尊奉为"通治血证之大纲"。

时值西学东渐之际,西方医学随传教士进入中国,国内医学界对其态度不一。面对中、西医的争议,唐宗海通过亲身实践学习,不断吸纳西方医学先进之处,并提倡"中西汇通"之说。他以中医古代医学理论为基础,借鉴解剖学、生理学等知识,并采用西医之解剖图,以中西医理论注释《黄帝内经》,从人身阴阳、五脏所属、血气所生、脏腑为病、诸病所属等多方面进行了详尽叙述,撰成最早汇通中西医学的著作《中西汇通医经精义》。同时,他还全面地引西说重新阐释了《神农本草经》《金匮要略》《伤寒论》,甚至采用了西方化学和物理如氧化原理、透镜原理、摩擦生电等理论来解释中医的阴阳气化学说,力证中医理论之不谬,以达"不存疆域异同之见,但求折衷归于一是"之目标。

【解析】

本案例主要体现了唐宗海对中医文化的坚定自信以及善于继承,敢为人先,兼收并蓄的治学精神。

在西学东渐的时代背景下,唐宗海借鉴解剖学、生理学甚至化学和物理知识来解释中医理论,力证中医理论之不谬。他一生坚守以发展中医为己任,博采众家所长,发前人之不足,以"医人不如医医"为宗旨著书立说,充分体现了他勇挑中医发展重担的责任感和使命感,也彰显了他高度的文化自觉以及深沉的文化情怀。

唐宗海废寝忘食,苦读经典,深耕临床,善于继承,敢为人先,著成我国第一部血证专论,弥补了此前血证理论和临床证治的空白。他审时度势,明辨潮流,提倡"中西汇通"之说,创造性地尝试以西医学之理来证实中医学之论,力图把中西医统一起来,以达到"不存疆域异同之见,但求折衷归于一是"的目标。体现了他中西并重,兼容并包的广博胸怀。

【案例来源】

[1] 四川省地方志编纂委员会.四川省志·人物志(下册)[M].四川:四川人民出版社,2001.

[2] 皋永利.第三十讲 唐宗海济世探血证[J].山东中医杂志,1986,6(6):59-60.

[3] 马伯英.中西医汇通史概[J].中西医结合杂志,1983,3(6):376-379.

七、中西医汇通论的临床大家——张锡纯

【案例】

张锡纯,字寿甫,河北盐山人,近代著名医家,中西医汇通学派的代表人物之一。自幼聪颖,于六经诗文、天文数术,皆精研深究。治学于医,远溯医籍经典,近采诸家所长,因屡起沉疴、救人危难,医名远播,与当时的陆晋笙、杨如侯、刘蔚楚一起被誉为"医林四大家",又与慈溪张生甫、嘉定张山雷并称名医"三张"。后又涉及西医,所著《医学衷中参西录》"独辟新义,发千古所未发",堪称中医界"第一可法之书",闻名遐迩。

鸦片战争后,时值西学东渐之际,国内医学界对西医态度不一:一是斥西医为异端邪说,盲目守旧;一是对西方医学顶礼膜拜,妄图消灭中医。张锡纯则认为"医学以活人为宗旨,原不宜有中西之界限存于胸中,中西医学各有所长","取西医之所长,补中医之所短",并提出了"衷中参西"的中西医汇通思想。《医学衷中参西录》中对中医理论的解释,在不同程度上参考了西医名词术语或生理病理。他还将西方医学中先进的诊疗仪器引入中医诊断,不仅提高了诊治效率,还使诊断的准确性有了大幅提升。如他使用显微镜观察引起霍乱的病菌,还有导尿术、人工呼吸等技术的使用,都为他的临床诊治提供了新方法。1916年张锡纯在沈阳创办中国近代第一家中医医院——立达中医院,后又创办国医函授学校,培育中医人才,

对中西医结合的起步与发展影响深刻。

在临证上，张锡纯善于化裁古方，每遇群医束手之病，皆能力挽沉疴，化险为夷。纵观《医学衷中参西录》，全书载其反复实践匠心拟成之方达160余首，但凡辨证立法，处方遣药，无不源自实践，言之凿凿。为适应临床之需，张锡纯创制了大量启迪后人的用药思路和行之有效的经验方，如将仲景大青龙汤、小青龙汤衍化为"犹龙汤""从龙汤"，效果卓著，被广为推崇。他还以《黄帝内经》《难经》为中医诊治疾病的理论基础，以《伤寒杂病论》为临床辨证论治的法则，兼举西法，创有石膏阿司匹林汤、阿司匹林麻黄汤、阿司匹林白虎汤等，旨在实现生理、病理、药物及理论的中西医汇通。

【解析】

本案例主要体现了张锡纯注重实践、实事求是的实证精神，不畏艰辛、勇于探索的创新精神，衷中参西、兼容并包的宽广胸怀。

在中西医争议的问题上，张锡纯主张"以中医为主体，取西医之长补中医之短"，倡导"衷中参西"。他始终以中医为本，参考西医名词术语或生理病理对中医理论进行解释，同时不断学习西方医学，大胆地进行了中西医结合的尝试，倾尽毕生心血著成《医学衷中参西录》，展现了他对中医及中华文化坚定的自信，也体现了他汇通中西的兼容并包精神和宽广胸怀。

张锡纯制方本于经典而源于实践，凡事皆亲身验证。方求精简，量大而效宏，而于药效、药性研究，他从不敢凭空拟议、人云亦云，仅在深入剖析古今、利弊的基础上，提出自己的见解并加以改进。这无不展现了他勤于学习、善于思考的治学态度，更体现了他注重实践、实事求是的实证精神和不畏艰辛、勇于探索的创新精神。

【案例来源】

［1］张锡纯.医学衷中参西录［M］,2版.石家庄:河北科学技术出版社,2002.

［2］柳学洙,陈宝贵,陈慧娟,等.谈张锡纯先生的学术特点［J］.天津中医药大学学报,2012,31(4):193-197.

［3］王英,江凌圳,盛增秀.略论张锡纯的治学精神［J］.浙江中医杂志,2004,(4):30-31.

八、中西医汇通学派的开明医家——朱沛文

【案例】

朱沛文，字少廉，又字绍溪，清咸丰光绪时广东南海县(今广东省佛山市南海区)人，岭南著名医家，我国近代中西汇通四大家之一。少承庭训习医，博览群书。早岁参加科举，为童生、秀才，深得广东督学使者汪柳门和徐花农赏识，曾奖书"绍业丹溪"以嘉勉，推荐到广雅师院，专心致力于医学研究，从理论到实践进行中西汇通，1892年撰成《华洋脏象约纂》四卷。

朱沛文生于清朝末年，时值西学传入我国的兴盛时期，他自幼广读古今中医书籍，后又研读西医书籍，对中西医学颇有见地。他认为中西医"各有是非，不能偏主;有宜从华者，有宜从洋者""中医精于穷理而拙于格物，西医长于格物而短于穷理"，并主张以临床验证为标准汇通中西，求同存异。为了将中西医学两个不同的理论体系进行汇通，他将中医脏腑学说有关内容与西医解剖生理知识详细地逐一对照，"通其可通，而并存其互异"，不做"强合"。如在"脾脏体用说"里，关于脾统血的作用，他认为中西医有共同之处，经西医阐发道理更清楚。但脾与胃为表里、行津液、荫四傍等，中医论述很详备正确，而西医则无，应存其异。在临床验证中，朱沛文对一些西医未能解释，而中医却有临床验证的理论，都将其一一保留下来，并通过临床例证来说明其正确性。如他从生理病理关联的理论解释心肾与脑的密切关

系,而从心肾治疗神志病,确为临床实践所证实,有必要保留。

朱沛文除学习钻研西医理论外,还到西医院亲验真形脏腑,发现了不少古人在论述脏腑上的疏漏,逐一指正。如《难经》虽前人奉为宝筏,注者数十家,但对其所存错误,无敢辩驳,更有注解错误的,以谬传谬。如《难经注》说上智之人,七孔三毛,下愚之人,一孔无毛。又如关于肺的论述,《医学原始》谓"肺二十四窍,以岁有二十四气而附会",他认为皆为臆说。朱沛文还指出王清任谓肺有白沫,肺管分权,能发前人未发,但肺叶多寡不确。王氏认为膈上为血府,周身之血由此灌溉。朱沛文为之修正说:"此乃人死后之把心血,盖由回血管溢出,凝为膈上者也。若谓生人之血,存于膈上,势必洋溢流动,浸淫心肺,而气何以通耶?"他对《医林改错》的不少修正,现在看来都基本上是正确的。

【解析】

本案例主要体现了朱沛文尊重中西差异、求同存异的中西汇通思想,这与中华传统文化"尚和合"的思想不谋而合,也体现了他实事求是、求真务实的科学精神。

"尚和合"是中华传统文化的重要思想内涵,是在正视事物之间差异和矛盾的基础上,尊重差异、协调矛盾。从一定意义上讲,"和合"思想就是一种矛盾观、辩证观。面对中西医的矛盾冲突,朱沛文从方法论的角度客观地对其进行了辩证分析,指出它们之间各有是非,在汇通上主张通其可通,而对西医未能解释的部分,保留分歧,反对牵强附会。这种尊重差异、求同存异的中西汇通思想与"和合"思想不谋而合,一脉相承,充分体现了他对中华优秀传统文化的理解与尊重,同时也彰显了他深邃的哲学智慧和宽宏的气度胸怀。

科学精神是在继承人类先前思想遗产的基础上,逐渐发展起来的科学理念和科学传统的积淀。科学精神鼓励发现和创造新知识,尊重已有认识,崇尚理性质疑。朱沛文不守门户偏见,既不墨守中说,也不附会西说,从理论到实践进行中西医汇通,努力探索提高发展中医的途径。他从不迷信权威,通过不断亲身参与人体解剖去探索新知,并对《难经》《医林改错》等医学经典中存在的错误进行了指正,充分体现了他不畏权威、敢于怀疑、勇于批判、实事求是、求真务实的科学精神。

【案例来源】

[1] 郑洪,黄景泉,刘小斌,等.中西医汇通大家朱沛文[J].广州中医药大学学报,1997,14(2):77-79.

[2] 马伯英.中西医汇通史概[J].中西医结合杂志,1983,3(6):376-379.

[3] 刘志英,许永周.朱沛文及其学术思想[J].新中医,1988,17(4):51-52.

九、中西医学理,宜兼求并进,不可偏执——力钧

【案例】

力钧,字轩举,号医隐,福建永福芹漈(今福建永泰县白云乡樟洋村)人,清末民国初期学者,著名医学家,汇通中西医学的早期倡导者之一,曾为宫廷御医,官至商部保惠司主事。早年治儒习医,一生精于临床,勤于著述,著作颇丰。与郭永淦合著《伤寒论问答》,与郑省三合著《论半夏》,后又著有《庚寅医案》《辛卯医案》《难经古注校补》《崇陵病案》《释瘟》《释温》等专著。

力钧自幼立志学医,少时随刘善曾医师学习《热病论》《黄帝内经》。其曾于旧书摊得医学残本,熟读《史记·扁鹊仓公传》,十一岁附学于陈崇备医门,学习《伤寒论》,十三岁从张熙皋学习研究《六书》,至二十三岁独立行医,设馆授徒,慕名求医者络绎不绝,名震八闽。东家金氏七十岁,饭后淋雨行路而病,世医郭永淦嘱家人用"荆防败毒散"文火煎半天,服无效;力钧改用麻沸汤给他煎服,助以稀饭汤,汗出病愈。其妹病重,渴不思饮,便秘腹胀,脉象濡缓,力钧处以"真武汤",吐冷痰数碗,再用"桂附汤"调理,病人汗如雨注,回阳而愈。力钧

每治一病,即写成专论记载,后嘱人译为外文向国外发行。1891 年,力钧亲赴新加坡给华侨吴世奇之父治病,药到病除,同时还治愈当地求诊者不计其数,写下《辛卯医案》。1894 年,他辞任京城官职返乡,适逢福州发生鼠疫,遂以大青汤治愈千人,并及时总结治疗经验,写下《释瘟》《释温》两部专著。1906 年经军机大臣推荐,奉旨入宫为慈禧太后及光绪帝诊病,效果尤佳,誉满京城。

19 世纪下半叶至 20 世纪初,西医思想在我国广泛传播,中西医冲突愈演愈烈。力钧生逢其时,面对中医所面临的生存危机,他持相对谨慎的科学态度,极力主张中西医学理"宜兼求并进,不可偏执",自学嘉约翰《西药略释》和合信《全体新论》后,又研读了美国传教士柯为良译著的《全体阐微》,并撰写了《内经难经今释》和《骨学》,旨在比较中西医论和药学之异同。1891 年,力钧借赴新加坡为当地华侨治病之机,向当地西医师普比农求教了西医治疗之法,从此治病兼用西药,其医名远播东南亚。1893 年,在当时新加坡领事左秉龙的协助下,他在新加坡庇能开设中西医研究社,为国人较早开展中西医药研究的专门机构。1897 年,力钧自费东渡日本考察,所到之处他都仔细观察、访问、记录,著有《高山蚕业记》《西京织业记》《札幌农业记》《日本医学调查记》等多篇专论,提供了大量日本农业、纺织业及医学的信息资料。回国后,他创办了诸多学堂,如东文学堂、苍霞英文学堂、玉屏女塾、仙游学堂等,旨在"聚生徒,谋西学",培养了大批国际交流人才,推动了中西文化的交流。1910 年,借出访欧洲之机,力钧考察了英、德、法、瑞典、意、俄等多个国家,带回了大量关于医疗服务及设施配备的资料,成为研究西方医学模式的重要资料。

【解析】

本案例主要体现了力钧胸怀"忧国忧民之心、爱国爱民之情"的家国情怀。

家国情怀是中华民族的传统美德,是个人对自己国家和人民所表现出来的深情大爱,是对国家富强、人民幸福所展现出来的理想追求,也是对自己国家认同感、归属感以及责任感、使命感的体现。力钧毕生胸怀忧国忧民之心、爱国爱民之情,以中医发展、人才培养和解除人民疾苦为己任,治儒习医,悬壶济世,设馆授徒,一生躬耕杏林,普救苍生。在西学东渐的时期,为求中医发展振兴之路,他不仅研读西医书籍,尝试中西医诊疗,还开设研究社进行中西医药研究,坚定不移地进行着中西医汇通的探索。他还深刻意识到"教育为立国之本",只有通过教育救国才能振兴中华。他先后去多国考察,学习了西方先进科学技术,并创办了多所学堂,提倡新学,对中国近代新式教育起到了启蒙和推动作用。这既体现了力钧心系健康、爱民为民的炽热情怀,也彰显了他志存高远、报效国家的责任担当。

【案例来源】

[1] 林恩燕,郭永新.中西医结合的先行者力钧[J].中国中西医结合杂志,1999,19(6):55-56.

[2] 肖林榕,井运梅,刘献祥.力钧——亦官亦医,倡导中西医汇通第一人[J].福建中医药,2017,48(3):44-46.

[3] 井运梅.力钧医事及学术思想研究[D].福州:福建中医药大学,2010.

十、倡导中西医汇通的朴学大师——章炳麟

【案例】

章炳麟,字枚叔,又名绛,号太炎,浙江余杭人,清末民国初期民主革命家、思想家、著名学者、朴学大师及医论家,中西医汇通倡导者之一。幼随外祖父读经,后入"诂经精舍"师从经学大师俞樾。甲午战争后,始涉足西学。20 世纪 30 年代,在江苏苏州创办"章氏国学讲习会",曾受聘任苏州国医学校名誉校长。医学著作主要有《医术平议》《时病新论》《杂病新

笔记栏

论》等。

　　鸦片战争后,随着西洋医学的传入,中医遭受到了一些国人的排挤。1929年,上海出现了废止中医风潮,他以"三世知医"明确提出中医不可废,"得某君中医剥复案,明中医不可废,是也"。并认为中医虽"忽略解剖,不精生理,或不免绌于西医",但若"能按法治之者,率视西医为胜"。为求中医免遭淘汰之法,他撰写了《中国医药问题序》以谋求中医自立。"余以为今之中医,务求自立,不在断断持论与西医抗辩也。何谓自立,凡病有西医所不能治,而此能治之者","至于与西医较胜负,则言论不足以决之,莫如会聚当世医案。有西医所不能治,而中医治之得愈者,详其症状,舒其方药,录为一编,则事实不可诬也"。对于中央国医馆学术委员会欲以西洋译名为准统一病名的做法,他以为此事应该审慎为之,不可鲁莽,"夫欲统一中西病名,先以中土古今二者对照,次以西土本名译名二者对照,然后可以中西相对择取其是",并提出了宝贵建议,"要之此事必须聚集中西良工比较核实,方可出而行世"。此举对保存传统中医学精粹起到了积极作用。

　　面对中西医之间的争议,章炳麟深刻分析了中西医学特点,比较了中西医治疗效果,在《伤寒论演讲词》中指出"彼西医重在解剖实验,故治脏腑病见长,吾中医求岁时节令,故治时感病见长"。在西医理论指导下,他对一些中医基础理论问题,进行了大胆质疑。如《论医笔记》中记载有"胁下有水气,咳逆引痛,仲景名曰悬饮,西籍谓是浆液性肋膜炎症,须手术抽水。然仲景之十枣汤、《三因方》之控涎丹,服之痰涎从大便出,而胁下之水除矣。其水从何而下,亦生理学不可解也"。在生理、病理方面,他见识卓绝,如首次提出了三焦即西医所谓淋巴系统的淋巴学说,还考证了西医所谓"肠窒扶斯"即中医学之太阳病中的"抵当汤证"等。章炳麟倾其一生,上下求索,在近代医学发展史上留下了浓墨重彩的一笔,被后世誉为"近代国医革新之导师"。

【解析】

　　本案例体现了章炳麟对中医药文化的深度认同、坚定自信以及重视实证、客观公正的科学精神。

　　章炳麟在废止中医问题上,以深厚的国学功底为基础,态度鲜明地指出中医在按法而治上优于西医,并以治时感病见长;在以西洋译名为准统一病名的问题上,他据理力争,提出了"必须聚集中西良工比较核实"的宝贵建议,捍卫了中医的地位和尊严,保留了中医的特色,体现了他对中医药文化的深度认同,对中医药发展的坚定自信,以及对中医药事业的深厚感情。

　　在中西医争论不下之际,章炳麟摒除偏见,承认中西医在研究方法和疗效上互有短长,同时敢于直面中医理论存在的问题,没有墨守成规、故步自封,主张汇通中西医,取长补短。为了谋求中医自立,章炳麟撰写了《中国医药问题序》,反对争论孰是孰非,建议把西医不能治而中医能治的病例写成医案,以凸显中医的优势,彰显了他重视实证、客观公正的科学精神,可谓"语必征实,说必尽理"(《自述学术次第》)。

【案例来源】

[1] 黄兆强,刘家华,黄孝周.章炳麟和祖国医学[J].中华医史杂志,1999,(2):96-99.
[2] 张秀丽.章太炎与近代自然科学[D].济南:山东师范大学,2006.
[3] 黄兆强,刘家华,黄孝周.章炳麟医学见解略评[J].浙江中医杂志,1999,6(1):33-35.

十一、中西汇通的倡导与践行者——吴瑞甫

【案例】

　　吴瑞甫,名锡璜,号黼堂,厦门同安人,近代著名中医学家、教育家,中西汇通的倡导和践

行者之一。他生于中医世家,十四岁奉父命学医;后悬壶济世于上海、厦门,以及新加坡等地。一生潜心著述,著有《校正圣济总录》《评注陈无择三因方》《中西温热串解》《伤寒纲要》《新订奇验喉证明辨》等几十部医学著作,还主编了《国医旬刊》《厦门医药月刊》等刊物。曾于厦门创办"厦门医学传习所"和"厦门国医专门学校",并任厦门中央国医馆馆长。抗日战争时期,徙迁新加坡,参与组建"新加坡中医师公会",先后主持《医粹》与《医统先声》两种专刊,融贯中西学说。

1894年,吴瑞甫开始行医,为人治病临证殚精熟虑,辨析入微,审证用方,屡获奇效。次年8月,其祖父患传染病,遍请诸医,均未能确诊,终因"误药变症弃世"。遭此惨痛后,他深知当今医学尚存不足之处,遂发愤研究医学,以谋救人。执教行医十余载,他深感中医学"精粹者虽多,而纰缪者亦复不少","如欲振兴医学,当先取古今医籍,摘其纰缪,撮其精华,以所试必效之力,阐发其所以然之故,庶轩岐绝学,得发挥而昌明之,以为我国光"。在医学原著基础上,他溯源《黄帝内经》,博采诸家,逐条梳理,进行整理、校对、删定、补正、评点、注解,"务其病理学理,阐发精当,俾习医者不至徒事理想,为世鄙夷"。他整订《圣济总录》《三因极一病证方论》二书,基本上保存了精华部分,剔除符禁、神仙服饵等糟粕部分。

同时,他钻研学习中西医籍,并对比中西医诊疗技术,总结了诸多中、西医的优点,如"考天时之变,察脏腑之偏,此中医所长也。而西医之较精于中国者,曰手术、曰切开术、曰卫生、曰消毒法、曰检查霉菌、曰注射,此皆我国医者所宜注意学习之一事也"。他为了改进中医学,期望融贯中西医之学说,特在医著中载述了有关西医的理论、新发明和特效药,同时用按语说明个人见解。他认为中西医学可以"参互考证,以汇其通",所持的原则是,无论中医或西医,主要是"说取其长,理取其足,方取其效",强调"学无论中西,惟能收伟效,便是良法良药"。

1929年"三一七"国医运动,余岩等企图取消中医,吴瑞甫表示坚决抵制。1933年6月,汪精卫主张"凡属中医应一律不许开业,全国中药店也应限令歇业"。时任中央国医馆厦门支馆馆长的吴瑞甫不为所屈,邀请热心公益事业人士,创办了厦门医学传习所和厦门国医专门学校,在厦门国医专门学校创办的《国医旬刊》发刊词中,全面分析了中医、西医的寸长尺短,呼吁中医界勇敢面对"医学说之文化竞争,药物学舶来品之经济侵略",批评汪精卫等人全盘否定中医的行径。他呕心沥血,历时6年,举办两期研究班和一期本科班,培养中医人员150余人。为发扬国粹,他主办出版《厦门医药月刊》《医学传习所月刊》及《国医旬刊》等,活跃学术气氛,提高中医学术水平。在厦门办学时,又著有《四时感证》《伤寒纲要》等教材十余部。吴瑞甫著书立说,其理论源于《黄帝内经》《难经》《伤寒论》,参以各家学说之精华,结合祖传经验和自己心得,阐明中医学之奥秘。

抗日战争时期,厦门沦陷,日伪威逼利诱其出任维持会会长、伪厦门市市长等职,吴瑞甫威武不屈,坚辞不就,毅然徙迁新加坡。南渡初寓同安会馆,以医术济世,屡起危症,声名大噪,纠正了"毛丹"(热带湿热病)谬说。他时刻不忘振兴中医,积极筹备成立新加坡中国医学会(后改名为中医师公会),提倡公会必须推动学术发展,每周开展一次学术讨论。他每次按时出席,从不间断。他还创办新加坡中医专门学校,并主持《医粹》与《医统先声》专刊,号召同道深入医学实践,融贯中西学说,借以提高新加坡的中医学术水平,极大地推动了新加坡卫生保健事业发展,新加坡医界称赞他为"全国医学大家"。

【解析】

本案例主要体现了吴瑞甫对待中西医客观公正的立场,以及为振兴中医勇挑重担的责任感和使命感,体现了面对日伪威逼利诱,威武不屈的民族气节,也体现了他传播和弘扬中医药文化的赤子之心和爱国情怀。

吴瑞甫通过研究和亲身感受,师古而不泥古,深感中医学"精粹者虽多,而纰缪者亦复不少",主张"摘其纰缪,撮其精华";客观分析中西医学各有所长;为了改造中医,他主张"参互考证,以汇其通",融贯中西医之学说,取长补短。他的观点依据充分,客观公正,有力地推动了中医创新性改造与发展,体现了他为振兴中医勇挑重担的责任感和使命感。

抗日战争时期,面对日伪的威逼利诱,吴瑞甫毫不动摇,体现了他不为名利的高尚品德和威武不屈的民族气节。为躲避日寇的迫害,他远走新加坡,仍时刻不忘振兴中医,通过组建学会、办学、办刊等活动,传播中医文化于异域,其发展中医药事业之苦心可见一斑。吴瑞甫以传承和弘扬中医为己任,生动地彰显了他对中医药文化的赤子之心和爱国情怀,展现了他对中医及中国民族文化的自信和热爱。

【案例来源】

[1] 金丽.吴瑞甫中西医汇通成就评析[J].中医杂志,2016,57(8):713-715.

[2] 傅维康.近代中西医汇通之佼佼者吴瑞甫[J].中医杂志,1991,36(1):50-51.

[3] 康良石,廖碧骧,涂福音,等.神州留桔井,海外树杏林——纪念近代名中医吴瑞甫先生[J].福建中医药,1984,15(5):2-3.

十二、主张中西医汇通,最早翻译日本医籍——丁福保

【案例】

丁福保,字仲祜,号畴隐居士,江苏无锡人,近代学贯古今中西的大学者、医学家和出版家。早年肄业于南菁书院,后入东文学堂习日语。曾从赵元益学医,1909年,"南洋医科考试"获"最优等开业证书",受派赴日考察医学。归国后,先后创办上海医学书局及多家医院和疗养院。1910年,创办中西医学研究会,发行《中西医学报》,提倡中西医汇通。晚年致力于编译西医著作,最早翻译日本医籍,其译述涉及临床各科,其著作合订成《丁氏医学丛书》。

清末民国初期,时值新旧文化碰撞之际,丁福保东渡日本学习西医学,"凡日本之各科医学,及明治初年改革医学之阶级,与日人所用录用之中药,以及一切医学堂、医院之规则课程,均应一一调查"。鉴于国内西医书籍尚少,仅有英国人合信、傅兰雅、美国人嘉约翰、中国人赵元益等翻译西洋医书,且多为教会医院采用的课本,他认为前人所译内容浅显、陈旧,便致力于"灌输新学说,谋医学之普及"。在日文医书的译介方面,丁福保成就卓著,先后编译出版了门类众多的日本医学书籍,既包括解剖学、生理学、卫生学、病理学、诊断学及免疫学等西医基础理论方面的著作,也涉及内、外、妇、儿等临床各科,还有药物学及处方学等著作,结集为《丁氏医学丛书》,临床价值极高,先后获得了南京"南洋劝业会"、德国都郎万国卫生赛会、罗马万国卫生赛会优等奖。

丁福保精通中西医学,一生积极倡导中西医汇通,较早提出用近代科学方法研究中医。他在《丁氏医学丛书·序》中声明"荟萃中外各种书籍,不分门户之见,不分骑墙之说,擘精覃思,冀有以得其会通"。1910年,他号召有志于医学的同仁,在上海组织发起成立"中西医学研究会",编辑出版《中西医学报》,后又创办《国药新声》刊物。研究会入会会员164名,以召开学术会议活动方式,"若学员研究有得,即召集同志,开会以决定是非,凡各会员已经决定立新学说,即登诸医报,以供众览,各会员于医学中如有独特之处,可投书本会,俟开会时提议",开创了中西医结合良好学术氛围,当时之学风焕然一新。1912年,他创设上海医学书局,与医界同仁潜心中西医理论研究,编印并出版各类中西医书籍,撰有《中药浅说》《新本草纲目》《中西医学汇通》《中外医通》等著作。

【解析】

本案例主要体现了丁福保善于学习新事物,改造旧医学,视医学普及为己任的担当精神

和目光长远,海纳百川,洋为中用的远见卓识。

面对新旧文化的碰撞,丁福保敢于冲破传统观念的束缚,紧跟世界科学发展的潮流,从中医学的实际出发,本着科学救国的精神,不辞艰辛,远赴重洋,不断吸取西方医学的先进理论与技术,编译出版了门类齐全的日本医学书籍,致力于"灌输新学说,谋医学之普及"。展现了他善于学习新事物,改造旧医学,视医学普及为己任的担当精神。

丁福保既是中医学的守护者,也是中西汇通的倡导者。他立足中医,放眼世界,通过借鉴日本先进经验,先后组织医药团体、创设医书局、创办医药报刊,极大满足了当时的社会需要,开创了中西医结合良好学术氛围,并提高了整体医学水平,增进了中西医文化的传播与交流,为振兴中医学事业做出了巨大贡献。体现了他目光长远,海纳百川,洋为中用的远见卓识。

【案例来源】

[1] 伊广谦.丁福保生平著作述略[J].江西中医学院学报,2003,15(1):31-32.

[2] 牛亚华,冯立昇.丁福保与近代中日医学交流[J].中国科技史料,2004,25(4):37-51.

[3] 张爽.丁福保与近代"西医东渐"[J].江苏教育学院学报(社会科学版),2013,29(4):89-94.

十三、首位被提名诺贝尔奖的华人——伍连德

【案例】

伍连德,1879年3月10日生于马来西亚槟榔屿,祖籍广东广州府新宁县(今广东台山市)。他是剑桥大学医学博士,中国卫生防疫、检疫事业创始人,中国现代医学、微生物学、流行病学、医学教育和医学史等领域先驱,中华医学会首任会长,北京协和医学院及北京协和医院的主要筹办者,1935年诺贝尔生理学或医学奖候选人(华人世界首位诺贝尔奖候选人),"中国现代医学奠基人"。

1910年东北发生鼠疫,疫情来势凶猛,从满洲里向整个东三省蔓延。疫情若得不到及时控制,有大流行之势,情况万分危急。经时任外务部右丞施兆基力荐,清政府钦命伍连德博士为全权总医官,负责东北防疫事宜。伍连德临危受命,从容不迫,毅然前往疫情最严重的哈尔滨。当时医学界普遍认为,鼠疫是不可能通过人际之间传播的,伍连德通过流行病学调查和尸体解剖,发现此次流行的病毒,具有明显"人传人"的特点,可以通过呼吸飞沫传染,他大胆提出,这是一种新型"肺鼠疫",成为世界上提出"肺鼠疫"概念第一人。因此,他制订严格的防疫措施,包括隔离、分餐、消毒、入户登记、病人集中收治。他亲自设计中国第一个口罩(被称为"伍氏口罩"),免费给民众发放口罩。冒着传统道德舆论和谴责的风险,伍连德提议火化疫尸,在施肇基的极力游说之下,朝廷破例批准了中国历史上首次大规模焚烧疫尸的奏报。在综合治理下,哈尔滨鼠疫第一次扑灭,仅用了67天。伍连德预料鼠疫会卷土重来,谢绝了国家卫生防疫主管的任命,重返哈尔滨,建立东北防疫总处,十年磨剑,在1920年东北地区第二次鼠疫大暴发之时将鼠疫挡住并消灭在哈尔滨。

两次抗鼠疫的成功,是中国现代医学意义上的防疫第一战,伍连德创造了中国乃至世界防疫史上的奇迹。他创造奇迹的措施中有两项在当时是革命性的,一是尸体火化,是中国历史上第一次集体火化(此前仅有个体火化的先例);二是戴口罩,疫区全民戴口罩是破天荒的(此前只有教会医院的医护人员戴)。这次防疫战的胜利,让中国人第一次见识科学防疫的巨大威力。梁启超撰文对伍连德给予高度评价:"科学输入垂五十年,国中能以学者资格与世界相见者,伍连德博士一人而已!"此后伍连德于1926年9月在东三省防疫事务总处及其所属滨江医院设备和技术力量基础上,创办哈尔滨医学专门学校,成为哈尔滨医科大学的前身。伍连德在中国服务的30年间,创建中国现代医学体系。他专注于中国防疫体系的建设,在全国创建二十多所医学卫生机构。1935年,伍连德获得"诺贝尔生理学或医学奖"提

名,成为第一个获此提名的华人。

伍连德认为无中西医之别。1930年3月,伍连德出席在爪哇举行的国际卫生会东方评议局会议后,在新加坡停留几天,并接受同济医院的邀请发表演说。演讲内容主要是鼓励新加坡的医师和研究者不停吸取新知,并要勇于创新。他特别介绍自己对医学的看法:"今日医学上,只有新学、旧学之分,无所谓中医、西医之别。盖学有新旧,新者即是一种进步之表现。试观今之世界,事事须有新的思想,新的创作,方能争存于世界,造福于人群。"

【解析】

本案例主要体现了伍连德博士学成归国,赤诚的爱国主义精神;敢于打破常规,实事求是的科学探索精神;临危受命,迎难而上的献身精神。

伍连德博士从英国剑桥大学毕业后回国效力,亲身践行爱国情、报国心、强国志的爱国主义精神,用毕生所学致力于中国卫生免疫检疫事业的发展。适逢东北鼠疫暴发,他临危受命,将个人安危置于身后,先后两次亲临防疫一线,建立严密的防疫战线。在疫情防控过程中,本着实事求是的科学态度和作风,他通过仔细的观察,敢于打破常规,创造性地提出尸体火化和戴口罩两项措施,挽救无数百姓的生命,开创中国乃至世界防疫史上的奇迹。

以伍连德为代表的中国现代医学开拓者,一生业绩显赫,留下了宝贵的精神财富,这种精神是医药工作者的一面旗帜,激励着医药工作者为我国医学事业的发展做出新的贡献。

【案例来源】

[1] 中国新闻网.伍连德:我的大半生,属于古老的中国[EB/OL].(2020-11-02)[2024-11-14].https://www.chinanews.com.cn/cul/2020/11-02/9328078.shtml.

[2] 人民政协网.伍连德出任防疫总医官背后的故事[EB/OL].(2020-07-17)[2024-11-14].http://www.rmzxb.com.cn/c/2020-07-17/2619776.shtml.

[3] 冯翔.1917—1918年北方鼠疫回顾与讨论[J].自然科学史研究,2021,40(1):62-76.

十四、抗击废止中医的著名医家——施今墨

【案例】

施今墨,1881年3月28日出生于贵州,祖籍浙江萧山。他是中国近代中医临床家、教育家、改革家,"北京四大名医"之一。自幼随其叔父学习中医,1902年入山西大学堂读书,1906年被保送京师法政学堂开始业医,1932年独资创建华北国医学院,兼任院长,1941年任上海复兴中医专科学校董事长,中华人民共和国成立前在京、津、沪、宁等地悬壶,曾任中央国医馆副馆长。中华人民共和国成立后,任北京医院中医顾问,中国中医研究院学术委员会副主任委员,当选为中华医学会副会长。

施今墨早年因母亲多病,立志学医,20岁时便通晓中医理论,能够独立行医。在继承和振兴中医的道路上,他开过医院,办过药厂。虽然都以失败告终,但是,这些经历也让他深深地意识到:振兴中医的关键在于人,要有高质量的中医人才,必须办学,使自己的学术思想最终为更多的中医所掌握,中医事业就会有长足的发展。1931年,施今墨筹办创建华北国医学院。他热爱中医,但是不讳中医的短处,不嫉妒西医之长处,大力倡导革新中医发展。他明确指出:"吾以为中医之改进方法,舍借用西医之生理、病理以互相佐证,实无别途。"他把这一学术思想贯彻到办学方针当中,在教学的课程设置上,以中医理论为主,设立《黄帝内经》《伤寒论》《金匮要略》《温病条辨》等课程;同时,也设立生理、病理、解剖、药理等西医理论鲜明的辅助课程。

施今墨善于学习,注重临床实践,吸收西医的检查和化验手段,经常与西医专家姜泗长等人共商医疗方法,不断探索中西医结合治疗的新途径。听闻上海名医丁甘仁的医学造诣

很深,他曾多次乔装病人前往求医,仔细观察丁医生的诊病过程,学习丁老的理、法、方、药运用方法,整理他的临床医案,教授给华北国医学院的学生。施今墨在临床上,不分中医、西医,不分经方、时方,只要利于治病,均信手拈来。他曾对学生说:"全面精查、苦心探索、灵活运用、谨密掌握,选方准病,选药准方,不可执一方以论病,不可执一药以论方,不可循一家之好而有失,不可肆一派之专而致误,其有厌学图便者,只用少数之成方、单方以统治万病,非吾之徒也。"在他严谨治学态度的影响下,华北国医学院的学生对经方、时方无门户之见,均能灵活运用,临床疗效较好。

施今墨先生认为疗效是检验医生理论是否正确的标准。学习、继承中医学理论,必须与临床实际相结合,要敢于突破,推陈出新。对于外感热性病,历来医家都强调其病因是外邪所致。施今墨说:"余意不论其为外感风寒或温热,不论其为传染性或非传染性,必须外因内因结合起来看。六淫、疫疠之邪皆为外因,若单纯外因亦不均能致病,例如流行性感冒病毒,其传染性颇高,传播最为广泛,然而流行区域亦非百分之百均染是病。又如夏日酷暑,温热蕴郁,但中暑者究竟不是多数,'邪之所凑,其气必虚',外因通过内因始生作用,确为至理名言。"又说:"外感热性病,多属内有蓄热,外感风邪,治疗时应既解表寒又清里热,用药时表里比重必须恰当。"于是施今墨创造性提出"按比例清解表里之说",寓西医之定量、定性,又寓张锡纯之清热、解表于其中,谓之"七清三解、六清四解、五清五解、三清七解诸法"。在临床诊疗中明确疾病的表里关系,非常实用。运用他的"按比例清解表里之说"理论遣方用方,感冒发热,只两三剂药就可痊愈。施今墨所创制的"感冒丹",因作用在于调摄阴阳,增强人体抵御疾病能力,疗效显著,行销东南亚乃至西欧,深受广大华侨喜爱。

施今墨先生重新审视中医,提出"医德与医术结合、理论与实践结合、中医与西医结合"三大教育的方针,为中医由传统的师带徒方式向现代学院式教育转型积累成功经验。华北国医学院在施今墨办学的十几年中,毕业学生 600 余人,分布在全国,均是中医学术界的骨干。他采用先进的教育理念,先后培养出马继兴、哈荔田、袁家玑、杨医亚等一大批中医大师。

【解析】

本案例体现了施今墨先生善于观察、勇于创新、无私奉献的高尚精神。

施今墨先生继承和弘扬中医药理论知识,践行了"不为良相、即为良医"的人生抱负。他善于学习,采集百家之长,不断总结经验,充实自己,提高临床实践能力。他倾心中医教育的革新,倡导并创建华北国医学院,提出"医德与医术结合、理论与实践结合、中医与西医结合"的教育方针,为我国近代中医药高等教育的发展奠定了基础。他以高尚的师德,严谨的治学态度,以身作则地教导学生灵活地运用掌握中医药理论知识。他毫无保留地传授学术知识和经验,无私地奉献出毕生所学,为中医药事业的发展与传承留下了宝贵遗产。他桃李满天下,为祖国培养了大量优秀的中医药人才,推动中医药事业蓬勃发展。

【案例来源】

[1] 中国新闻网.纪念施今墨逝世 50 周年:不为良相,便为良医[EB/OL].(2019-08-20)[2024-11-14].https://www.chinanews.com.cn/gn/2019/08-20/8932382.shtml.

[2] 人民政协网.追忆施今墨改革创新中医[EB/OL].(2015-08-26)[2024-11-14].http://www.rmzxb.com.cn/c/2015-08-26/562709.shtml.

[3] 央视网.《人物》国医大师施今墨[EB/OL].(2016-02-17)[2024-11-14].http://tv.cctv.com/2016/02/17/ARTIBOtk16N8PIKdZItOkiZb160217.shtml.

十五、开创我国中西医结合的教育先驱——李平书

【案例】

李平书,名钟珏,号且顽,1854 年出生于江苏宝山(今上海宝山)医学世家。幼入私塾,

1869 年获补县庠生,1873 年获补庠膳生,1883 年任襄理字林西报笔政,1900 年被召入张之洞幕下,后入仕途,曾在广东、武汉、上海为官。

他早年对中医并无兴趣,30 岁时因祖母患痢疾丧命,于是发奋于岐黄之学。晚年因感慨中医日趋不振,遂致力于中医的改革和复兴。不仅参与组织抗议、抵制消灭中医的一系列抗争活动,包括成立中医团体、创办中西医学校和医院、开办现代化中药厂,还身体力行地进行中医药临床和教育改革来实现振兴中医理想。

他创办中西医学校。1903 年,李平书与著名中医陈莲舫、朱紫衡一起成立上海地区第一个学术团体——上海医学会,旨在"集同志讨论,然后著医学报,编医学教科书,设医学堂,开养病院,期臻美备"。初创即置备中西医学图书,诊脉之暇集同道研究医理,讨论中西医术。上海医学会为近代上海地区中医学术团体肇始,在团结中医界人士、开展中西学术交流、促进中医教育改革等方面发挥了表率作用。他与夏应堂牵头组建中医课本编辑馆,希冀通过统一教材、统一学制、统一课程来谋求中医教育的改进,虽然最终未能如愿,但毕竟迈出中医教育内涵建设的第一步,提出统一教材问题也受到中医界的普遍关注。1905 年,李平书创办上海女子中西医学堂,为近代国人自办的中国第一所高等中西医结合的女子医科学校。办学宗旨是"贯通中西各科医学,而专重女科,使女子之病,皆由女医诊治,通悃而达病情"。1909 年,上海女子中西医学堂改名上海女医学校。后又改称上海医院附设医学专科学校。

他建立中西医结合医院。1906 年,李平书、蔡小香、顾鸿逵等人发起成立了上海医务总会,以研究中西医术为宗旨,议决编辑中医教科书,开办医科学校,筹设医院,兴办卫生事宜。1912 年,李平书、余伯陶、包识生等发起成立了中华医药联合会,宗旨为"研究学术,改进医药,辅助行政,启迪卫生"。他择址建成上海医院,这是由国人创办的最早的中西医综合性医院,1916 年,改名为公立上海医院,以后又历经数次更名,中华人民共和国成立后改名为上海市第二人民医院。

他创建现代中药制药企业。1921 年,李平书与神州医药总会王祖德、中华医药联合会任农轩等商议,联合中医界和中药界,创办了上海第一家现代中药制药企业——粹华制药厂,并担任董事长。该厂采用现代机械化方法将中药制炼成药液、药粉,凡方剂所用药物,无论一二味之单方或是数十味之大方,均可按照医生所开处方的要求进行调配,省去中药煎煮之烦。此外,药厂还依循古方剂书要求,生产出丸散膏丹等传统中成药 300 余种,并创制"外感伤风咳嗽水""药水杏仁精"等多种家用成药。李平书等创办的粹华制药厂改革传统的手工加工方式,向工厂化迈出重要的一步,成为近代上海中药工业化生产的先驱。

【解析】

本案例主要体现了李平书"先天下之忧而忧"的爱国主义情怀和振兴实业的担当作为。

李平书中年学习岐黄之术,掌握许多中医中药知识,他以"先天下之忧而忧"的爱国主义情怀,在那个特殊的时代背景下,联合志同道合的人,创办女子中西医学堂、上海医院和现代中药制药企业,为民国时期中医业发展做出重要贡献。他为国为民,创立上海地区最早的中西医学校教育模式,倡导统一编撰教材,将中西课程兼容并蓄,奠定了现代中西汇通的教育基础,是我国近代中西医结合探索道路的先驱之一。他振兴实业,创办上海第一家现代中药炮制企业;他善于观察,发现中药服用存在煎煮不便等问题,率先改良中药汤剂加工的传统模式,并将之推进到工业化生产的高度,为我国中医药制剂工艺与民族医药实体经济发展做出了杰出贡献。

【案例来源】

[1] 黄瑛. 近代上海著名中医实业家李平书[J]. 中医药文化,2011,(3):21-23.

[2] 陆明,杨杏林. 李平书与上海近代中医[J]. 中医文献杂志,2004,(1):42-44.

第二节 科研引领——中西医学 结合发展的科技高度

一、"共和国勋章"获得者——屠呦呦

【案例】

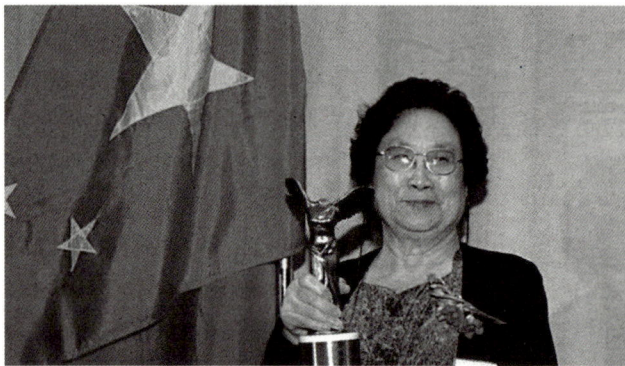

（图片来源：中国共产党新闻网）

屠呦呦，1930年12月30日出生于浙江宁波，汉族，中共党员，药学家，"共和国勋章"获得者。1951年考入北京大学医学院（今北京大学医学部）药学系生药专业，1955年毕业后接受中医培训两年半，后一直在中国中医研究院（2005年更名为中国中医科学院）工作。现为中国中医科学院首席科学家，终身研究员兼首席研究员，青蒿素研究中心主任。

屠呦呦多年从事中药和西药结合研究，突出贡献是创制新型抗疟药青蒿素和双氢青蒿素。1969年，中国中医研究院接受抗疟药研究任务，屠呦呦任中药抗疟组组长，她领导课题组从系统收集整理历代医籍、本草、民间方药入手，在极其困难的条件下，收集2 000余方药，编写了640种药物为主的《抗疟单验方集》，对其中的200多种中药开展实验研究，历经380多次失败，利用现代医学和方法进行分析研究，不断改进提取方法，终于在1971年成功地用低沸点的乙醚制取青蒿提取物，并在实验室中观察到这种提取物对疟原虫的抑制率达到100%，为后来青蒿的深入研究提供了重要的依据。在1972年，屠呦呦和她的同事在青蒿中提取到了无色结晶体，他们将这种无色的结晶体物质命名为青蒿素，并证明青蒿素是具有"高效、速效、低毒"优点的新结构类型抗疟药，对各型疟疾特别是恶性疟有特效。在此后20年里，屠呦呦一直扎根青蒿素研究，1973年为确证青蒿素结构中的羰基，合成了双氢青蒿素，为国内外开展青蒿素衍生物研究打开局面。青蒿素被发现并应用到临床的数十年里，挽救了全球特别是发展中国家数百万人的生命，为抗击疟疾做出重要贡献，她也因此获得拉斯克奖。2015年10月屠呦呦获得诺贝尔生理学或医学奖，成为首位获得科学类诺贝尔奖的中国人，该奖项是中国医学界，也是中医药成果迄今为止获得的最高奖项，她将获得的诺贝尔奖奖金中的200万元分别捐给了北京大学医学部和中国中医科学院，成立屠呦呦创新基金，用于奖励年轻科研人员。2016年屠呦呦研究员在青蒿素抗疟研究之后，针对青蒿素药理和临床深化研究方面，在"抗疟疾机制研究""抗药性成因""调整治疗手段"等方面获新突破，取得了瞩目的医学和科技成就。2017年1月

9 日获国家最高科学技术奖。2018 年 12 月 18 日,党中央、国务院授予屠呦呦改革先锋称号,颁授改革先锋奖章。2020 年 3 月屠呦呦入选《时代》周刊 100 位最具影响力女性人物榜。

【解析】

本案例主要体现了屠呦呦几十年如一日,坚持不懈,持之以恒,潜心研究的科学精神,以及她不计个人得失,慷慨捐赠诺贝尔生理学或医学奖奖金,提携后人的人格魅力。

以屠呦呦为代表的中国老一辈科学家,扎根科研,执着探索,以人民卫生、科技事业进步为奋斗目标,为了国家的需要,勇于献身,敢于攀登,最终屠呦呦领导的团队因发现了青蒿素,并成功开发为有效的抗疟药物,拯救了数以百万计患者的生命,获得诺贝尔生理学或医学奖。她埋头苦干,潜心钻研,坚韧不拔,持之以恒,至今仍然坚持在研究一线,保持旺盛的创造力,体现我国医药科技工作者把爱国情、强国志、报国行自觉融入建设中国特色社会主义现代化强国、实现中华民族伟大复兴的伟大征途之中,为人类健康和卫生事业贡献自己的力量和智慧。

面对荣誉和奖励,屠呦呦始终保持虚怀若谷的心态,不计个人得失,慷慨无私地捐出诺贝尔奖奖金,并成立屠呦呦创新基金,用于奖励年轻科研人员,这种不计名利,提携后学的精神令人敬仰。

【案例来源】

[1] 朱安远.青蒿素之母——诺贝尔奖得主屠呦呦[J].世界科学,2022,(8):54-57.

[2] 刘仲华,商璐.屠呦呦获 2015 年诺贝尔生理学或医学奖[N].人民日报,2015-10-06(01).

二、中西医结合临床研究大家——陈可冀

【案例】

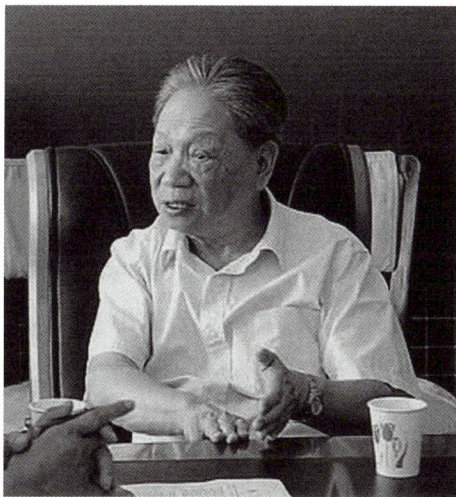

(图片来源:中国科学院)

陈可冀,1930 年 10 月 20 日出生于福建福州,中医及中西医结合临床学家,中国科学院学部委员(院士),中国非物质文化遗产传统医药项目代表性传承人,中国中医科学院首席研究员。1954 年毕业于福建医学院医疗系,1956 年任职于中国中医研究院,1963 年起历任中国中医研究院西苑医院内科主治医师、副研究员、研究员,1978 年任西苑医院心血管病研究室主任,1991 年当选为中国科学院学部委员(院士),1998 年任中国科学院生

物学部副主任,2021年任省部共建中医湿证国家重点实验室、广东省中医药科学院学术委员会主任。

陈可冀院士从事中西医结合内科,特别是心脑血管病临床及研究50年,积累了丰富临床经验,是我国中西医结合事业的奠基者及开拓者。1956年初春,26岁的陈可冀从南方小城出发,前往北京,踏上西学中之路。这条路陈可冀一走就是一生。从1962年开始,陈可冀在著名老中医赵锡武、郭士魁及黄宛教授指导下,提出治疗冠心病的"辨证论治""活血化瘀""芳香温通""宣痹通阳"及"补肾助阳"等几条途径,并进行冠心Ⅱ号等复方系统临床和基础研究,得到国内外认同和推广应用。他从整体、细胞和基因蛋白表达分子水平阐释了活血化瘀治疗冠心病的作用机制。针对冠心病经皮冠脉介入术(pneumatosis cystoides intestinalis,PCI)后再狭窄这一冠心病防治领域的国际难点,他首先运用活血化瘀中药进行多中心干预研究,临床和实验皆证实疗效,为再狭窄药物预防提供了新的有效途径。他首先使用活血中药川芎的有效成分川芎嗪治疗缺血性脑血管病,获得显效,现为城乡常用药物之一。他还首先倡导用温阳益气活血法和附子活性成分去甲乌药碱治疗病态窦房结综合征,证实有显著提高心率作用。他组织全国制订血瘀证诊断标准、冠心病辨证标准及临床疗效评价标准,被广泛应用,其研究成果辐射全国。

陈可冀院士的"血瘀证与活血化瘀研究"荣获国家科学技术进步奖一等奖,"证效动力学研究"荣获国家科学技术进步奖二等奖,"清代宫廷原始医药档案研究"荣获古籍整理金奖。此外他还获得过爱因斯坦世界科学奖、首届立夫国际中医药学术奖、求是杰出集体奖及何梁何利科技进步奖。先后培养博士、博士后和学术继承人70余名。曾多次到欧美、日本、东南亚及东北亚各国讲学和访问,促进了国内外中西医结合学术交流和持续发展,扶植和培养了一大批新生力量和优秀人才。

【解析】

本案例主要体现了陈可冀院士攻坚克难、不断攀登科学之巅的科学家精神,以及传承中医药精华,守正创新的中医药情怀。

陈可冀院士继承和发展中医药理论,提高临床疗效。他从国际重大疾病冠心病入手,通过长期观察和治疗冠心病,发现其与中医血瘀证密切相关。他创新性地提出"三通""两补"治疗心绞痛的临证思想,采用"辨证论治""活血化瘀""芳香温通""宣痹通阳"及"补肾助阳"等方法,充分应用现代科学技术深入研究活血化瘀等中西医结合基础理论与机制,从整体、细胞和基因蛋白表达分子水平科学阐释活血化瘀治疗冠心病的作用机制。他采取跨学科交叉、优势互补、求同结合和求异探索整合,扩宽中西医结合领域的研究空间,丰富了中西医结合的内涵,提高中医药临床疗效,推进中医药现代化进程,进一步保障和提高人类的健康水平。

【案例来源】

[1] 中国科学院.陈可冀:中西医结合研究与现代科技交叉[EB/OL].(2005-07-28)[2024-11-14].https://www.cas.cn/ft/zxft/200507/t20050728_1689618.shtml.

[2] 中国中医药网.陈可冀:让传统与现代共辉煌[EB/OL].(2015-07-21)[2024-11-14].http://www.cntcm.com.cn/2015-07/21/content_3978.htm.

[3] 江巍,姚萍,周凯欣,等.陈可冀院士"动静结合"康复理念在心脏康复中的指导意义[J].中国中西医结合杂志,2018,38(5):608-610.

三、探索"命门之火"奥秘的人——沈自尹

【案例】

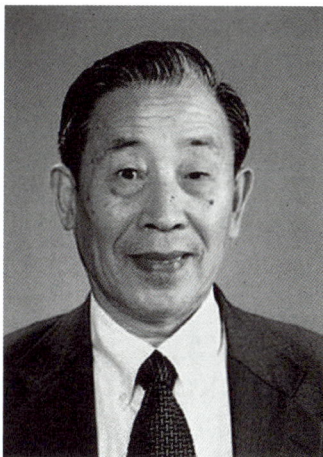

（图片来源：中国科学院）

沈自尹，1928年3月22日出生于浙江镇海，中共党员，中国科学院院士，全国名中医。1947年考入上海医科大学临床医学系，1955年，他响应党中央"西医学习中医"的号召，拜姜春华名老中医为师，脱产学习中医，成绩卓著，荣获原卫生部颁发的"发扬祖国医学遗产"金质奖。被人力资源和社会保障部、国家卫生健康委员会、国家中医药局授予"全国中医药杰出贡献奖"。

沈自尹院士长期从事中西医结合思路和方法的开拓和肾本质的研究。在中医脏象中，"肾"脏具有独特的生理作用，它主生长、发育、衰老的过程，是调节人体阴阳平衡的中心。沈院士结合自身专业率领其团队，从脏象学说中最重要的"脏"之一——"肾"着手，应用当时最先进的科学技术方法，探索"肾"和"证"本质研究的中西医结合之路。

沈自尹团队历经50年的基础与临床研究，从肾阳虚（证）方面，阐述中医"肾"脏的本质功能。他们在研究过程中始终坚持以中、西医学理论为指导，以中西医结合思维为主线，高度重视中西医结合理论研究。1950年，沈院士发现肾阳虚证患者中肾上腺皮质功能的尿17-羟皮质类固醇（17-hydroxycorticosteroids，17-OH）值普遍很低，后连续11年，观察128名正常人、151例肾阴虚患者、201例肾阳虚患者，再次确认肾阳虚患者尿17-羟皮质类固醇值明显降低，经补肾中药治疗后可以恢复正常。他首次证实中医证候——肾阳虚证，具有相应物质基础。1979年，他观察研究肾阳虚证的下丘脑-垂体-靶腺轴功能的差异变化，进一步明确肾阳虚证的调节中枢位于下丘脑。他采用分子水平的检测方法证明补肾中药显著提高肾阳虚证下丘脑的双氢睾酮受体亲力以及促肾上腺皮质激素释放因子（corticotropin releasing factor，CRF）信使核糖核酸（messenger ribonucleic acid，mRNA）的基因表达水平。他将中医的临床证型和西医的病理生理有机地结合在一起，探讨肾阳虚证的物质基础及其调控机制。

他遵从古训，博采众长，不拘一格，勇于创新，采用现代科学方法研究"肾"与"证"的本质及中医治病原理，善于捕捉，善于提炼，从中提高升华有规律性的论点，先后发表《辨病与辨证相结合》《微观辨证与辨证微观化》《内科领域里中西医结合途径的初步探讨》等具有影响力的论文百余篇。并编著了《肾的研究》《虚证研究》《中医理论现代研究》《中医治则研究》《中医学》等有学术价值的著作十余部，引起国内、外的关注，推动中医、中西医结合学科

的发展。

【解析】

本案例主要体现了沈自尹院士善于观察、埋头苦干、勇于创新、持之以恒的探索精神。

沈自尹院士以"君子以自强不息"为座右铭,连续 50 年研究中医"肾"脏的实质,潜心钻研中西医结合的理论与实践,率先对中医称为命门之火的肾阳进行研究,观察到肾阳虚患者具有肾上腺皮质功能减退征兆,最终证实"肾阳虚证"是以下丘脑为主的功能紊乱综合征,成为运用现代科学技术方法系统研究中医理论的光辉典范。

以沈院士为代表的老一辈科研工作者,他们以务实求真和勇于创新的科学精神,坚持勤求古训、博采众长,继承和弘扬中医药理论,以科学、务实的态度正确对待西医辨病和中医辨证,从实践中寻找中西医结合的真谛,阐明中医药学理论的科学内涵,为后世治学指明一条研究大道。

【案例来源】

[1] 中国科学院. 沈自尹院士生平[EB/OL]. (2020-04-02)[2024-11-14]. https://www.cas.cn/zt/rwzt/qmj2020/szy/sp/202004/t20200402_4739610.shtml.

[2] 黄建华,肇晖."党的需要就是我一生的追求"——记中西医结合理论之开创者沈自尹院士[J]. 上海医药,2011,32(9):417-420.

[3] 陈士奎. 我国开创的中西医结合科研及其启示(四)——沈自尹院士与中医"肾"本质的中西医结合"探微索隐"研究[J]. 中国中西医结合杂志,2016,36(12):1414-1417.

四、中国肝脏生化药理研究的开拓者与奠基人——刘耕陶

【案例】

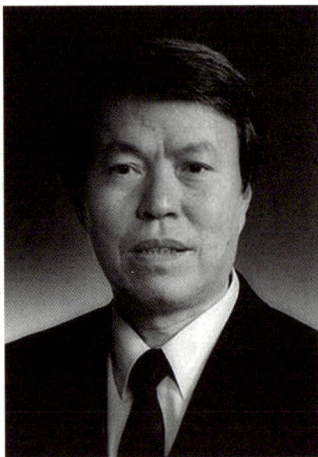

(图片来源:中国医学科学院药物研究所)

刘耕陶,1932 年 5 月 6 日出生于湖南省双峰县,中共党员,1956 年毕业于湖南湘雅医学院,毕业后分配到中央卫生研究院药物系(现中国医学科学院药物研究所)工作,历任研究实习员、助理研究员、副研究员、研究员,药理二室副主任、主任,1994 年当选为中国工程院首批院士。

刘耕陶一直致力于中药药理和药物创新的研究,是我国从中药中寻找抗肝炎新药研究领域的开拓者。从 20 世纪 70 年代初开始,他以肝脏药理学结合中医"扶正培本"理论作为研究方向,在我国开辟肝脏生化药理研究领域。

他与课题组同事共同研究,先后对五味子、灵芝、黄皮叶的一些成分及四氢黄连碱等抗

肝细胞损伤的药理作用进行比较系统的研究,发现这些化合物具有独特的药理活性。他模拟人肌营养不良和多发性肌炎症,创建血清醛缩酶升高和过敏性肌炎的动物模型,对灵芝进行深入研究,证明灵芝具有降醛缩酶和血磷酸肌酸激酶,以及保肝解毒等多方面的作用,为临床上应用灵芝治疗多种疾病提供充分的科学依据。他研制的薄盖灵芝注射液获原卫生部科技进步奖三等奖。

在开展抗肝炎药物研究方面,刘耕陶院士与课题组成员一起,首先证明五味子的多种成分能保护肝脏免受一些化学毒物的损害,能拮抗氧自由基损伤,刺激肝脏的合成代谢和增强细胞色素 P450 的活性,并首次发表我国直接测定肝微粒体细胞色素 P450 的论文。五味子的药理研究成果曾获原卫生部科技进步奖一等奖。在对五味子等的研究中,为寻找治疗慢性肝炎的新药,刘耕陶和包天桐等围绕肝脏药理结合五味子和灵芝等中草药不断研究和扩展,先后与植物化学家陈延镛、黎莲娘,药物化学家谢晶曦、周瑾等合作,在研究五味子的药理和化学的基础上,成功地研制出治慢性肝炎新药联苯双酯。此药在国内已广泛应用,并向4 个国家出口,被收入《中华人民共和国药典》,并获国家发明奖三等奖、原卫生部科技成果奖一等奖和 35 届比利时布鲁塞尔世界发明博览会"尤里卡"金质奖。这是中国首创的治慢性肝炎药走向世界的开始,产生了良好社会效益和经济效益。

刘耕陶与张纯真合作,对联苯双酯进行合成改造,筛选出了新的化合物双环醇,发现它既能降转氨酶保护肝脏,又能抗肝炎病毒增殖。经过 6 种化学性、免疫性肝损伤动物模型的考证,发现双环醇的保护作用比联苯双酯强 2~3 倍。又经过 10 余年努力,刘耕陶团队成功研制我国第一个拥有自主知识产权的治疗肝炎新药双环醇,该药在 15 个国家获得专利保护。

刘耕陶与梁晓天合作,将抗氧化的理论与新药创制相结合,从神经保护途径发现新型番荔枝酰胺衍生物能改善实验性帕金森病动物的行为障碍,抑制神经细胞凋亡,属新型的神经保护剂。刘耕陶还与植物化学与西部植物资源持续利用国家重点实验室的同事合作研制成灵芝孢子粉注射液,对多种神经肌肉疑难疾病有一定疗效,首创国际上第一个免疫性皮肌炎和血清醛缩酶升高的动物模型,为揭示灵芝治疗皮肌炎等疾病的临床效果提供了实验模型与科学依据。

【解析】

本案例主要体现了刘耕陶院士坚韧不拔、孜孜不倦的科学探索精神,以及精诚团结的协作精神。

刘耕陶院士以坚韧不拔的毅力,在中药药理、肝脏生化药理、神经药理、分子药理以及抗炎免疫药理等多个领域做出了卓越的贡献,是我国从中药中寻找抗肝炎新药的开拓者。他以肝脏药理学结合中医"扶正培本"理论作为研究方向,在我国开辟了肝脏生化药理研究领域,先后对五味子、灵芝、黄皮叶的一些成分及四氢黄连碱等药物成分保护肝脏免受化学毒物的伤害进行了深入研究。

他立足于中药药理和药物创新的研究领域,开展跨学科合作,先后与陈延镛、黎莲娘、谢晶曦、周瑾、张纯真、梁晓天等教授精诚协作,共同攻坚克难,探索治疗肝炎的新药。在他们共同的努力下,最后成功研制出抗肝炎新药联苯双酯和双环醇,治愈无数肝炎患者,保障数以万计的人民生命,为我国中医药事业的腾飞做出了卓越贡献。

【案例来源】

［1］崔晓莹. 药理学家刘耕陶院士［J］. 中国药学杂志,2000,(3):66-67.

［2］余玮,陈晰. 刘耕陶:"肝"胆过人觅"药方"［J］. 中国人才,2006,(5):44-47.

五、让针灸行于世界的中国疼痛医学开拓者——韩济生

【案例】

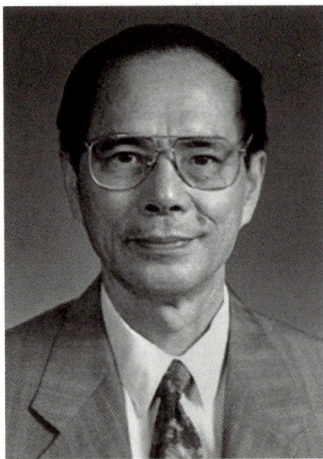

（图片来源：中国科学院）

韩济生，1928 年 7 月 17 日出生于浙江萧山，汉族，中共党员，神经生理学家。他毕业于上海医学院医学系，在大连医学院进修后，先后在哈尔滨医科大学、北京卫生干部进修学院、北京中医学院、北京医学院等单位任教。1993 年当选为中国科学院院士。为北京大学神经科学研究所名誉所长，兼任中华医学会疼痛学会主任委员，国务院学位委员会学科评议组成员，世界卫生组织科学顾问，美国国立卫生研究院科学顾问委员会顾问，瑞典隆德皇家科学院国际院士。

韩济生儿时的梦想是成为一名外科医生，但是 20 世纪 50 年代，国家急需基础医学师资，他服从祖国需要，放弃做外科医生的意愿，选择生理学专业。1961 年，美国麻醉科学教授博尼卡开创疼痛医学，但是那时候的中国还没有这一学科，在韩济生团队的不懈努力下，终于将疼痛医学带到了中国，使疼痛科成为我国医院中的正式科室。

韩济生带领团队不断攻坚克难，研究针刺镇痛原理，这是他最具代表性和国际影响力的成果。1965 年接受周恩来总理指示，他与同事和学生一起，形成一个科研集体，从事针刺镇痛原理研究。韩济生带领团队先观察人体针刺镇痛现象时空规律，建立针刺镇痛动物模型，阐明针刺镇痛基本神经通路，找出与针刺镇痛有关的中枢神经递质 5-羟色胺和神经肽（内啡肽等），初步阐明针刺镇痛的神经化学原理，获国家自然科学奖三等奖。之后，在此基础上，发现不同频率的电针刺激可引起不同种类神经肽的释放。同时，发现中枢神经系统中鸦片肽与抗鸦片肽形成对立统一的矛盾关系，电针时间过长可发生针刺镇痛耐受，初步阐明其生理机制和分子机制，获国家自然科学奖二等奖。

韩济生团队在多种慢性疼痛模型上发现针刺镇痛的频率特异性及多次针刺镇痛的累加效应；发现对穴位进行一定的电刺激能加速内啡肽的释放，明显减轻吸毒者的戒断症状，解除对毒品的心理依赖。他通过与北京航空航天大学刘亦鸣教授合作 30 余年，成功研制韩氏穴位神经刺激仪（HANS），进行数字化的电针治疗，或通过跨皮肤神经刺激治疗。他将这一成果应用在戒除海洛因依赖和可卡因依赖领域，再次发现电针治疗的频率依从性，进一步利用大鼠条件性位置偏爱等模型，研究 HANS 治疗精神依赖的受体、受体后分子机制，及其与学习记忆的关系；应用脑影像技术研究人对毒品的渴求欲（心瘾）及 HANS 抑制心瘾的神经机制。临床应用 HANS 戒毒仪治疗海洛因成瘾，创造了 20% 接受治疗病例保持 1 年以上不

复吸的记录。1997 年穴位神经刺激仪被卫生部和全国禁毒委员会选为有效戒毒产品向全国推荐。他在国内主持建立 3 个戒毒治疗基地,偕夫人捐资 10 万元,设立国内第一个用个人积蓄设立的戒毒奖——"韩氏戒毒不复吸奖",奖励戒毒后 1 年不复吸的患者。

韩济生的系统理论研究成果和"韩氏穴位神经刺激仪"应用研究成果大大地推动了针灸疗法在国际上的应用。自 1979 年以来他多次主持国际会议,曾赴 26 个国家和地区的 100 多所大学访问讲学,为《生理科学进展》名誉主编、《中国疼痛医学杂志》名誉主编、国际标准化组织(International Organization for Standardization, ISO)第 249 技术委员会(TC249)第 4 工作组(包括电针仪在内的中医医疗设备)项目领导人,负责制定电针仪最新国际标准。韩济生为国家培养许多栋梁之材,包括 17 位博士后,68 位博士,30 多位硕士和 80 多位进修生。

【解析】

本案例主要体现了韩济生院士善于思考、勇于创新、精诚合作的科学家精神,以及博爱、友善、淡泊名利等中华传统美德。

韩济生是神经生理学家,但是他对中医针灸却有浓厚的兴趣,通过针灸镇痛机制研究,让针灸镇痛研究走向世界前沿,在世界范围内掀起针灸研究的热潮。他与北京航空航天大学刘亦鸣教授合作,将物理学、生理学和针刺技术结合在一起,研制韩氏穴位神经刺激仪,促进中医针灸学科实现跨越式的发展。

他将研制成功的韩氏穴位神经刺激仪,应用于海洛因成瘾患者的戒断治疗,减轻吸毒者的戒断症状,解除对毒品的心理依赖,帮助无数戒毒患者走出毒品的阴霾和困境。他还偕夫人募捐资金,设立"韩氏戒毒不复吸奖",奖励戒毒后 1 年不复吸的患者,激励戒毒患者远离毒品。他这种博爱、友善、淡泊名利的高尚精神,令人敬佩。

【案例来源】

费菲.让针灸行走于世界的"中国疼痛先驱"——专访我国疼痛医学的开创者、中国科学院韩济生院士[J].中国医药科学,2013,3(21):1-3.

六、中药生物工程专家——胡之璧

【案例】

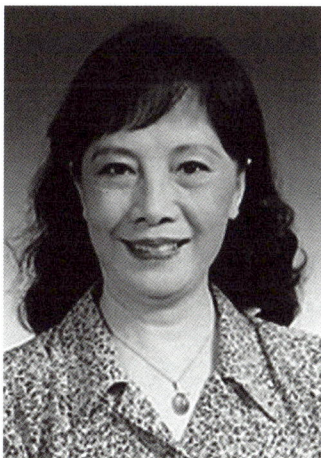

(图片来源:潜山市人民政府网)

胡之璧,汉族,安徽潜山人,中药学、中药生物工程学家,中国工程院院士,上海中医药大学中药研究所名誉所长、终身教授。

笔记栏

胡之璧 1934 年 11 月出生于江苏南京,1956 年从华东药学院(现中国药科大学)药学系本科毕业。1963 年进入中国科学院上海药物研究所工作,1984 年获得德国图宾根大学植物细胞工程专业理学博士学位,1985 年进入上海中医药大学工作。1994 年当选为中国工程院院士,2015 年被聘为上海中医药大学终身教授,2017 年获得上海医学发展终身成就奖。

胡之璧院士是中国工程院医药卫生学部首批院士,是我国中药生物工程研究的创始人与著名专家。胡之璧院士在德国图宾根大学期间,应用基因工程与细胞工程等技术,培育出国际上转化率最高的洋地黄细胞株,即著名的"胡氏细胞株"。在上海中医药大学工作期间,她领导的科研团队运用分子生物学与植物细胞工程技术,对传统中药进行开创性研究,率先将发根农杆菌 Ri 质粒成功引入 40 多种中草药基因组中,使其生产速度与有效成分含量成倍地超过天然药材,为中药资源的可持续发展与生产工艺的现代化提供了新的途径。

胡之璧院士致力于研究基地、学科、团队建设,高瞻远瞩,在先期成立中药生物技术研究室的基础上,创建中药研究所,搭建现代中药研究平台,引进与培养相结合,组建老中青相结合、学科交叉融合、学缘结构合理的学科团队。带领团队先后组建了中药生物技术国家中医药管理局重点研究室、上海市复方中药重点实验室、上海市中药标准化研究中心、中药标准化教育部重点实验室,在中药现代生物技术、中药质量标准研究领域形成特色和优势。作为中药学一级学科重点学科奠基人和首席科学家,带领上海中医药大学中药学先后成为教育部重点学科,上海市重中之重学科、一流学科、高峰学科,国家一级学科重点学科,并在 2009 年、2012 年连续两次教育部全国高校学科评估中名列第一。

【解析】

本案例主要体现了胡之璧院士敬业奉献、严谨求实的治学态度和勇攀高峰的科学精神。

胡之璧院士在德国攻读博士学位时期,知难而进,刻苦钻研,在国际上首次培育出转化率最高的洋地黄细胞株,即著名的"胡氏细胞株",为开创中药生产与研究的新局面做出了杰出贡献。此后,他又领衔完成的"黄芪活性产物代谢调控的基因工程关键技术研究"项目,首次将现代生物技术成功应用于传统中药,在改良中药材品质、实现中药资源的可持续利用方面取得重大突破。她多次获得全国和上海市重大科技成果奖并荣获"全国三八红旗手""全国五一劳动奖章""全国侨界优秀教师""上海市劳动模范"等称号。

胡之璧院士热爱祖国、勇于创新,为人师表、提携后进,为国家培养了一批高素质的科研人才。她带领团队先后组建了中药生物技术国家中医药管理局重点研究室、上海市复方中药重点实验室、上海市中药标准化研究中心、中药标准化教育部重点实验室,并在中药现代生物技术、中药质量标准研究领域形成特色和优势。她敬业奉献、严谨求实的治学态度和勇攀高峰的科学精神是年轻学子学习的榜样。

【案例来源】

[1] 中国院士——胡之璧[J].世界最新医学信息文摘,2017,17(2):16.

[2] 胡之璧院士、陈凯先院士终身教授聘任暨上海中医药大学中药研究所成立 30 周年学术研讨会举行[J].中医药文化,2015,10(6):29.

[3] 我校胡之璧院士领衔完成的"黄芪活性产物代谢调控的基因工程关键技术研究"获国家科技进步二等奖[J].上海中医药大学学报,2008,(2):42.

七、中药药理学专家——李连达

【案例】

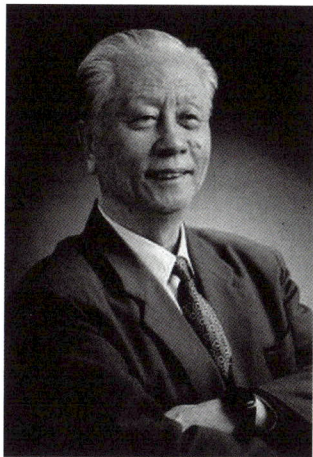

（图片来源：中国中医科学院）

李连达（1934—2018），辽宁沈阳人，中药药理学专家，中国工程院院士，中国中医科学院首席研究员。

李连达 1934 年 7 月出生于辽宁省沈阳市，1956 年从北京医学院医疗系毕业进入中国中医科学院西苑医院工作，先后担任西苑医院基础医学研究室主任、中国中医科学院首席研究员。2003 年当选为中国工程院院士，2005 年担任中国中医科学院医学实验中心主任、全国第六批名老中医药专家学术经验继承工作指导老师。

李连达院士是我国中药药理学专业最具影响力的专家之一。他首次建立中国中药药效学评价标准及技术规范，得到学术界公认及官方认可，并在中国推广应用；他建立一些新的动物模型和试验方法，成为全国应用的标准方法，使中药研究与新药审评走上标准化、规范化及现代化的新发展阶段；他揭示"血瘀证"科学内涵，阐明"活血化瘀"治疗的基本规律与作用机制，自主或合作研制了冠心 Ⅱ 号等新药；他首创"中药与自体骨髓干细胞经心导管移植治疗冠心病"新疗法，为继承发扬中医药学、推动中西医结合及中医药现代化起到带头作用。

1956 年，在北京西苑医院工作的李连达参加了全国第二期西医学习中医班，经过刻苦钻研和不懈努力，很快成长为一名出色的中西医结合临床医生。1974 年，在医院的支持下，李连达动手搭建简陋的实验平台，购置实验物品，正式开展中药研究。1978 年，李连达第一篇研究中药复方的论文《冠心 Ⅱ 号方对应激性心肌小血管内血小板聚集的影响》在《新医药学杂志》（现《中医杂志》）发表，获得了各级领导和广大中医从业者的支持。此后他又在国内首次培养成功了乳鼠心肌细胞和人胚心肌细胞，并将培养的心肌细胞用于中医药研究。接着又建立了心律失常、缺血样损伤、心力衰竭等各种细胞病理模型，观察了中药复方、单味药及单体对上述病理模型的治疗作用，克服了一系列理论上与技术上的困难，实现了理论和方法学的创新，开拓了中药的细胞药理学研究方法，使中药研究进入了细胞及分子水平。

李连达院士的中药科研之路非常坎坷。1981 年，李连达在搭建实验台时不幸受伤，他硬是靠着止痛药物，坐着轮椅完成了全国首届中西医结合大会报告，并坚持开完会议。由于延误了治疗，致使病情恶化，导致他卧床 1 年有余，在此期间，他的母亲因车祸重伤，妻子积劳成疾,长子也患病不幸离开人世,但这些苦难和不幸都没有阻碍他继续中医药的研究工作。他孜孜不倦,为中医药事业耗尽心血,取得了令人瞩目的研究成果。

李连达院士带领研究团队建立血瘀证动物模型,揭示"血瘀证"科学内涵,阐明"活血化瘀"治疗的基本规律与作用机制,在国内外掀起活血化瘀研究的新高潮,推动中西医结合及中医药现代化,获得国家科学技术进步奖一等奖。李连达首创"中药与自体骨髓干细胞经心导管移植治疗冠心病"新疗法,解决了供体困难、排斥反应、开胸手术风险、费用昂贵及伦理道德等难题,方法简便、安全有效、易于推广,为冠心病治疗开拓了新领域,为干细胞移植建立了新途径、新方法,获得中华中医药学会科学技术奖一等奖。1992年,李连达制订的中药药效学评价标准与技术规范由卫生部印发全国,成为我国第一个官方认可的中药药效学评价标准及技术规范,使中药研究与新药评审进入标准化、规范化及现代化的新发展阶段。

【解析】

本案例主要体现了李连达院士为振兴中医药事业呕心沥血、鞠躬尽瘁的奉献精神。

李连达院士是中药现代研究的开拓者,他为推动中药药理学的学科发展及中医药研究的科技进步做出了积极的贡献。他不畏艰辛,排除困难,大胆尝试用现代科学方法研究中医中药。他带领研究团队率先在国内建立了心肌细胞培养方法,把心肌细胞培养技术用于中医药的研究;他建立了心律失常、缺血样损伤等各种疾病的细胞病理模型,开展中药细胞和分子水平研究;他还建立血瘀证动物模型,揭示"血瘀证"科学内涵,研制了冠心Ⅱ号等新药;他首创"中药与自体骨髓干细胞经心导管移植治疗冠心病"新疗法,为冠心病治疗开拓了新领域;此外,在他牵头带领下,制订出我国第一个官方批准、学术界公认的中药药效学评价标准及技术规范,推进中医中药的现代化、标准化、科学化。李连达常说:"人的生命是有限的,但是热爱祖国、热爱人民、热爱中医事业的热情是无限的,是永生的。"他呕心沥血,把毕生精力都献给了祖国中医药事业,为中药的现代化研究做了重要贡献。

【案例来源】

[1] 中国中医药网. 李连达院士逝世. [EB/OL]. (2018-10-22) [2024-11-14]. http://www.cntcm.com.cn/2018-10/22/content_51385.htm.

[2] 中国科学家博物馆. 李连达 [EB/OL]. (2018-04-07) [2024-11-14]. http://www.mmcs.org.cn/gz/1224/4923/4924/2020-04/166725.shtml.

八、中药制药学专家——李大鹏

【案例】

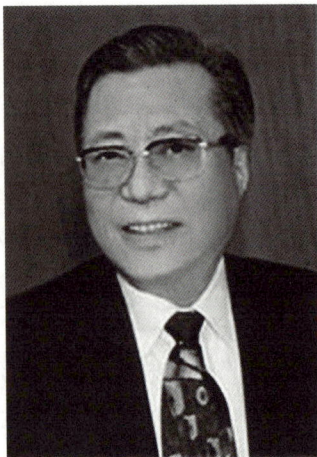

(图片来源:中国工程院)

李大鹏,浙江温州人,中药制药学专家,中国工程院院士。现任浙江中医药大学教授、博士生导师,浙江省高等学校教学指导委员会中药学学科主任委员。

李大鹏1950年1月出生于浙江省温州市永嘉县,1977年毕业于上海第一医学院医疗系,1977—1996年担任浙江中医药大学药物研究室主任,2001年当选俄罗斯联邦医学技术科学院外籍院士,2005年当选俄罗斯联邦医学科学院外籍院士,2007年当选中国工程院院士,2019年被聘为中国医学科学院学部委员。

李大鹏是中国第一位从中草药中萃取有效成分并成功研制广谱抗肿瘤针剂的科学家,也是首位中药制药领域的中国工程院院士。他从中药薏苡仁中发现并成功提取分离出抗癌新化合物,率先创建中药静脉乳剂技术平台,成功研制抗癌新药康莱特注射液;他创建超临界二氧化碳萃取中药有效成分产业化应用工艺技术平台,并率先被原国家食品药品监督管理总局批准投入生产,填补了国内外中药静脉乳剂和超临界萃取中药有效成分技术的空白。

李大鹏痴迷中医药研究,源于其年幼时家境贫寒,生病无钱买药医治,母亲从田间地头采来车前草和桑叶煮成汤药给他喝,才使他脱离险境。母亲告诉他这些土生土长的草药是穷人的"宝",不用花钱就能治病救人。受母亲影响,他就读于上海第一医学院(现复旦大学上海医学院)并毅然选择中药制药专业,从此长期致力于中药制药现代化的研究之路。

但科研的道路从来就没有坦途,李大鹏在研究抗肿瘤药物注射液过程中历经艰辛,甚至差点搭上性命。研究初期,科研经费不足,他四处求人赞助支持,甚至抵押房屋换取研究经费,同时还要承受迟迟没有研究成果的舆论压力。由于经费有限,实验室条件简陋,没有安装换气扇和空调,夏天室内温度高达38℃。1989年夏天,由于室温太高,用于实验研究的试剂突然爆炸,李大鹏为保护实验人员和来之不易的实验数据,没有第一时间撤离,在熊熊的大火中拼死抢出了所有的资料和中药提取物,李大鹏自己却被严重烧伤,二度以上烧伤面积达65%,面部烧伤,四肢变形,10个手指全部失去功能,肝、肾功能衰竭,生命垂危。此时,有国外公司意图高价购买李大鹏的实验资料,虽然急需康复治疗费用,但他一口回绝,保住了自己拿生命换来的科研数据。在经过2年多的康复治疗后,李大鹏坐着轮椅回到实验室,仅用1年多时间就带领课题组成功研制了广谱抗肿瘤药物康莱特注射液,并成功将其产业化,实现产值150亿元,为国家纳税20多亿元,产生了巨大的经济和社会效益。该课题先后荣获国家技术发明奖三等奖、国家科学技术进步奖二等奖、部级科技进步奖一等奖。该药已成为我国第一个通过美国Ⅲ期临床试验的中药注射液,同时也是我国首个作为处方药进入俄罗斯市场的中药制剂。

李大鹏不仅是科学家、企业家,还是著名的慈善家,他热心公益,心怀悲悯。迄今,他已捐建希望小学5个,捐赠赈灾扶贫资金4 000万元,长年资助400余个孤儿寡母家庭,捐赠2.2亿元设立了中医药发展事业基金、中国抗癌基金及孤寡老人养老基金,累计认养残孤儿童1 800多名,被媒体亲切地称为"超级奶爸"。

【解析】

本案例主要体现了李大鹏教授从磨难中奋起,在逆境中成才的卓越品性;也体现了他视科研如生命,用生命保护科研成果的牺牲精神,以及他心怀悲悯、仁爱待人的高贵品格。

李大鹏教授的研究经历告诉后人,在科学研究的路上没有平坦的大道,只有不畏艰险的人才能到达光辉的顶点。李大鹏教授即使被实验室爆炸的化学溶剂严重烧伤,几度病危,也没有放弃对中医药事业的热爱。他坐着轮椅回到实验室,带领课题组日夜攻关,研制出了我国第一个广谱抗肿瘤中药针剂——康莱特注射液。李大鹏不畏艰难,从磨难中奋起,在逆境中成才的卓越品质是年轻学子学习的榜样。李大鹏取得重大成绩后,热心公益,积极回报社会。他捐资助学,赈灾扶贫,救助孤寡老人和残孤儿童,充分体现了他心怀悲悯、仁爱济世的高尚品格。

【案例来源】

[1] 浙江中医药大学科研部. 中国工程院院士——李大鹏. [EB/OL]. (2021-11-09) [2024-11-14]. https://kyc.zcmu.edu.cn/info/1066/1150.htm.

[2] 刘燕玲. 弘扬民族医药——李大鹏院士的一世情怀[J]. 中国现代中药,2009,11(11):30-32,41.

[3] 刘志学. 春华秋实,中药走向国际化不再是梦想——访中国工程院院士李大鹏教授[J]. 中国医药导报,2015,12(21):1-3.

九、中医药研究动物模型建立的奠基者——邝安堃

【案例】

邝安堃(1902—1992),广东台山人,著名内科学家,中西医结合专家,博士生导师,一级教授,我国中西医结合医学研究的先驱者。

邝安堃 1902 年 11 月生于广东番禺,1923 年远赴法国巴黎大学攻读医科,1933 年获巴黎大学医学院医学博士学位,1933 年担任震旦大学医学院皮肤科和小儿科教授兼主任,1935 年起兼任内科主任,1952 年起,历任上海第二医学院副院长、顾问,瑞金医院内科主任,上海市高血压研究所和上海市内分泌研究所所长,兼任中华医学会理事、中华全国中医学会副会长、中国中西医结合研究会副理事长、国务院学位评审委员会委员。

邝安堃是我国中西医结合研究工作的开拓者和组织者之一。他以独到的见解和科学手段进行中西医结合的研究,创造性地建立可的松阳虚动物模型、阴虚和阳虚高血压动物模型等,首次用现代医学的方法证实了中医的阴阳拮抗理论。

青年时代的邝安堃非常勤奋,对学习一丝不苟,基本功相当扎实。1929 年他通过法国国立医院的住院医师考试,成为通过这一考试的第一名中国人。1933 年获得医学博士回国工作后仍然勤奋学习,工作之余查找和阅读大量的医学文献。因条件简陋,缺乏现代的影印手段,邝安堃在每次浏览文献资料后,都要把新观点、新方法记录下来,他记录的笔记本有好几抽屉,堆起来有几尺高。不断的学习使邝安堃积累了大量的专业知识,拓宽了视野,提高了业务水平,这使得他率先成为国内能够诊断白血病、血友病、结缔组织病等疾病的医师之一。

邝安堃善于思考总结,有着敏锐的思维。20 世纪 40—50 年代,内分泌还只是一个新兴学科,邝安堃清晰认识到这个系统的疾病将影响全身神经内分泌功能的调控,很早就开始从事该学科研究。尽管起初只有一个检验科的角落,配备了一名技术员、一台脑脊液细胞计数板,没有任何现成的检测仪器和测定方法,但他从研究感染、创伤、外科手术等对人体应激反应着手,凭着顽强的毅力和对事业执着的追求,开展了许多卓有成效的工作。

他用现代科学方法从内分泌角度研究中医学的基础理论和临床实践,创立具有中国特色的医学体系。他主张从内分泌角度进行中医"阴阳学说"研究,提出"架内分泌之桥梁,走中西医结合之大路"。他创造了我国第一个"阳虚"动物模型,开辟了中医药学现代动物实验研究方法之先河。他率先测定了各种虚证病人血浆中环磷酸腺苷(cyclic adenosine monophosphate,cAMP)和环磷酸鸟苷(cyclic guanosine monophosphate,cGMP)及 cAMP/cGMP 值,研究了它们的变化与阴虚、阳虚之间的相关性和规律性,并且首先开展了性激素水平与"肾虚"的关系研究。邝安堃认为"在研究工作中,绝对不要只是重复别人做过的事,一定要有自

己新的思路"。他善于思考、大胆创新,实践了他的"闯出一条前人没走过的道路"的诺言,为中医现代化研究与发展,以及促进中西医结合做出了创新性科学贡献。

【解析】

本案例体现了邝安堃勤奋刻苦、滴水穿石的坚韧意志,以及博采众长、善于创新的科研精神。

人要想做一番事业,不但要持之以恒、目标专一,而且还要刻苦奋斗、勤奋努力。邝安堃青年时期在法国留学期间,学习勤奋刻苦,通过法国国立医院的住院医师考试,实现了人生第一步跨越。回国参加工作以后,虽然条件简陋,依然认真学习,抄写文献资料,为自己在后来的事业的发展打下坚实的基础。"勤能补拙是良训,一分辛苦一分才",付出多少辛苦,就会增长多少才干。这种刻苦学习,滴水穿石的坚韧意志值得后人学习。此外,邝安堃善于接受新事物,他在年近 60 岁已经是一位造诣高深的西医内科专家的时候,才开始学习中医学。认识到中医学的博大精深后,他正确对待中西医相悖的知识和观点,择善而用,博采众长,利用现代医学知识进行中医药的科学研究,创造出世界上第一个"阳虚"动物模型。他用实验证实中医的阴阳拮抗理论,成为中西医结合理论现代医学研究的开山之作。邝安堃勤奋刻苦、持之以恒、善于创新的精神是后辈学子学习的楷模。

【案例来源】

[1] 章米力,武剑华.开中西医结合研究之先河——记瑞金医院内科奠基人邝安堃[J].上海交通大学学报(医学版),2016,36(6):1-2.

[2] 陈家伦,许曼音.纪念我国著名的内科学、内分泌学专家、中西医结合研究的先驱——邝安堃教授[J].中华内分泌代谢杂志,1993,(4):4-7.

[3] 陈士奎.我国开创的中西医结合科研及其启示(三)——邝安堃教授开辟中医"阴阳学说"中西医结合研究的"破冰之旅"[J].中国中西医结合杂志,2016,36(11):1285-1289.

十、中西医结合研究中药药理学的开拓者——周金黄

【案例】

周金黄(1909—1999),湖北省黄冈市人,著名药理学家,一级研究员(文职特级),博士研究生导师。

周金黄 1909 年 6 月出生于湖北省黄冈县(今湖北省黄冈市),1928 年就读于上海的国立中央大学医学院,1935—1936 年赴美国宾夕法尼亚大学医学院任药理学客座讲师,1937 年转至广州孙逸仙医学院药理科任主任、副教授,1942 年应聘到成都国立中央大学医学院任药理学教授,1949 年到北京协和医学院任药理系主任、教授,1958 年调至军事医学科学院药理毒理研究所任副所长、所长。

周金黄教授是我国中西医结合中药药理学研究的先驱和奠基人。他对中枢神经系统递质乙酰胆碱类药物与抗乙酰胆碱药物的神经-精神行为药理学的研究,为我国防化学神经毒剂与抗毒剂的研制成功奠定了基础。他通过党参、黄芪、枸杞子等补益药对神经与免疫功能的调节等作用的研究,提出了神经、内分泌激素与免疫功能网络三结合作为中医药整体思想,开拓了天然药物研究的中西医结合道路。周金黄教授曾多次获得国家、军队等科技进步奖,是迄今为止医药卫生界唯一获得国家科技进步特等奖的科研项目"战时特种武器伤害的医学防护"的七位主要贡献者之一。

周金黄教授有着浓厚的家国情怀。1932 年冬至 1933 年春,青年时代的周金黄参加中国红十字会华北抗日医疗救护队,在原热河省与河北省沿线宣传抗日救国并从事医疗救护工作。在日寇侵华时期协助蔡翘教授成立了中国生理学会成都分会,定期召开学术报告会编印学会会刊,成为抗日战争时期后方主要的医学研究中心,为我国早期生理学和药理学科研

与教学、学术交流及人才培养做出很大的贡献。

1949 年，中华人民共和国成立后，周金黄教授来到协和医学院，其间他开始从事中药药理学的研究。他组织中青年药理学与药物学工作者共同创建中药药理研究室，开展党参、黄芪、人参、枸杞子、女贞子、淫羊藿、何首乌、地黄等补益药的研究。通过实验研究，他证实补益药的补益功效，以中医扶正固本思想为基础的整体观与西医学神经内分泌激素与免疫功能调节网络系统学说，是互相支持和统一的。这些研究成果为研究延缓衰老与增强肿瘤治疗药中利用中药提高免疫功能、缓解病痛提供了新的依据与线索。

在军事医学科学院药理毒理研究所工作期间，周金黄教授开始了防化医学的艰苦创业和研究，先后进行神经速杀性毒剂、神经失能性毒剂和糜烂性毒剂等化学战剂的毒理学研究，研制出多种抗毒药物和复方，培养了一大批军事医学研究人才。他在学术专论中写道："我们有责任把我国古老的医药学的优秀传统哲理与现代医学的发展结合起来，在中西医结合的道路上形成具有中国特色的现代药理学，为 21 世纪国际药学的发展做出我们中华民族的贡献。"为此，在他的提议和具体指导下，1985 年 10 月在重庆召开了规模空前的"全国首届中药药理学术大会"，成立了中国药理学会中药药理专业委员会，创办了国内中药药理学的代表刊物《中药药理与临床》杂志。

周金黄教授崇尚为科学事业而献身，他不计较个人得失，不为名利所动，数十年来一直过着俭朴的生活。他注重中药科研人员的培养，把自己所得的各种奖金和部分积蓄 4 万余元拿出来设立了"周金黄中药研究奖励基金"，用于奖励在中西医结合中药现代化研究中做出成绩的青年科研人员，又把毕生积蓄捐赠给中国药理学会中药药理分会，奖励中药化学、中药药理和中药开发方面的优秀工作者，展示了他毕生追求和献身科学事业的崇高理想和高贵品质。周金黄教授崇高的品德、对科学事业的执着追求和献身精神永远值得后人学习。

【解析】

本案例主要体现了周金黄教授炙热的家国情怀，以及追求和献身科学事业、淡泊名利的人生观和价值观。

周金黄教授有着炽热而深沉的家国情怀和培养后辈的无私奉献精神。在抗日战争时期就积极加入中国红十字会华北抗日医疗救护队，从事医疗救护工作，宣传抗日救国。在国外讲学和研究期间，拒绝国外优厚待遇和条件，毅然回到祖国，投身祖国药理学的教学和研究事业，为中华人民共和国成立初期生理学和药理学科研与教学，以及人才培养做出很大的贡献。

他热爱中医学，不仅研究了人参、五味子等中药对神经系统和内分泌系统的作用，还在防化医学研究领域呕心沥血、拼搏奋战，研制出多种抗毒药物和复方。在他的倡议下，举办了全国首届中药药理学术大会，创办了中药药理学的代表刊物《中药药理与临床》，极大地促进了中药药理学学术交流和人才培养工作。周教授生活俭朴，从不计较个人得失，晚年将自己积蓄悉数捐赠，用以支持中西医结合中药现代化研究。他崇高的品德、淡泊名利的人生观和世界观，对科学事业的执着追求和献身精神将永远值得青年一代学习、尊敬和怀念。

【案例来源】

［1］周金黄教授生平［J］.中药药理与临床，1999，（4）：1-4.

［2］王钦茂.周金黄教授简介［J］.中国药理学通报，1987，（5）：257-262.

［3］王振纲，张均田，林志彬，等.功绩卓著风范永存——缅怀我国著名药理学家周金黄教授［J］.中国药理学通报，1999，（5）：385-386.

第三节　治疗突破——中西医学结合发展临床成就

一、中西医结合治疗急腹症的开拓者和奠基人——吴咸中

【案例】

吴咸中,辽宁省新民市人,中国工程院院士,中西医结合专家,天津医科大学教授,天津市中西医结合急腹症研究所所长,天津市中西医结合研究院院长。

吴咸中 1925 年 8 月出生于辽宁省新民县(今辽宁省新民市),1948 年毕业于沈阳医学院本科,1961 年毕业于天津中医学院第二期西医离职学习中医班,1964 年担任天津市南开医院院长兼外科主任,1977 年担任天津医学院副院长,1983 年担任天津医学院院长,1991 年担任天津市中西医结合急腹症研究所所长,1996 年当选为中国工程院院士。

吴咸中院士是中西医结合治疗急腹症的开拓者和奠基人。他以外科学基础和对中医理论体系的了解,在中西医结合治疗急腹症领域深入探索,实现外科治疗学的重大变革。他采用西医辨病与中医辨证相结合的方法,对每类急腹症作出分型与分期的个体化诊断,分型与分期使急腹症的辨证论治逐步走向客观化及规范化,使立法选方用药有了共同遵循的标准,也为探讨治疗机制及进行剂型改革提供了有利条件;他创立了中医治疗急腹症"八法",采用以中药非手术疗法为主要特色的综合性治疗方案;他引进吸收世界先进技术和中医药研究最新成果,促进中医药、手术和微创技术的结合。

1959 年,吴咸中响应国家号召,参加天津中医学院第二期西医离职学习中医班。在学习期间,他和多名外科医生一起进行了中西医结合治疗急腹症的研究工作,发表了中西医结合治疗急性肠梗阻、溃疡病穿孔,以及中医"下法"在现代外科综合治疗中的应用相关文章,成为中西医结合治疗急腹症研究最早的文献,开中西医结合治疗急腹症临床研究的先河。1973 年,他率先提出:"对代表'法'的方剂或药组进行实验研究,不但可能阐明中药的作用原理,也便于向上推断'理'的实质。"这就是著名的"以'法'为突破口,抓法求理",成为贯穿中西医结合治疗急腹症研究全过程的重要研究思路和方法。

吴咸中院士认为开展实验研究,实现中西医结合在理论上的结合,是中西医结合向高级阶段发展的重要标志。这个理论既不是用现成的西医说法来解释中医,也不是用原来的中医说法来说明西医,而应当是在大量实践的基础上,在唯物辩证法的指导下,用现代科学方法整理研究所取得的新理论、新认识。正是在他的这些学术思想指导下,中西医结合治疗急腹症研究取得了一系列突破性的进展。

在临床治疗中,首先,吴咸中院士应用中西医结合非手术成功治疗阑尾炎,治愈率达到 93.6%,突破了手术是阑尾炎唯一有效疗法的局限,突破了根深蒂固的"手术万能"的传统观念。其次,他以通里攻下法为主,中西医结合治疗急性肠梗阻,改变了国内外急性肠梗阻治疗模式,提高了治愈率,降低了病死率及医疗费用。他应用中西医结合方法治疗急性重型胰腺炎,使该病病死率降低到 16.6%,明显低于西方国家的 30%。这一领域的重大研究成果"通里攻下法在腹部外科疾病中的应用与基础研究",获 2003 年国家科学技术进步奖二等奖。

在实验研究中,他对中医"通里攻下法"方药大承气汤、大承气颗粒等的现代药理作用,进行了器官、组织、细胞、分子水平等一系列精细实验研究,逐步阐明通里攻下方药具有调节胃肠运动、清洁肠道缩小内毒素池、抑制肠道细菌和内毒素移位功能,从而减轻重要脏器损害、保护肠道屏障的作用机制。他对通里攻下法的"釜底抽薪、急下存阴"作用的科学研究,提示了内毒素可能是"肺与大肠相表里"的介导物质,并突破了《伤寒论》应用大承气汤应"痞、满、燥、实、坚"俱备和用小承气汤"小试其间"的约束,这对推动中医学的理论和实践研

究也是重要贡献。

【解析】

本案例主要体现了吴咸中院士独具匠心,敢于打破常规、勇于突破的创新精神。

中医药学蕴含着中华民族几千年的健康养生理念及其实践经验,是中华民族的伟大创造和中国古代科学的瑰宝。做好守正创新、传承发展工作,积极推进中医药科研和创新,已经成为中医药高质量发展的时代命题。吴咸中院士在中西医结合治疗急腹症研究中所取得的成就主要得益于他具有打破常规的勇气和勇于突破的创新精神。他应用中西医结合非手术治疗急性阑尾炎,取得很好的疗效,突破了手术是阑尾炎唯一有效疗法的局限,突破了根深蒂固的"手术万能"的传统观念。他提出的通里攻下法为主的中西医结合治疗急性肠梗阻措施,改变了国内外急性肠梗阻治疗模式,在急腹症的治疗中取得重大研究成果。并且,他借助现代生物学技术阐述中医通里攻下法方药的现代药理作用机制,并延伸、突破《伤寒论》对于大承气汤和小承气汤的应用范围,取得重要理论突破。这些都集中体现了吴咸中院士敢于突破常规,勇于探索的创新精神。

【案例来源】

[1] 吴咸中院士简介[J].中国中西医结合外科杂志,2002,(1):2.

[2] 崔以泰.中国工程院院士吴咸中[J].中华医学信息导报,1996,(11):4.

[3] 陈士奎.我国开创的中西医结合科研及其启示(五)——著名外科学家吴咸中院士与中西医结合诊疗急腹症研究[J].中国中西医结合杂志,2017,37(1):7-11.

二、中国肿瘤内科的开拓者和奠基人——孙燕

【案例】

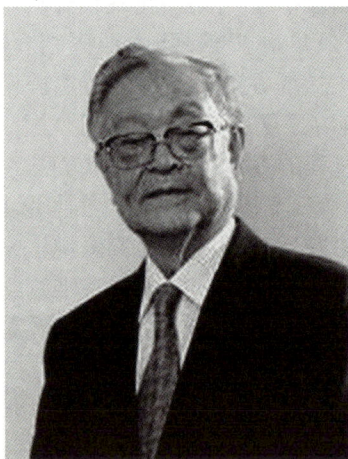

(图片来源:中国工程院)

孙燕,河北乐亭人,临床肿瘤学家,中国工程院院士,国家癌症中心国家新药(抗肿瘤)临床研究中心主任。

孙燕院士1929年2月1日出生于河北乐亭,1951年毕业于燕京大学,1956年毕业于北京协和医学院,1959—1979年任中国医学科学院肿瘤医院主治医师、副主任医师,1979—1981年赴美国M. D. Anderson肿瘤中心访问学习,1984—1994年任中国医学科学院肿瘤医院主任医师,1999年担任国家药品(抗肿瘤)临床研究中心主任,同年当选为中国工程院院士。

孙燕院士是中国肿瘤内科治疗的创始人和开拓者之一。他主导研制的抗肿瘤药氮甲在治疗睾丸精原细胞瘤取得成果;他开创的乳腺癌晚期术前化疗、胸壁复发的局部治疗、肺转

移的治疗方法,极大地延长了患者生存期;他和同事在国内率先开展了胸腔积液的局部治疗和头颈部癌的动脉化疗;他用现代科学方法对中药的效果进行细致的观察和分析,证实传统中药黄芪、女贞子、淫羊藿等可促进病人免疫功能的恢复,提高病人的远期预后;他对肿瘤治疗中应用"祛邪-扶正-强化治疗-扶正"的模式做了研究和新的阐述,并提高了淋巴瘤和小细胞肺癌综合治疗的治愈率,使之达到国际先进水平。

20 世纪 30—40 年代,幼年时期的孙燕目睹日寇的种种劣行、暴行,让他懂得了国家贫弱的痛苦,于是立志当医生,报效国家,造福民众。1951 年,他考入北京协和医学院学习医学。1959 年,他分配到中国医学科学院肿瘤医院,负责创建一个新学科——肿瘤内科。在当时医院的内科治疗组病床和药物都非常稀少、条件十分艰苦的情况下成立了肿瘤内科专科病房。此后,经过多年不懈努力,中国医学科学院肿瘤内科成为国内规模最大、在国际上有一定影响的专业科室。孙燕院士带动全国同道共同前进,使肿瘤内科学科有了全方位的发展。在那些年间,孙燕院士在"一穷二白"的底子上,参与开创了中国肿瘤内科事业的先河,成为这一学科的"奠基者"。

半个多世纪孜孜以求,孙燕的学术视野遍及中西医各个领域。在肿瘤医学研究方面,他融会贯通地逐渐形成了肿瘤"综合治疗"这一独具特色的学术思想。其核心要义是根据病人的具体状况,肿瘤的病理类型、侵犯范围和发展趋向,合理、有计划地综合应用现有的一切治疗手段和方式,其最终目的就是提高癌症疗效、改善患者的生活质量。这一学术思想影响了后来肿瘤医院的学科建设格局。

中医的"辨证论治、祛邪扶正"模式是孙燕肿瘤"综合治疗"学术思想的重要组成部分,也是他融合中西医临床实践,所开创的治疗肿瘤的新模式。在上述理念指导下,孙燕院士对于中医中药的研究投入大量的时间和精力,取得了诸多成就。他与同事发现黄芪、女贞子、淫羊藿等多种传统中药,有促进肿瘤患者恢复免疫功能的功效。在此基础上,他研制了 3 种扶正中药,包括贞芪扶正冲剂、固元颗粒及扶正女贞素,投产后在临床广泛应用,并获得了 4 项专利,这些药物目前已经进入了基本药品目录,造福更多的患者。

【解析】

本案例主要体现了孙燕院士为开辟中国肿瘤内科事业呕心沥血的奉献精神和提携后进、仁爱待人的高贵品质。

孙燕院士学风严谨、医德高尚,半个多世纪以来,筚路蓝缕,开中国肿瘤内科先河,在发展专业、学科,推广中西医结合综合治疗,开发抗肿瘤新药和培养专业人才方面卓有贡献。孙燕院士年幼时目睹国家积贫积弱,任人欺凌,从那时起立下"学医报国"的志向。这个志向激励着他不断学习,支持其克服人生道路上的困难。20 世纪 80 年代,在国外留学的孙燕院士毅然放弃美国优厚的待遇回国。他回忆道:"我担不起老百姓的那份真情、那份挚爱,不管在国外,还是在国内,我就是一个中国人,只有加倍工作才能回报。"此后,他把自己的毕生精力献给了祖国的肿瘤治疗事业。孙燕院士的拳拳爱国之心是青年人学习的楷模。

孙燕院士还是一位好老师、好医生。在创建肿瘤内科之初,孙燕院士就意识到中国肿瘤科学发展需要几代人才能办好,需要大量优秀人才。孙燕院士作为中国医学科学院北京协和医学院的博士生导师,经常举办全国性和国际性的培训班,为国家培养大量的肿瘤科学专业人才。他为破除门户之见,经常奔走于各大医院,会诊、查房、办论坛、整合全国肿瘤界力量,创建了中国抗癌协会临床肿瘤学协作专业委员会,促使大家的力量拧成一股绳,朝着攻克癌症的同一目标前进。孙燕院士注重和善于与病人沟通,他说:"和病人成为朋友也是一种交流,对病人、对我都是一种支持;病人在困境中找到你,如果漠不关心,病人可能绝望,即使不能保证把病治好,但是送去关心,是对病人最大的关爱和支持。"在过去的几十年里,孙燕院士践行"做爱国者、好老师和好医生"的承诺,他的爱国之心和奋斗精神激励着一代又一代医学生。

【案例来源】

[1] 中华结直肠疾病电子杂志编辑部.孙燕院士[J].中华结直肠疾病电子杂志,2015,4(06):579.

[2] 凌寒.院士孙燕,"80后"的肿瘤防治事业奠基者[J].中国当代医药,2014,21(29):1-3.

[3] 胡卫娜.俯仰流年几十春——记我国内科肿瘤学的开拓者和奠基人孙燕院士[J].中国科技奖励,2011(5):58-61.

三、"人民英雄"国家荣誉称号获得者——张伯礼

【案例】

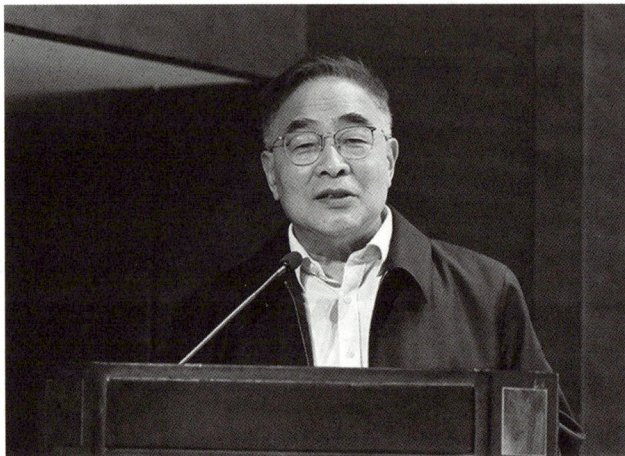

张伯礼,男,1948年2月26日出生于天津,河北宁晋人,汉族,中共党员,中国工程院院士,"人民英雄"国家荣誉称号获得者。1982年毕业于天津中医学院(现天津中医药大学),并一直在天津中医药大学工作,2010年任中国中医科学院院长,2020年8月被授予"人民英雄"国家荣誉称号,2022年7月被评为"国医大师"。现为天津中医药大学名誉校长、中国中医科学院名誉院长,中国工程院医药卫生学部主任。

张伯礼响应党和国家的号召,长期致力于中医药传承教育及现代化研究,奠定中医素质教育和国际教育的标准化工作基础,推动中医药事业传承创新发展。20世纪90年代,开展脑病的系列研究,制定了血管性痴呆证类分型标准和证治方案,明确了中风病证候和先兆症动态演变规律并建立了综合治疗方案,创立了脑脊液药理学方法,揭示中药对神经细胞保护作用机制;自1999年开展方剂关键科学问题研究,并连续三次得到国家重点基础研究发展计划(973计划)支持,创建以组分配伍研制现代中药的途径和关键技术。21世纪初,完成了首个中医药对冠心病二级预防大规模循证研究,建立了中医药循证评价系列方法,开拓中成药二次开发研究领域,促进中药科技内涵和质量提升,推动了中药产业技术升级,培育了中药大品种群。张伯礼积极服务国家和社会重大战略,参加中医药现代化顶层设计,参加起草了《中医药现代化国家科技发展战略》《中药现代化发展纲要》等文件。作为全国人大代表,张伯礼积极建言献策,在中医立法、医疗改革、大中药健康产业培育、中药知识产权保护名录遴选和发布、中药资源纳入国家战略管理与建设等方面,向全国人大及国家有关部门提出议案、建议30余项。

2020年农历大年初三,张伯礼受命飞赴武汉,作为中央疫情防控指导组专家组成员投身抗击新型冠状病毒感染疫情最前线。在飞机上,这位72岁的老人写下"晓飞江城疾,疫茫伴心悌"的诗句。到达武汉后,经过调查和分析,张伯礼与刘清泉共同提出筹建一家以中医药综合治疗为主的方舱医院。2020年2月12日,张伯礼率领来自全国各地的350余名医护人员组成中医医疗团队,进驻武汉市江夏方舱医院,穿上写有"老张加油"的防护服,张伯礼在

特殊的中医药阵地上开始了战斗。超负荷的工作,使得张伯礼胆囊炎发作,并于 2 月 19 日接受了胆囊摘除手术。这位"无胆英雄"在江夏方舱医院成功运用中西医结合抗疫的基础上,积极推动中医药全过程介入新型冠状病毒感染救治。武汉 16 家方舱医院累计收治患者超过 1.2 万人,每个方舱医院都配备了中医药专家,同步配送清肺排毒汤、宣肺败毒汤等方剂,中药使用率达 90%。在武汉奋战 80 余天,他指导中医药全程介入新型冠状病毒感染救治,主持研究制定的中西医结合治疗法成为中国方案的亮点。

【解析】

张伯礼院士长期致力于中医药传承教育及现代化研究,积极建言献策。本案例体现了他心系"国之大者"的高尚情怀;也体现了他面对疫情肆虐,逆行而上,不顾个人安危和疾病痛苦的敬业精神。

张伯礼院士作为老一辈的科学家、临床医学家,热爱祖国,扎根一线临床,具有崇高的科学家精神。他落实创新驱动发展战略,筑牢中医药"传承精华 守正创新"发展根基,构建中医药现代化和高质量发展新格局。他坚持守正创新,走中医药现代化之路,是践行习近平总书记重要讲话精神的楷模。把自己的科研成果写在临床一线,从临床中来,回归到临床中去,这种全心全意为人民服务的精神值得学习和敬佩。

张伯礼作为全国道德模范,树立了医者仁心的道德风范。国医济世,德术并彰。他用一次次逆行坚守,践行着对党和人民的庄严承诺,用一辈子敬业奉献诠释着赤诚的"大医精诚,医者仁心"。从医 50 载,张伯礼一次次在重大突发疫情时挺身而出。新型冠状病毒感染疫情暴发之初,他把自己"逆行"武汉的经历轻描淡写地称作"一次出诊",展现了他心怀人民、临危不惧的高尚风范,是"爱国、敬业、诚信、友善"社会主义核心价值观的忠实践行者。

【案例来源】

[1] 央广网. 张伯礼院士:发挥中医药优势,构筑抗疫第二道防线[EB/OL]. (2022-7-18)[2022-11-15]. https://health. cnr.cn/sy/jd/20220718/t20220718_525920346. shtml.

[2] 央广网. 张伯礼:在应急预案中应增加中医药内容[EB/OL]. (2020-5-27)[2022-11-15]. http://www. cnr.cn/tj/jrtj/20200527/t20200527_525106747. shtml.

[3] 闫磊,方悦. 张伯礼院士:守正创新走中医药现代化之路[N]. 经济参考报,2022-11-09(007).

四、中国现代肾脏病学的开拓者——黎磊石

【案例】

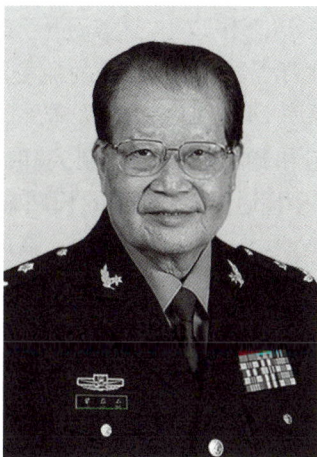

(图片来源:中国工程院)

黎磊石(1926年10月26日—2010年3月16日),湖南浏阳人,国际著名肾脏病专家。1948年毕业于国立中正医学院,1963年担任南京大学医学院副院长,1964年担任解放军肾病研究所所长,1986年担任南京大学医学院临床学院副院长,1993年当选为第八届全国政协委员,1994年当选为中国工程院院士,1990—1997年任国际肾脏病学会理事,是中华肾脏病学会及亚太地区肾脏病学会创始人之一,2003年国际肾脏病学会授予他终身荣誉会员称号。荣立二等功6次,三等功8次。先后获得国家科技进步奖二等奖5项、三等奖1项,军队科技进步奖一等奖3项、二等奖9项,何梁何利基金科学与技术进步奖1项。

黎磊石出生在军阀混战、烽火连天的时期,家庭生活清贫艰难,当时日寇入侵,战火遍地,终因经济极端困难,刚上高二时他被迫辍学。少时的磨难磨炼了他在困难面前不低头、勇于吃苦耐劳的品德,国家贫困落后、饱受帝国主义欺凌促成了他发奋图强、矢志报国的思想,而曾在医院当实习生的经历更激发了他立志学医救死扶伤的决心。他刻苦自学,顽强拼搏,终于在1943年考入了中正医学院。中华人民共和国成立后,他从事热带病相关研究工作,20世纪70年代他建立肾脏病学专业,大力开展肾脏病学实验室研究,开创新疗法,潜心研究持续性血液净化救治重危病例,成为中国肾脏病学的开拓者。他首创IgA肾病分型治疗,革新肾活检免疫病理技术,创造了斜角进针法,促进了肾脏病诊断水平的显著提高,使之成功率达99.7%。他采用免疫吸附疗法治疗脂蛋白肾病,积极开展糖尿病肾病、IgA肾病及狼疮性肾炎的研究,在治疗方法上重大创新,首次应用吗替麦考酚酯及他克莫司治疗狼疮性肾炎及自身免疫病,此方法在国内外被迅速推广。

黎磊石是用中药治疗肾脏病的开拓者,他没有上过"西学中"班,完全是对中医药的热爱和对中华优秀传统文化的自信,支撑他完成之后的工作。他认为:"中医作为中华优秀传统文化的一部分,是名副其实的宝藏……继承发扬中医学是中华儿女义不容辞的责任。"他"从一本《中医学概论》入门,然后读《黄帝内经》《伤寒论》《金匮要略》以至'金元四大家'的著作,模仿着辨证施治,切脉开方"。黎磊石利用工作的余暇跟老中医看门诊,逐步理解中医的"理法方药""四诊八纲"。1956年曾从事从中草药筛选治疗血吸虫病药物的研究工作,进行了上万次动物实验,结合自己的专业积极开展中医药及中西医结合研究。可见黎磊石对中西医结合事业的深厚情怀。

他在肾脏病领域所进行的中医学现代化研究工作在国际上享有盛誉,在中西医结合的研究中,首创雷公藤治疗肾小球疾病、大黄提取物治疗慢性肾衰及糖尿病肾病等,还发现冬虫夏草促进肾小管修复的作用。1977年,在经过一系列实验研究后,他首次成功地应用雷公藤根茎煎剂治疗了慢性肾炎,并对雷公藤的免疫药理、毒理,治疗肾炎的机制、疗效、副作用进行了长达10年的系列深入研究。他从体外细胞培养着手探索,发现大黄提取物能明显抑制肾小球系膜细胞和肾小管细胞的肥大和增殖,慢性肾衰动物模型进一步证实了大黄抑制残余肾肥大的作用,通过近10年的长期临床观察证实大黄治疗可延缓慢性肾衰的进展。急性肾衰动物模型、细胞及分子水平、临床观察等研究结果显示,冬虫夏草能明显降低急性肾衰的病死率,缩短少尿期的时间,从而在急性肾衰和治疗上开创了一条新路。黎磊石对雷公藤、大黄、冬虫夏草这三味中药的创新性研究不仅在肾脏病领域得到了广泛推广应用,也成为中医药现代化的范例,为传统医药现代化进程做出了突出贡献。

【解析】

本案例主要体现了黎磊石吃苦耐劳、发奋图强、矢志报国、救死扶伤的精神,以及对祖国医药文化的自信和热爱。

　　黎磊石在国家富强崛起的道路上,积极响应党和国家的号召,发奋图强,矢志报国。他选择了当时令很多人谈之色变的热带病研究。他深入基层,从南京到安徽的小县城当涂潜心开展研究。虽然生活平凡而单调,他却从中充分享受到了一个医生所能体验到的那份愉快和乐趣,并成为热带病学研究的带头人。

　　黎磊石敢为人先,在艰难的环境下,敢于创新和迎接挑战,开拓了中国现代肾脏病学,为无数慢性肾脏病患者带去福音。在中西医结合的研究中,他善于发现问题、提出问题和解决问题,将临床见到的用药细节剖析,把科研融入临床,使两者相辅相成,互相推动,树立了单味中药的"临床应用研究"与"应用基础(理论)研究"相结合的榜样。一个医生的眼界有多宽,他的舞台就有多大。为攀登医学高峰,黎磊石不断地攻克着一个个难题,不断创新着一个个医学实践。能有这样的成就,原因不仅在于他的知识渊博、临床经验丰富,还在于他作为临床医学科学家所独具的创新精神。

【案例来源】

　　[1] 刘志宏.勤于思索 善于观察 勇于探索——记黎磊石院士的成长足迹[J].中国医院,2003,(12):45-47.

　　[2] 陈士奎.我国开创的中西医结合科研及其启示(八)——国际著名肾脏病学家黎磊石院士与中药治疗肾脏病的中西医结合研究[J].中国中西医结合杂志,2017,37(9):1043-1047.

　　[3] 潘正军,高铭华,唐先武.大医精诚 忠魂永驻[N].科技日报,2010-03-23(003).

五、中西医结合临床的践行者、中医现代教育的先行者——祝谌予

【案例】

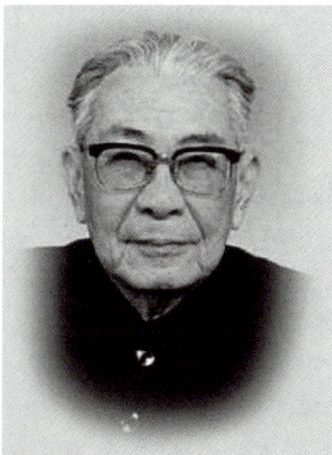

(图片来源:中国中医药网)

　　祝谌予(1914年11月30日—1999年8月12日),满族,生于北京,全国政协第六、七届委员会委员,第七、八届北京市政协副主席,首批全国老中医药专家学术经验继承工作指导老师,享受国务院政府特殊津贴。祝谌予早年跟随名医施今墨学习中医,中医出师后1939年东渡日本在金泽医科大学系统学习西医,1956年国务院决定筹建北京中医学院。经施今墨先生推荐、周恩来总理审批,祝谌予调任北京,历任北京中医学院首任教务长、金匮要略教研室主任,中国医学科学院中国协和医科大学北京协和医院中医科主任,中国医学科学院学术委员,中国中西医结合学会副理事长,中国中医药学会理事等职。

笔记栏

祝谌予坚定民族自信、文化自信,同时又开放包容。他学成回国后一直从事临床和教学工作,造福一方百姓,并推动了中医传承创新发展。因为中、西医各有所长,又各有所短,只有相互佐证和补充,扬长避短,才能发挥中西医结合的优势,提高疗效。他指出:"过去中医治病由于客观条件所限,没有或者不懂得用西医化验指标来参照,对疾病的疗效判定只能依据主观症状的改善或消除,实际上是不够完善的。"因此在学术上本着古为今用、西为中用的原则,学贯中西,力倡中西医结合,融会贯通,强调辨证论治。在临床上他始终贯彻中医辨证与西医辨病相结合的路线,每遇疑难病症,首先采用西医检查手段,明确诊断,然后再按中医辨证,确立治疗方案;在方药应用方面,遵古而不泥古,敢于创新遣方用药,擅长组药对;他既擅于在辨证原则指导下根据中药的性味归经化裁古方,又参考中药药理研究成果,将某些确有药理实验依据的方药应用于实践。故而在疾病诊治过程中能够心中了了,处方用药胸有成竹,疗效卓越。

祝谌予对人民群众充满深厚感情,为使农民群众得到名医诊治,他支持创办了全国第一家农村中西医专家门诊部,并邀请了一批德高望重的名医一同坐诊。为全国各地的专家门诊建立起到了带头作用。祝谌予为满足患者需求,在医院下班后回到家继续为白天没看上病的患者免费服务,坚持了19年的家庭义务门诊,用实际行动实践了周恩来总理"来者不拒"的嘱托,真正做到了为患者"鞠躬尽瘁,死而后已"。同时自己花钱买邮票、信封、信纸回复患者问病信件万余封。祝谌予还热心公益事业,数年间支持希望工程,资助失学儿童重返校园。

祝谌予在学术上兼收并蓄,学验俱丰,既熟通旧学,又勤修新知;既提倡继承传统中医,又不排斥西医诊疗技术的应用,在中医学发展过程中起到了承前启后的作用。同时不吝秘术,广求传播,所秉承的正是力求为民除患的一片赤诚之心。他治学严谨,厚积薄发,其中西医辨证思路明晰,治必效验,具有很强的临床实用性。祝谌予是一位当之无愧的中医临床家。

【解析】

本案例主要体现了祝谌予坚定的民族自信、文化自信,体现了他不计得失、无私奉献的优秀品质。

祝谌予作为老一辈的中医大家,始终秉着热爱祖国、服务人民、无私奉献的优秀品质,出国留学学成后,他毅然回国为百姓看病,时刻牢记人民,为百姓排忧解疾,守护百姓的身体健康。这种全心全意为人民服务的奉献精神是值得当代青年学习的宝贵精神财富,也是凝聚起更多优秀青年投身祖国建设的磅礴力量。

祝谌予即使到了年老的时候,也不忘作为医疗工作者的使命,在一天忙碌的工作后,依旧不辞劳苦,为百姓提供免费的家庭义诊,其精湛医术与高尚人格相结合,在平凡的岗位上,创造出不平凡的业绩,他把自己一生的血汗倾注到祖国的中医事业中,用一生的时间谱写了一首忠诚于祖国和人民的壮丽诗篇。在祝谌予的影响下,不断涌现出为祖国、为人民兢兢业业的人物,用艰苦奋斗的实际行动投身健康中国的事业,深入贯彻落实党的二十大精神,埋头苦干、担当作为,不断推进社会主义现代化建设。

【案例来源】

［1］祝谌予.历史的使命——我看中西医结合研究［J］.上海中医药杂志,2001,(3):4-6.

［2］祝勇.祝谌予［M］.北京:人民军医出版社,2017:1-3.

［3］常宇,祝肇刚,梁晓春,等.永远的怀念［N］.中国中医药报,2010-2-12(003).

六、创建中西医结合骨科医疗新体系的先驱——尚天裕

【案例】

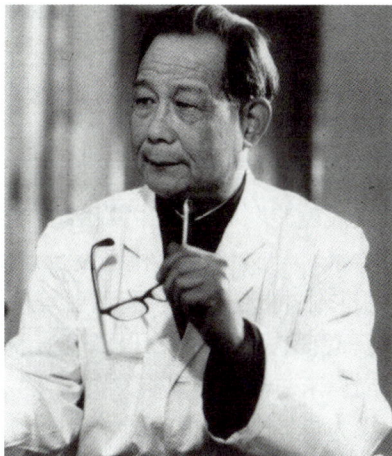

（图片来源：中华骨科杂志，2002年第9期）

　　尚天裕（1917年12月25日—2002年7月17日），籍贯山西万荣，中共党员，著名中西医结合骨伤科专家，中国中西医结合骨折治疗学创始人之一，中西医结合骨伤学科和中国接骨学的主要创建者和奠基人之一。1944年毕业于国立西北联合大学医学院（现西安交通大学医学部），毕业后留校任外科助教，1951年加入抗美援朝医疗队，荣获模范工作者称号。从朝鲜回国后调至天津市人民医院工作，1975年尚天裕遵照周恩来总理指示调至中国中医研究院骨伤科研究所任所长，1979年获全国劳动模范，1988年荣获联合国世界文化协会授予的"爱因斯坦科学奖"，1999年获"中国接骨学最高成就奖"，2001年获"中西医结合贡献奖"。他是中国中西医结合学会骨伤科专业委员会的创建人之一，并任首届主任委员，是《中国骨伤》杂志创办人并任主编。曾任国务院学位委员会学科评议组成员、原卫生部医学科学委员会创伤骨科专业委员会主任委员、中国中医科学院骨伤科研究所及天津市中西医结合治疗骨折研究所名誉所长、中国中医科学院资深研究员、《中华骨科杂志》主编、中国中西医结合学会及中华中医药学会常务理事等，他将毕生奉献给了中国中西医结合骨伤科临床、科研及教育事业。

　　尚天裕善于用辩证唯物主义思想指导临床与科研实践，自觉地运用辩证唯物主义和历史唯物主义观点分析和认识在学术上遇到的问题，如他讲道："我们以唯物辩证法和历史唯物论的观点，对中医百家和西医各派的学说进行了比较鉴别，看到了各自的长处和缺点，认识到在骨折治疗中存在着动与静、筋与骨、内与外、人与物的四对矛盾，这也就是中西医及西医各派长期争论的焦点。按照对立统一的辩证关系，提出'动静结合'（固定与运动相结合）、'筋骨并治'（骨折愈合与功能恢复同时并进）、'内外兼治'（局部与整体治疗兼顾）、'医患配合'（医疗措施与患者的主观能动性密切配合），从而打破了西医'广泛固定、完全休息'的传统观念。"这些中西医结合治疗骨折新疗法、新理论、新体系，使我国中西医结合治疗骨折的疗效达到新高度，并得到国际骨科学界的称赞，成为1970年全国中西医结合工作会议上被肯定的22个中西医结合典型之一，受到周恩来总理表彰。1991年，尚天裕被邀请出席中国科学技术协会召开的"学习马克思主义哲学座谈会"，他在会上做了"骨折治疗的辩证法"发言，成为以马克思主义唯物辩证法指导科学研究的表率。中西医结合骨伤科的研究之所以能取得"世界医学领域居领先地位"的光辉成就，正是尚天裕等医学家善于运用马克思

主义唯物辩证法指导的结果。

【解析】

本案例体现了尚天裕等老一辈科学家是坚定的马克思辩证唯物主义思想的践行表率，他们善于用马克思辩证唯物主义思想指导临床与科研实践，取得巨大的成就。

尚天裕教授作为老一辈科学家，积极投身祖国医疗事业。中华人民共和国成立初期，在"抗美援朝，保家卫国"的号召下、在爱国热情鼓舞下，积极参加抗美援朝医疗队，战争结束回国后，积极地投身中西医结合治疗骨伤疾病研究中，出版了中国第一部中西医结合治疗骨折的传世之作和改变骨折治疗历史的医学经典名著《中西医结合治疗骨折》，并译成德、日文在国外发行，获得"中国接骨学最高成就奖"，是中国中西医结合学会骨伤科专业委员会的创建人之一。充分展现了老党员科学家对于文化自信和道路自信的坚定不移，并且认真践行着老党员"不忘初心、牢记使命"的准则，体现了其爱国、敬业等价值观。

尚天裕教授作为全国劳动模范，积极投身中西医结合骨科事业中，为群众办实事，其全心全意为人民服务的精神获得周恩来总理和广大群众的赞许。他从群众中来，到群众中去，始终以马克思辩证唯物主义思想为指导，遵循中医药学理论，吸取中、西医骨伤科之长，通过临床、科研实践和中西医结合思维，为中国中西医结合骨科事业取得新的国际成就做出了重要贡献。

【案例来源】

[1] 陈士奎.我国开创的中西医结合科研及其启示（六）——著名骨科专家尚天裕教授与中西医结合治疗骨折研究的创新之路[J].中国中西医结合杂志,2017,37(3):262-266.

[2] 魏启赞.缅怀骨科泰斗尚天裕老师[J].中国矫形外科杂志,2008,(19):1507.

[3] 中国中医研究院望京医院、骨伤科研究所.尚天裕教授生平[J].中华骨科杂志,2002,22(9):534.

七、中国中西医结合急救医学的奠基人与开拓者—— 王今达

【案例】

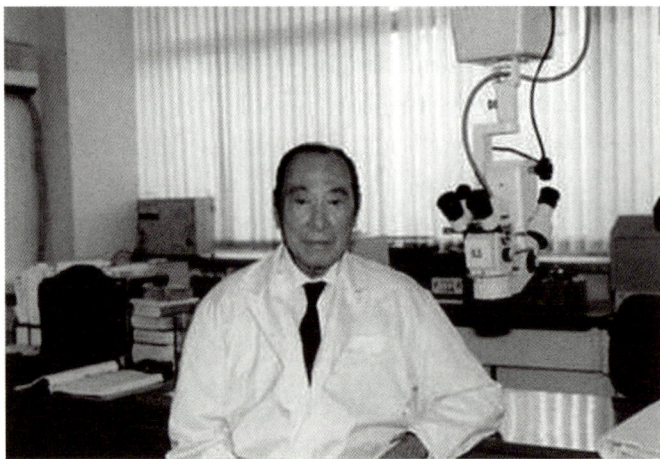

（图片来源：中华急诊网）

王今达（1925 年 5 月 10 日—2008 年 4 月 8 日），出生于北京市，著名中西医结合急救医学家，中国中西医结合急救医学的奠基者和中西医结合急救医学新学科的领衔创始人。王今达 1945 年毕业于北京大学医学院，先后在北京同仁医院、开滦煤矿林西矿务局医院工作。1949 年来到天津市天和医院工作。曾作为国际医防服务队 26 队队长赴朝鲜参加抗美援朝。曾担任天津市第一中心医院急救医学研究所所长，中国中西医结合学会急救医学专业委员

会主任委员,中华医学会急诊医学分会副主任委员,《中华危重病急救医学》《中国中西医结合急救杂志》总编辑,世界危重病急救医学学会联合会中国急救医学组织代表。

王今达敢为人先,勇于创新,紧跟时代脉搏。1974 年 8 月,王今达创建了中国第一个急救医学研究机构——天津市第一中心医院急性三衰(心、肺、肾)抢救研究室,并创建了中国第一个重症加强护理病房,率先引进世界医学前沿学科——急救医学。1981 年创办了中国第一本急救医学杂志——《中国急救医学》。1982 年,美国《科学》杂志刊登了美国费城大学医学院 FOX 教授等撰写的文章《中国四个现代化的橱窗:天津第一中心医院重症加强护理病房》,此文称赞王今达是中国危重病急救医学新兴学科的奠基人。1983 年王今达创建了国内第一个急救医学研究所。1989 年以来,他又陆续创办了《中国危重病急救医学》杂志和《中国中西医结合急救杂志》两个国家级专业杂志。他所领导的急救医学研究所于 1994 年被国家中医药管理局批准为中国中西医结合急救诊疗中心。1997 年,卫生部又批准成立了卫生部危重病急救医学重点实验室。

在"三衰"研究室创建之初,王今达以身作则,为了掌握第一手临床资料,曾连续 4 年半吃在医院,住在病房。他亲自带领各级医护人员,边学习边实践,密切观察患者的病情,及时抢救,甚至 72 岁高龄时还带病去抢救患者。1989 年天津市急救医学研究所引进了美国 CS3000 血浆置换机,虽然对这一新技术做了充分学习和准备,却没有给人实际临床应用过,年逾花甲的王今达教授坚持成为第一个试用机器的人,置换了 2 000mL 血浆。为建立高素质的"急救快速反应队伍",王今达对团队提出了四项素质要求:狮子样的体力、骆驼样的精神、猴子样的敏捷、黄牛一样只工作不索取。对完成工作的态度,他还提出三个"千"字:千方百计、千难万险、千言万语,形成"完不成工作不罢休"的工作作风。

1956 年毛泽东同志发表了"把中医中药的知识和西医西药的知识结合起来,创造中国统一的新医学、新药学"的重要讲话。王今达积极响应毛泽东同志的号召,强调急救医学的发展要走自己的道路,阐明了科学进步不能故步自封,既要引进国外先进部分,又要发挥自己的优势部分,从而产生一个新的合力作用,发挥更大的优势,首创应用中西医结合的方法抢救急性危重病患者的救治方法。他从危重病复杂的个性中寻找共性,归纳出"三证三法"应用于临床,成为危重症辨证论治的大法。他提出的"细菌、内毒素、炎症介质并治"的新概念,简称"菌-毒-炎并治",现在已成为国内危重病急救医学的研究核心和有效的治疗方法。在多年的临床及科研工作基础上研发的纯中药复方静脉注射剂"血必净",填补了药物治疗感染性多器官功能障碍综合征的国内外空白。1989 年,鉴于王今达的研究成果对世界危重病急救医学发展的贡献,第五届世界危重病急救医学学会联合会的 40 个成员方 75 名代表一致通过并接纳他领导的中国中西医结合急救医学会加入该联合会。从此,在世界危重病急救医学组织有了中国的席位,标志着中国中西医结合危重病急救医学研究已步入世界先进行列,极大地提升了我国中西医结合危重病医学研究的国际影响力。

【解析】

本案例体现了王今达勇于探索、不畏艰辛的奋斗精神,自强不息、敢为人先的优良品质和坚韧不拔、严于律己的崇高品德。

王今达年逾花甲依旧不断学习进步拓展,敢为人先。他坚持当新仪器的第一位受试者,以亲身体验新仪器置换 2 000mL 血浆的经历测试仪器性能和安全性,积极推进新技术的推广应用,古有神农尝百草,今有王今达以身测试新仪器,体现了他巨大的工作魄力和敢于献身的勇气。王今达 72 岁高龄还带病坚持工作在临床一线,严于律己,身先士卒,对自己和团队高要求、高标准,将理想转化为思想,把思想实践于科研,把科研贯穿于临床,把中医药学的急、危、重症救治的共性理、法、方、药,通过中西医结合研究,融进了现代急救医学,使中西医结合急救医学临床-实验-理论创新研究进入跨越式发展的黄金时代。

　　"世上本无路,全靠人走出"是王今达创建重病急救医学时常说的一句话。他正是凭着这种勇于探索、不畏艰辛的精神,在中国危重病急救医学发展道路上用他的思想、智慧创造了 10 多个"首创",把自己与中国危重病中西医结合急救医学紧紧联系在一起。

　　【案例来源】

　　[1] 郭方,李银平.王今达教授对中西医结合急救医学的特殊贡献[J].中国中西医结合急救杂志,2005,12(5):315.

　　[2] 天津市中西医结合学会.中西医结合治疗危重症的开拓者——王今达教授[J].中国中西医结合急救杂志,2002,9(1):2.

　　[3] 陈士奎.我国开创的中西医结合科研及其启示(七)——著名危重病急救医学家王今达教授与中西医结合急救医学研究[J].中国中西医结合杂志,2017,37(4):394-397.

八、"金针拨障"的现代传人—— 唐由之

　　【案例】

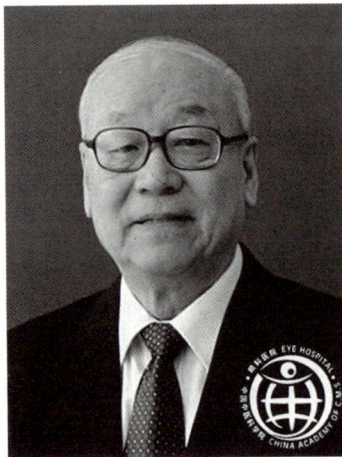

（图片来源:中国中医科学院眼科医院）

　　唐由之(1926 年 7 月 1 日—2022 年 7 月 28 日),籍贯浙江杭州,汉族,中共党员,国医大师,享受国务院政府特殊津贴,先后被授予"全国先进工作者""中青年有突出贡献专家""全国卫生文明先进工作者""国医楷模""首都国医名师"等荣誉称号,并被授予"中央国家机关五一劳动奖章"。1942 年跟随沪上名医陆南山学习中医眼科,1947 年独立开设眼科诊所,1951 年响应国家号召,首批加入联合诊所工作,1957 年毕业于北京医学院(今北京大学医学部)后一直在中国中医研究院(今中国中医科学院)工作。曾任中国中医科学院副院长、眼科医院名誉院长,第五、六、七、八届全国人大代表。2009 年获评首届"国医大师"。

　　唐由之与时俱进,顺应时代要求,全心致力于继承、创新和发展中医及中西医结合眼科事业。他青年时期先入中医之门,授业于陆南山门下,后又科班学习西医学。唐由之考入北京医学院后依然坚持中医药文化自信,衷中参西,在求学中坚持中医现代化之路,提出了"金针拨障术现代化"的研究方向,并获得眼科老师毕华德的肯定。毕业后,唐由之进入中国中医研究院,从组织学、解剖学入手反复试验,终于获得突破并取得成功,1985 年,唐由之主持的"中西医结合白内障针拨套出术研究"获得国家科学技术进步奖二等奖。不仅如此,唐由之在中医抗青光眼手术上创新提出"睫状体平坦部滤过术"治疗难治性青光眼,获得了

较好的临床疗效。更重要的是,他在学术理论上有较多创新,提出眼底病辨证以"气血理论"为依据,辨证与辨病相结合的中西医结合诊治模式,治外障祛邪不忘固本的学术思想,对中医眼科望诊的发展、眼局部辨证与整体观念相结合、眼科血证治疗等方面,都做出了杰出贡献。唐由之积极提倡和推进中医眼科现代化,在他多方争取和不懈努力下,创建了中国中医科学院眼科医院和眼科研究所。他还创建了中华中医药学会眼科分会及中国中西医结合学会眼科专业委员会,创办了《中国中医眼科杂志》,促进了中医眼科的学科发展。作为中西医结合的科研和临床大家,1969 年,唐由之积极响应党的号召前往广西,为农村患者带去光明,同时进一步在临床中开展研究,专门举办了"白内障针拨术学习班"来推广这项简便易行、经济实用的治疗方案。此后,他在各省多地举办学习班,培养了大批眼科专业人才,造福的患者不计其数。

唐由之基于中医传统理论和技术,应用现代化的手段进行临床和实验研究,在白内障、青光眼、老年性黄斑变性及视网膜色素变性等疾病的临床诊疗方面取得了巨大创新,蜚声海内外。唐由之曾为柬埔寨前首相宾努亲王成功地做了难度最大的一次针拨术,还应邀为时任朝鲜国家主席的金日成、时任印尼总统的瓦希德等外国领导人医治眼疾和保健,均取得很好的疗效,获朝鲜国家一级"友谊勋章",享有"民间外交家"的美誉,扩大了中医药在国际上的影响。最传奇的,还要数 1974 年腊月初的一位"神秘病人"的治疗,那就是毛泽东同志。经过充分的准备、讨论、验证、总结等,最终,唐由之成功地为毛泽东同志做了白内障针拨术,仅仅用了四五分钟的时间,毛泽东同志在一首《满江红》的乐曲声中重见光明,并在术后为唐由之吟出了鲁迅的诗:"岂有豪情似旧时,花开花落两由之。何期泪洒江南雨,又为斯民哭健儿。"唐由之无愧于医之泰斗、大家风范,一生德高望重、博学多才,凭着永无止境、求实探索、开拓创新的精神,不懈努力,最终成为人人尊敬的国医大师,并桃李天下。唐由之为中医、中西医结合眼科事业贡献了毕生精力,成为现代中医眼科的开创者和奠基人,可谓之"金针拨障"的现代传人、"现代中医眼科之父"。

【解析】

本案例体现了唐由之德艺双馨、大医精诚的国医大师风范,以及秉持"古为今用、洋为中用、推陈出新",开创中西医结合眼科的开拓创新精神。

唐由之作为一名中共党员,在国家号召下,他首先加入联合诊所工作,为国家的发展贡献力量。他青年时期先入中医之门,坚持中医药文化自信,衷中参西,在求学中坚持中医现代化之路,提出了"金针拨障术现代化"的研究方向。他积极提倡和推进中医眼科现代化,创办了《中国中医眼科杂志》,促进了中医眼科的学科发展,积极响应党的号召前往广西,为农村患者带去光明,并为毛泽东同志及多名外国领导人医治眼疾和保健,扩大了中医药在国际上的影响。唐由之的贡献是令人叹服的,为中国"社会主义精神文明建设"做出了重要贡献。

唐由之一生内方外圆、积极进取的治学态度,学思结合、用心感悟的治学理念,脚踏实地、开拓创新的治学精神,都值得后辈学习。"岂有豪情似旧时,花开花落两由之",这句毛泽东同志手抄赠与的诗句,彰显了唐由之从容豁达、敢于担当的人生风貌,一生心底无私、天下为公的高尚人格,是中华民族传统美德和中国共产党人优秀品德的集中写照。

【案例来源】

［1］蒋伯铃,唐由之.针拨套出术治疗成人晶体脱位[J].中国中西医结合杂志,1992,12(6):351-354.

［2］唐由之,高培质,刘孝书,等.白内障针拨套出术的研究[J].中国中医眼科杂志,1991,1(1):8-11.

［3］中华中医药学会眼科分会,《中国中医眼科杂志》编委会.深切缅怀现代中医、中西医结合眼科开创者和奠基人国医大师唐由之[J].中国中医眼科杂志,2022,32(8):583-584.

九、中医药标准化事业的领路人——王永炎

【案例】

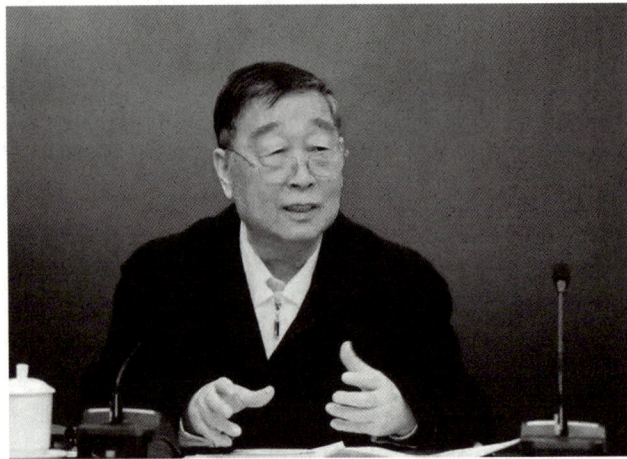

（图片来源：北京中医药大学）

王永炎，1938年9月29日出生于天津市，汉族，中共党员，中国工程院院士，著名的中医内科学、神经内科学专家，全国中医药杰出贡献奖获得者，第十届全国人民代表大会常务委员会委员。1962年从北京中医学院（今北京中医药大学）毕业后进入北京中医学院东直门医院工作，1983年担任北京中医学院院长，1997年当选中国工程院院士，1998年担任中国中医研究院（今中国中医科学院）院长，2012年被聘为中央文史研究馆馆员。

中医药标准化是中医药事业发展的重要组成部分，是一项基础性、战略性、全局性工作，对引领和支撑中医药事业发展具有重要意义。王永炎院士立足国内外复杂的形势，响应国家中医药的保护政策以及"一带一路"中医药发展的需求，积极推进中医药标准化工作，可谓中医药标准化事业领路人，作为主要成员参与制定了国家标准"中医临床诊疗术语"、行业标准"中医病证诊断与疗效判定标准"、行业标准"中医内科常见病诊疗指南"，牵头承担世界卫生组织（World Health Organization，WHO）西太区传统医药临床实践指南制定工作，组织起草了27种疾病中医药临床实践指南。他带头承担国家中医药管理局中医药标准化工作办公室和国际标准化组织/中医药技术委员会（ISO/TC249）国内技术对口单位的工作，统筹管理中医药国内、国际标准化工作并取得突破性进展。他是中医药标准制定的先行者，他为中医药标准化建设所做的贡献，得到了国家标准化管理委员会的肯定和国家中医药管理局的认可，2014年，荣获中国标准化协会终身成就奖。

在中医药标准化建设框架初步形成的过程中，王永炎院士付出了大量的心力与汗水，为国家和民族赢得了荣誉和尊重。在ISO/TC249成立之初，周边一些国家为达到"去中国化"目的，对中国国际标准化频频阻挠，强烈反对ISO/TC249以"中医药"命名，并提出以"东亚医学"命名的无理要求，国际形势极为严峻。在此危急形势下，王永炎院士组织行业专家，从学术角度研究，制订应对技术方案，提供后方技术支持，最终，ISO/TC249维持了中医药暂定名，打破了相关国家"去中国化"的妄想，王永炎在组织协调中医药全行业参与开展ISO国际标准工作中发挥了不可替代的作用。

【解析】

本案例体现了王永炎院士作为中医药标准制定的先行者，能够立足国内外复杂的形势，

响应中医药"一带一路"的发展需求,时刻心系国家中医药的保护政策,在推进中医药走向世界的工作中发挥了重大的作用,并最终取得了成功。也体现了他面临严峻国际形势,敢于斗争,善于斗争,把祖国的利益和荣誉放在首位的精神。

王永炎是一位杰出的共产党员,他秉承着对国家、人民、党的深深敬畏之心,致力于为国家发展尽自己的一份力量,他热爱中医药事业,极力倡导发挥中医药文化在社会主义核心价值观建设中的重要作用。作为新时代中医药现代化推进者,他参与制定国家标准"中医临床诊疗术语"、行业标准"中医病证诊断与疗效判定标准""中医内科常见病诊疗指南",牵头承担世界卫生组织西太平洋区域传统医药临床实践指南制定工作,组织起草了27种疾病中医药临床实践指南,并维护国家利益,拒绝了某些周边国家"去中国化"的无理要求,保证以"中医药"命名。他以慷慨激昂的爱国精神、崇高无比的责任感,表现出一位共产党员勇于担当、永无止境的奋斗精神。作为中医药行业领军人物,王永炎以永不懈怠的精神状态和一往无前的奋斗姿态,在中医临床和科研工作上作出卓越贡献,用自己的言行践行了一名共产党员的初心与使命。

【案例来源】

［1］王敬.王永炎院士:中医药标准化事业领路人［N］.中国中医药报,2014-10-15(003).

［2］陈强,柴广翰.中西医并重促进健康中国发展文明互鉴共筑人类卫生健康共同体——专访中央文史研究馆资深馆员、中国工程院院士王永炎［J］.健康中国观察,2021,(12):26-29.

［3］承上启下,任重道远——记中国著名中医内科学专家王永炎院士［J］.首都医科大学学报,2011,32(1):168-170.

十、壮医妇科大家——班秀文

【案例】

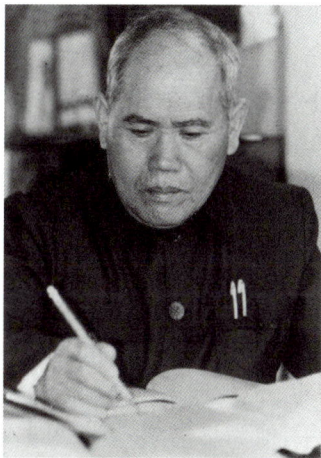

（图片来源:广西中医药大学）

班秀文(1920年1月10日—2014年4月14日),壮族,广西隆安人,中共党员,首届国医大师,首届中医药传承特别贡献奖获得者,全国优秀教师,中医妇科专家,现代壮医药理论的奠基者。1940年毕业于广西省立医药研究所(本科)后分配到桂西山区凌云县东河乡医务所工作。1951年6月和1952年7月到广西第六医士学校及中南抗疟人员训练班学习后分配到广西民族卫生工作队。1957年调到广西省立南宁中医学校(今天广西中医药大学)工作。2009年被评为首届国医大师。

班秀文出生于一个殷实的壮医世家,自他记事起,祖父就经常带着他到山间水边、田头地尾去认药、采药，并要求他长大后勤奋刻苦、学医济世。在祖父的熏陶下，班秀文从小就对中医学产生了浓厚兴趣，立下了以医立业、用医济人的志向。然而天有不测风云，在班秀文7岁那年，班家突遭变故，家境陷入极度贫寒，生活维艰，他也成为放牛娃。苦难的童年铸就了班秀文坚强的个性，他铭记祖训，一边放牛，一边跟别人学文识字。在亲戚朋友的接济和帮助下，他12岁才进入学校读书。1937年，班秀文怀着强烈的学医愿望报考广西省立南宁医药研究所，并取得第一名的优异成绩。在3年的学医生活中，他勤奋学习，寒暑不辍，奠定了坚实的中医理论和临床基础。

班秀文扎根基层，服务百姓，医德高尚，体察民疾。1940年秋，班秀文毕业分配到凌云县东河乡医务所当所长兼医师。当时边远山区缺医少药，很多疾病无法治疗，他经常四处奔走给群众看病。病人付不起钱，他少收或免收药费，为减轻病人负担，他坚持采用针灸和草药给群众防病治病。他认为：病者，婴难也；医者，疗疾也。强调医者，病家性命所系。为医者既要有割股之心，又须医道精良，方能拯难救厄。他常常自问："假如我是病人怎么办？"一切从病人出发，处处为病人着想，待病人和蔼热情，悉心治疗。在行医实践中，他目睹了壮乡劳动妇女辛苦操持，艰难负载的生活状况以及常患经、带、胎、产之疾的痛苦，遂开始注重妇科疾病的研究和诊治，数十年来一直潜心于妇科病的研究和诊治。在妇科诊治方面，班秀文善于辨证论治，崇尚肝肾之说，喜用花类药品，善治血证、不孕不育症等疾患，诊治妇科经、带、胎、产、杂病等疾病有独特的见解和丰富的经验。他将《伤寒论》六经辨证原则创造性地运用到妇科临床中，把《伤寒论》的医学思想在妇科领域的应用向前推进了一大步，受到国内外中医学者的重视，被誉为中医妇科一代宗师。

班秀文还积极投入壮医药的发掘整理工作中。他常说："这是一种民族宝藏，我不想在当地老医师过世后，后人就不知道壮民族的这些辉煌医学史了。"他在壮族地区行医期间，将民间壮医药经验进行了广泛地收集和整理，并应用到临床实践中，撰写了《壮族医药学的防治特点》《壮族医药》等壮医药研究论著。他兼任广西中医学院壮医研究室主任，指导壮医门诊部的筹建和诊疗工作，指导完成了国内最早有关壮医药研究的硕士研究生论文，为创新壮医药研究成果和引入研究生、本科生教育奠定了基础。经过多年的艰苦奋斗，《广西壮族自治区发展中医药壮医药条例》《广西壮药质量标准》相继颁布实施，壮医药迎来了历史发展机遇。如今，壮医药线点灸疗法已被列为国家级非物质文化遗产，壮医目诊、甲诊、经筋疗法、药物竹罐疗法等独特疗法已被列入中医药适宜技术，在国内外数百家医疗机构推广应用。

在做好本职工作的同时，班秀文十分关心国家发展，积极参与社会建设。对发展中医事业，他更是满腔热忱，利用各种机会向国家和主管部门建言献策，为中医和基层卫生事业的发展争取良好的社会环境。1979年，他当选为广西壮族自治区第四届政协委员，多次提出促进壮医药事业发展的建议；1983年，他当选为第六届全国人民代表大会代表，提出关于"降低乡村医生晋升标准，发展乡村中医药"的提案；1985年，他应《全国名中医谱》编委会之约，写作《我的历程》一文，针对当时的中医工作受到各种挫折，出现后继乏人甚至乏术的现象，旗帜鲜明地提出指导性建议，为壮医药的发展做出了突出贡献。

【解析】

以班秀文国医大师为代表的老一辈民族医药学家不忘初心、牢记使命，把党的嘱托始终放在心上。他扎根边远山区基层多年，不畏条件艰苦，一心钻研壮医药，体恤劳动人民辛劳，一切从病人出发，处处为病人着想，仁心仁术济世民，充分发扬了"坚守理想，践行初心、担当使命，不负人民"的精神。

班秀文守正创新，坚定民族中医药文化自信。在艰难困苦的环境中踔厉奋发，砥砺前行,潜心学术;在繁忙的临床诊治工作之余,潜心整理壮医药民间资料,完善和发展了现代壮医药学术体系。在壮医药文化传承中,他爱才、惜才、育才之宽阔胸怀,催化出桃李芬芳、硕果累累,培养出了大批中医药人才。其献身中医学事业、勇攀科学高峰的坚强决心,严谨缜密的科学态度,为后学者的楷模。

【案例来源】

[1] 周祖亮,戴铭.美名闻八桂大医秀杏林——国医大师班秀文先生的治学之路[J].中医药文化,2012,7(2):4-7.

[2] 裴以禄,王志威,戴铭,等.国医大师班秀文论治妇科杂病经验[J].中华中医药杂志,2020,35(2):696-699.

[3] 戴铭.班秀文医学文集[M].北京:科学技术出版社,2012.

十一、中西医结合外科专家——尚德俊

【案例】

尚德俊(1932年3月—2020年2月),河南济源人,中共党员,国医大师,山东中医药大学附属医院周围血管病科教授、主任医师,著名周围血管疾病专家。曾担任中国中西医结合学会周围血管疾病专业委员会主任委员。先后荣获"全国先进工作者""山东省有突出贡献的名老中医药专家"等奖励和荣誉称号。2014年8月荣获第二届"国医大师"称号,2019年9月获得"全国中医药杰出贡献奖"。

尚德俊一生致力于中西医结合防治周围血管疾病的医疗、教学和科学研究工作。他以中西医结合治疗血栓闭塞性脉管炎为开端,陆续创立了中西医学周围血管疾病辨证论治整体疗法、外科血瘀证学等学说体系,并对中医外科外治疗法进行了系统整理、改革和创新。他一生出版著作17部,发表论文近80篇。此外,尚德俊等专家学者还积极倡导建立了中国中西医结合学会周围血管疾病专业委员会,为中西医结合周围血管病学科的健康发展做出了重要贡献。

1962年,尚德俊被调往山东中医药大学附属医院工作后着力开展中西医学结合防治以周围血管疾病为主的外科系统疾病工作。他认为:"临床实践是研究发展我国中医学的基础,也是形成中西医结合研究思路的源泉。"因此,他立足于临床实践,首先注意到了中药煎汤熏洗治疗外科疾病的优势和特色。他习惯随身携带一个小笔记本,专门记录临床应用中药熏洗治疗的病例,以及治疗效果和反应等,了解熏洗治疗的病种和范围。与此同时,他还广泛阅读古今医学文献,摘录和积累了大量资料。当时,正值国家经济困难时期,他忍受着饥饿,利用业余时间默默撰写书稿,时有通宵达旦。1963年,他的第一部专著《熏洗疗法》付梓出版,该书直至2003年的几十年间修订再版多次,得到了学术界的好评。

血栓闭塞性脉管炎是一种严重威胁人民群众身体健康的难治性外科疾病。20世纪50年代,该病患者的截肢率高达30%~70%。面对患者的疾苦,尚德俊基于临床实践,积极投身中西医结合治疗血栓闭塞性脉管炎的攻坚克难之中。他将中医学与现代科学的知识、方法与技术相结合,探索该病治疗的最优路径。他一方面虚心向多位中医外科、针灸科专家学习请教;另一方面则钻精研微,勤学精思。每到周末,白天他便背上两个馒头、一盒咸菜,一头扎进图书馆,苦读文献。入夜就总结、提炼,掌灯到天明。经年累月,自有心得。他提出以病串证、同病异治的中西医结合治疗原则,主张用中药改善肢体血液循环,先后研究创制出四虫丸、活血通脉片、通脉安、活血通脉饮等有效药品和方剂,治疗血栓闭塞性脉管炎等疾病取得了良好疗效。

在临床工作中,尚德俊坚持以病人为中心,一心一意为病人着想。20世纪80年代,山东中

医药大学附属医院周围血管病科的床位极度紧张。尚德俊主动协调济南军区理论学习班,合作办病房,积极为病人拓展医疗资源。有病人因患脉管炎脚趾坏死,伤口感染铜绿假单胞菌后,整个病房散发出刺激性气味。尚德俊则全然不顾,直接蹲下去给病人换药。全心全意为患者服务的同时,尚德俊对自己要求则非常严格,对子女为其修整老房子、改善居住条件的建议,他坚决不同意。他对子女说:"有吃有穿,足矣。要记住,治病救人,才是医生的天职。"尚德俊不计个人得失,尽职尽责地救治患者,很多危重病人在他的帮助下获得了新生。

【解析】

本案例主要体现了尚德俊教授"大医精诚"的医者精神和"医乃仁术"的职业操守。

《医灯续焰》有言:"医以活人为心。故曰,医乃仁术。"尚德俊教授心怀对病患的关爱,肩负对医学事业的责任与担当,对患者能竭其力,对医学事业则致其身。他淡泊名利,用爱与奉献托起众多患者的生命,用实际行动诠释了仁者爱人、医乃仁术的深刻内涵。

《古今图书集成·医部全录》指出:"医学贵精,不精则害人匪细。"尚德俊教授秉持"大医精诚"的基本信念,仁心益盛,且医术日精。他关爱患者,以解除患者病痛为己任的责任感、使命感和紧迫感激励着自己着眼临床,致力于疑难杂症的研究和突破。一方面,他在中西医学专业学习和实践的道路上谦虚刻苦、不畏困难、行成于思;另一方面,他兼容并蓄,博采中西医学之长,坚持"继承不泥古、创新不离宗"的基本理念,在传承了中医学精华的同时,又对外科疾病的中西医学诊断、治疗进行了众多改革与创新。这些都是他服务患者、促进医学事业发展的初心与使命的深刻表达,彰显了他精勤不倦、诚心诚意的职业精神和道德品质。

孙思邈在《备急千金要方》中写道:"凡大医治病,必当安神定志,无欲无求,先发大慈恻隐之心,誓愿普救含灵之苦。"《论语》有言"见贤思齐"。尚德俊教授的医者精神和职业操守激励着医学科学从业人员努力奋进,不断续写中西医结合防治疾病的新篇章。

【案例来源】

[1] 陈柏楠,秦红松,刘明. 国医大师尚德俊[M]. 北京:中国医药科技出版社,2016.

[2] 山东中医药大学. 沉痛悼念国医大师尚德俊教授[EB/OL]. (2020-02-06)[2024-11-15]. https://www.sdutcm.edu.cn/info/1002/8922.htm.

十二、中西医结合脾胃大家——杨春波

【案例】

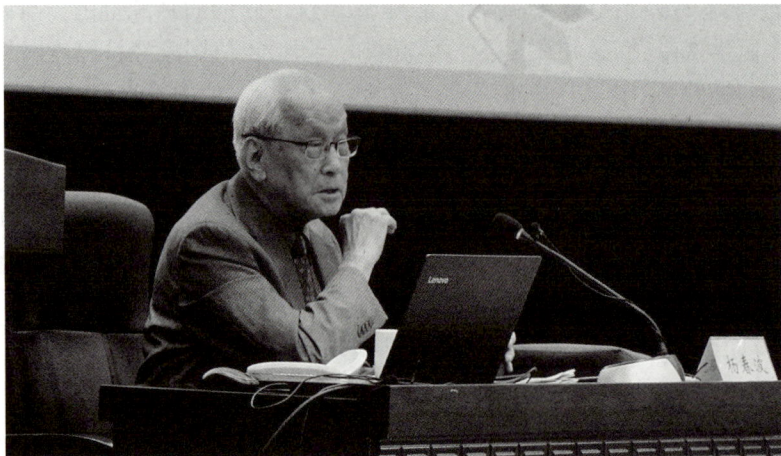

(图片来源:福建中医药大学)

杨春波,汉族,1934年1月生,国医大师,福建中医药大学附属第二人民医院主任医师,

享受国务院政府特殊津贴专家,全国老中医药专家学术经验继承工作指导老师,福建省中医药重点科研课题首席专家,福建省名中医,福建省脾胃病重点专科学术带头人。全国人大第八、九届代表,曾担任福建省中医药学会副会长,福建省中医脾胃学术委员会和福建省中西结合学会消化系统疾病分会主任委员。2017 年获评第三届"国医大师"。

杨春波一生致力于以脾胃病为主的内科疾病中西医结合诊疗与科研工作。他 9 岁便开始学习中医学,一生勤奋好学、善于思考、潜心研究,在脾胃病、温病学的辨证论治等方面建树颇多、成绩斐然。他主张依据中医学术特点,用传统和现代相结合的科学方法,从养生保健、防病治病入手,以提高疗效为中心,发展中医学。在中医学临床实践中,他主张中医的辨病辨证要遵循整体恒动的基本原则,在把握宏观规律的同时,积极运用现代科技,应用多种指标探索其微观变化,发现新理论。杨春波带领学术团队提出了"胃痞"的中医病名及辨证治疗要点;基于地域特征,在研究"脾胃湿热证"的基础上提出"大脾胃"的学术观点;他将温病进行了重新分类,按温热与湿热,分别以卫气营血、三焦辨证论治;提出痰有形,不宜分有形与无形,应分显痰与隐痰;首先对炎症进行中医理论的探讨,制订了中医治疗十二法。杨春波结合治学与临床经验,编著成《现代中医消化病学》等学术著作 18 部,发表学术论文 68 篇,创制胃炎一号口服液、胃炎二号口服液、春波益肾潜阳胶囊等多种新药,获得中国中西医结合学会科技进步奖等奖励多项。上述研究成果在完善中医学学术理论体系,规范病证诊疗标准,提升临床疗效等方面发挥了积极作用。

脾胃病是当代的常见病、多发病。从 20 世纪 80 年代开始,杨春波就全身心地投入了脾胃病的中西医结合研究和临床实践中。慢性萎缩性胃炎是一种慢性消化系统疾病,和胃癌这一恶性疾病的发生关系密切。杨春波首先对这一棘手问题进行研究。他在承袭古训的基础上,充分利用现代医学来丰富、创新中医理论,用中医的理论和思维去认识西医、诊治现代生活环境中的病证。他率先提出慢性萎缩性胃炎的中医病名为"胃痞",被采纳为国家标准,并主张分为气虚湿热和阴虚燥热两类证型,创立胃炎一号、胃炎二号口服液治疗该病,强调"益肾"的作用。通过细致、全面的临床观察,他发现常发的脾胃病随着时代和地域环境的变化发生了很大的转变。较之以往,因为生活方式的转变,该类疾病虚证变少了、实证变多了,特别是东南沿海一带,"脾胃湿热"多发,很难根治。于是,他和学生们一起在国内率先开展脾胃湿热理论的临床调查。他率领研究团队搜集、分析了来自福建省东、南、西、北、中五个地区的 400 个典型案例。结果发现,脾胃湿热证除了影响消化系统外,还与循环系统、血液系统、神经系统等 11 个系统、72 种疾病都相关联。于是,他创新性地提出了"大脾胃"的概念,并制定了以临床为基础的脾胃湿热证的辨别标准,被中国中西医结合学会消化病专业委员会采纳。根据杨春波"大脾胃"的学术观点,福建中医药大学附属第二人民医院以国家临床重点专科为依托,整合了脾胃病科、肛肠科、普外科、精神心理科、消化内镜室、影像科、超声科、胃肠动力室、中医综合诊疗室、生物反馈治疗室等多个相关科室的医疗资源,成立了福建省中医脾胃病医学中心,强调多学科诊疗,成为福建省高水平临床医学中心、医疗"创双高"项目。

【解析】

本案例体现了杨春波创新攻坚、实事求是的科学精神与职业素养。

创新是国家之本、民族之基。杨春波在致力于中医药事业的过程中,勇于创新、敢于攻坚,将中医学整体恒动的观念精熟深通地运用到实践中,并取得了丰硕的成果。整体恒动观是中华民族在繁衍生息的过程中,从天地自然、人类社会和谐共处,思变求远的智慧中升华与凝练而来的。杨春波提倡在方法、技术上守正创新,积极推进中西医结合的同时,更加重视思维观念的更新与提升。他强调根据时代、地域的不同去认知疾病,发展中医理论,在脾胃病的研究和临床实践过程中,做到了"不慕古、不留今、与时变、与俗化",从而深刻把握了疾病的本质和发展变化规律。他所提出的"大脾胃"学说及其建立的多科诊疗体系、将脾胃病和各类疾病相互关联的思想是整体恒动观的深刻体现,更是他多年创新攻坚的宝贵学术财富。

实事求是是推动中医药研究、促进中医药事业发展的基本规律和行为准则。杨春波主任立足于临床实践,继承中医学的精华,但继承不泥古,基于临床观察、调研、统计、分析对中医理论进行补充、完善和更新。他对包括脾胃病在内的各种疾病的研究体现了"实事求是"的科研精神。

杨春波求思、求变、求新、求实、求远的思想境界和科学精神是推动中医药事业发展的津梁与法宝,必将激励后继同道在中医药事业中"惟进取也,故日新","惟创新也,故致远"。

【案例来源】

孙涛,朱嵘,何清湖.国医年鉴 2018 卷[M].北京:中医古籍出版社,2018.

十三、西学中的消渴名医——李文瑞

【案例】

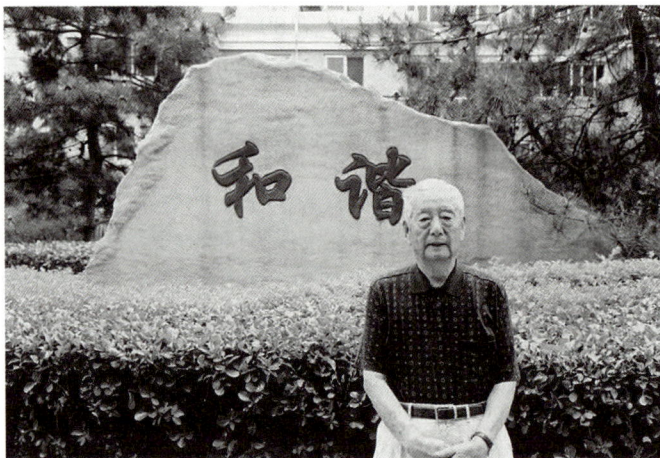

(图片来源:中国中医药报)

李文瑞,汉族,1927 年 11 月 29 日生于黑龙江省呼兰县(今黑龙江省哈尔滨市呼兰区),国医大师,北京医院中医科主任医师,中西医结合专家。历任北京医院中医科副主任、主任,《北京医学》杂志编委会常务委员,中日医药协会理事,《康复与疗养》杂志编委等。2022 年获评第四届"国医大师"。

李文瑞出生于中医世家,幼承家学。他早年学习西医学,具有扎实的西医学理论基础和临床应用能力,后又立志学习中医学。1958 年 9 月,已经是西医主治医师的李文瑞离职进入北京中医学院中医系学习。学习期间,他深研中医药经典理论,利用课余时间,收集阅读中医古籍和日本汉方医学文献,仅读书卡片就做了上万张。这些都为他日后中西医理论融会贯通夯实了基础。

李文瑞致力于内科疾病的治疗与研究,提倡中西医结合,尤其对胃肠病、心肾病、男性病、糖尿病、肝病及老年病的临床治疗有较深的研究和独到之处。他临床治疗糖尿病及其并发症,强调"中西互参""宏观与微观相结合"的诊疗理念。开创了中西医结合辨病-辨症-辨证的诊疗思路,独辟"酸苦抑甘"治法,广泛用于糖尿病治疗,收效甚佳。同时,李文瑞还致力于推广中医药理论、传播中医药文化,他曾多次应邀前往美、日、韩、澳等地进行学术交流,先后举办中医药专题讲座 50 余次,与国外学者沟通交流。此外,李文瑞遍览中日古籍,整理中医腹诊资料,在腹诊学研究和应用领域凝练出伤寒派、难经派和折衷派三个主要门派并编译出版,为中医腹诊学的传承和发展奠定了坚实的基础。李文瑞著述颇丰,译著有《临床应用汉方处方解说》《日本汉方腹诊选编》,另编著及合编著作 10 余部,并在国内外知名杂志发表学术论文 30 余篇。

　　糖尿病是当今严重威胁民众健康的多发病。李文瑞在搜集、整理古籍文献资料和临床实践的基础上,发现有些中药具有确切降低血糖的作用,并且毒副作用小。有些中药虽然不能降低血糖,但是可以改善病人的整体状况。因此,他提出"坚持中西医学两条腿走路"来研究糖尿病。他认为中西医结合治疗糖尿病,是依据中西医各自的优势,充分发挥其长处。西药降糖效果好、起效快;而中药改善症状好、降糖作用持久,两者合用,事半功倍。另外,西医的一系列客观指标与中医的辨证相结合,以其微观的形式参与宏观之中,使辨病与辨证相结合,显著提高了疗效,缩短了病程。他在临床治疗糖尿病时,适当结合胰岛素、C-肽的分泌水平进行辨证论治,即所谓宏观与微观相结合。具体言之,对于胰岛素、C-肽分泌正常或升高而气虚者,应施以补气为主的治疗,补气之剂可通过改善胰岛素抵抗而起到降低血糖的作用;对分泌明显减低而以阴虚为主者,予以养阴为主的治疗,养阴之剂可通过刺激胰岛素分泌起到降低血糖的作用。介于两者之间者,即气阴两虚者,以气阴双补为主治疗。活血化瘀法兼用于各型之中,活血化瘀药物可通过改善体内微循环而起到降血糖作用。此外,李文瑞还牵头组建了现代化的实验室,成立了"北京医院瑞东糖尿病中西医结合研治中心",借助现代科学技术,深化对糖尿病诊疗的研究。在 20 余年临床治疗糖尿病实践的基础上,他结合现代药理研究,筛选出治疗糖尿病及其并发症的有效药物,组成不同证型的方剂,重点是治疗 2 型糖尿病和糖尿病肾病的有效药物,制成散剂、水丸。这些药物广泛投入临床,获得良好效果。

　　【解析】

　　本案例体现了李文瑞持之以恒学习和践行中医学,积微成著的价值理念以及谦虚好学、兼收并蓄、虚怀若谷的治学态度。

　　《荀子·大略》有言:"人尽小者大,积微者著,德至者色泽洽,行尽而声闻远。"说明积累与实践对于干事创业和道德修养提升的重要性。李文瑞学习和践行中医学的过程就是积微成著、积跬步以成千里的过程。他平时注重对中、西医知识,特别是中医典籍文献的学习和积累,从而为后续的临床实践和研究工作奠定了基础。他在研究和治疗糖尿病等内科疾病的过程中,将西医学的微观数据和中医的证有机融合的基本理念、方法的提出是在对患者中西医诊疗信息搜集、观察、分析、总结的基础上进行的,也是积微成著的结果。因此,持之以恒、注重积累应当成为后学同道在中医学学习、实践的道路上遵循的基本法则。

　　李文瑞"虚怀若谷"的治学态度也是后辈学习的榜样。李文瑞在已经获得西医主治医师职称的情况下,毅然离职,全面系统地学习中医,谦虚好学的态度促使他在医学学习的道路上永不满足、与时俱进。在科学研究和临证实践中,李文瑞同样秉持谦虚好学、兼收并蓄的治学态度。他将西医学的检测手段、指标体系、现代科学方法与技术等引入中医学的研究与应用。这种兼收并蓄、不断学习与创新的行为正是"虚怀若谷"治学态度的具体写照。

　　在数十年如一日的医学实践中,李文瑞秉仁爱之心以求知,持谦虚之心以博学,守沉稳

笔记栏

之心以笃行,他兼学名医之长,汇聚中西医学之精,遂成一代国医大师。大师风范,德为人表,行为人师,激励着无数中医药人心慕力追,闻道而行之。

【案例来源】

[1] 李怡,李秋贵,黄飞.李文瑞辨治糖尿病思路[N].中国中医药报,2022-12-29(4).
[2] 王青云.李文瑞:精研医理的中西医结合学家[N].中国中医药报,2022-12-29(3).

第四节 理念新释——传统中医理论的现代化成就

一、辨证与辨病相结合的倡导者——姜春华

【案例】

姜春华(1908—1992),字秋实,江苏南通市人,中共党员。上海第一医学院(现复旦大学上海医学院)教授、中医临床家、教育家,中医脏象学奠基人,现代中医理论的创立者和开拓者。曾任原中华全国中医学会常务理事,先后被聘为全国中西医结合研究会、上海市中医学院、上海中医药研究院、上海市中医文献馆顾问,并被选为第五届全国人大代表、第七届上海市人大常委会委员。1991年被国务院认定为有杰出贡献的科学家。

姜春华自幼从父习医,后又师从陆渊雷。曾执教于上海中医专科学校、上海复兴中医专科学校、上海新中国医学院等。姜春华积极倡导中西医结合。在医学理论上,他主张中医理论现代化,提倡辨病与辨证相结合,即认病辨证。这些观点成为现代中医理论的雏形。在急性病的治疗上,姜春华独创性地提出了"截断扭转"的临床治疗观点,为中西医结合做出可贵的贡献。同时,上海第一医学院脏象研究室在姜春华的领导下,开展了肾本质的研究工作。他们运用现代科学的方法对人体"肾"的生理、病理的阴阳变化进行了系统严密地观察,并开展多次动物实验,取得了显著成果。此外,姜春华指导中西医研究人员用现代科学实验方法对活血化瘀方药进行了长期的研究,证实中医活血化瘀法能改善血液循环,使已经纤维化的肝脏组织得以改善,并能使肝细胞营养增加,调整机体免疫系统功能。此外,他还将活血化瘀方药广泛运用于心血管疾病、肾病、脑病、结缔组织疾病、急腹症、肿瘤以及其他一些疑难病的治疗中,也取得了良好的疗效。姜春华一生学验俱丰,主编著作有《肾的研究》《活血化瘀研究》《活血化瘀研究新编》《历代中医学家评析》等,发表论文200余篇。

姜春华一生立志读书,并以书为友、以书为乐。他常说:"一日不看书,病矣。"他还指出要通过多阅读来提高医者的能力和水平。他说:"当面临不可为之病时,病者与其家属把希望寄托在医者身上,便常内心自疚。虽然扁鹊说过他'非能生死人',可是我们不能以此为心安理得,应常想如何尽最大努力,求其可生之机,更好地为人民服务。"姜春华读书注重方法。首先,他读书是精读与泛读相结合,对于诸如中医学四大经典著作等书籍,他会重点学习,细读慢嚼,反复领会。泛读则快速浏览、广泛阅读。其次,他读书会抓时间,善于利用一切空闲时间读书,即使是乘车时间也不放过。再次,他还善于积累知识,读必有所获。他所读之书非常广博,凡经、史、子、集、医经各家无不博览,同时他也阅读了大量的西方哲学、心理学和动物、植物、矿物、物理科学等方面的书籍。姜春华读书善于思考,不尽信书。他年少时准备了一本册子,取名为"医林呓语",专门摘录医书中不切实际的记载。

通过读书与思考,姜春华建构了广博的知识体系,培育了坚实的科学素养,为其推动中

西医学结合创新工作奠定了坚实的基础。他倡导打破中西医学的门户之见，立足中医，吸收西医的精华，做到"西为中用、古为今用"。因此，他克服各种困难学习西医学。抗日战争时期，他阅读了日本同仁会的《内科学》和林房雄的《药理学》等西医书籍，抗日战争结束后又阅览了新医进修丛书，自学了《病理总论》《物理实验诊断》等书籍。此外，他还通过参加西医进修班等学习西医学。在临床时，对日间所治患者，他入夜即会查阅前人治验，并查考西医对这个病的认识，互相参照印证。他积极倡导开展中医科学研究，用现代科学方法阐明中医科学内涵。他领导研究团队围绕肾本质研究、活血化瘀研究、舌诊研究三个课题，开展了大量的工作，取得了丰硕的成果，为促进中西医结合医学的发展以及中医现代化做出了巨大贡献。

【解析】

本案例主要体现了姜春华教授"博学"与"善思"的治学精神以及全心全意为患者服务的职业素养。

《论语·雍也》有言："君子博学于文，约之以礼，亦可以弗畔矣夫。"姜春华教授的一生就是博学的一生。他修学储能的重要方式就是读书。姜春华教授读书有三个特点值得学习。首先是立志高。姜春华教授读书是为了提升自身的业务能力和水平，为患者解除病痛，攻克医学难题，切实为人民服务。其次是意境高。姜春华教授养成了读书求知的习惯，他会坚持读书，克服各种困难读书，并合理利用零碎和闲暇时间读书，读书俨然成为他精神生命的一部分。再次是要求高。姜春华教授读书不但精读、泛读结合，而且注重积累，博览群书。

《论语·为政》载："学而不思则罔，思而不学则殆。"姜春华教授在中医药事业中取得的众多成就是他善思的结果。无论是读书还是临证，无论是理论梳理还是科学研究，他都积极地思考，从而发现问题，设立科学假说，并综合应用各种方法，兼容各学科的知识去解决问题。无论是中医基础理论的梳理与阐释、还是病证结合的基本理念，无论是"截断扭转"理论的提出，还是脏象实质的研究，抑或是各种疾病的治疗经验，都凝聚着姜春华教授殚精毕思的心血。

姜春华教授持之以恒地读书求知，坚持不懈地钻精研微都离不开他"拯黎元于仁寿、济赢劣以获安"的志向与初心。姜春华教授一生全心全意为患者服务，尽心尽力为发展中西医结合事业奉献，正所谓"博学而笃志，切问而近思，仁在其中矣"。

【案例来源】

［1］蔡定芳.姜春华全集［M］.上海：上海科学技术出版社，2018.

［2］王佩芳，许昶，蒋光华.姜春华中医学术思想研究及临床经验选粹［M］.北京：中国中医药出版社，2007.

［3］贝润浦.论当代名医姜春华的中医现代化思想［J］.中华中医药学刊，2009，27（6）：1156-1161.

二、"建立中西医结合自己的知识"——季钟朴

【案例】

季钟朴（1913—2002），江苏省常熟市人，中共党员，著名医学教育家。1937年赴延安，历任民运科股长，宣传科科长，八路军军医学校、延安中国医科大学教员、教务主任，东北中国医科大学教育长。中华人民共和国成立后，历任哈尔滨医科大学校长兼生理教研室主任、北京卫生干部进修学院生理学教研组主任、原卫生部医学教育司司长、原中国中医研究院院长、中华医学会常务理事、中国生理学会副理事长、原中国中西医结合研究会理事长、原中华全国中医学会第一届理事会副会长、原卫生部医学科学委员会副主任等职。

季钟朴毕生从事医学教育及中西医结合研究工作。他 20 世纪 20—30 年代求学于南京中央大学。在校期间,他积极参加学生抗日救亡运动。赴延安后,在担任延安中国医科大学教务主任兼生理课教师期间,在既无教材又无教具的条件下,积极创造条件,开展教学工作。他编写了《实用生理学》及实验指导书籍,并亲自动手制作显示神经传导的教学模具,在极为艰难的困境中开展教学工作,为国家培养了一批优秀的医学人才。在延安,他还翻译了苏联著名医学家斯匹兰斯基院士的专著《神经病理学说》。同时,接受组织委托,他研制成功了当时战争期间急需的干血浆粉,缓解了前线伤员输血的紧张状况。为此,他受到东北民主联军卫生部记大功的嘉奖。中华人民共和国成立后,他积极参加创建哈尔滨医科大学的工作,并被毛泽东同志任命为该校校长,兼生理教研室主任。1954 年,他调到卫生部医学教育司任司长,为中华人民共和国医药卫生教育事业的发展做了大量工作。1978 年,他调到中国中医研究院担任院长和党委副书记。在担任此职期间,他主动开展科研改革,积极开展中西医结合研究工作,提出了中西医结合的方法和路径,并编著出版了《现代中医生理学基础》《十论中医生理学与中西医结合》《中西医结合的思路与方法》等学术论著,为中西医结合事业做出了积极贡献。

季钟朴一直为执行党的中医政策和中西医结合方针而奋斗。他坚持将毛泽东同志的指示"把中医中药的知识和西医西药的知识结合起来,创造统一的中国新医学、新药学"贯彻、落实到位。他倡导用现代科学方法继承和发扬中医药学,促进中西医结合。他指导在西医院校开设中医课,在中医院校开设西医课。1978 年他在中国中医研究院首创招收中医研究生及中西医结合研究生。他首先提出并倡导建立自己的中西医结合组织,创办了《中西医结合杂志》(今《中国中西医结合杂志》),以促进学术研究与交流,亲任总编。在担任总编期间,他不顾年事已高,尽职尽责,每期稿件都承担终审,每篇稿件都逐字逐句审读、修改。每个月都要拿着终审后的稿件从住处东郊横跨整个北京城到西郊杂志编辑部和大家商讨稿件中的问题,提出修改意见。此外,他还不断为中西医结合研究工作开辟新思路、提供新方法。在经络的中西医结合研究方面,季钟朴从生理学和中西医结合等视角出发,为经络研究提供了多方面的思路和建议。1997 年 4 月,在国家中医药管理局召集的"经络研究发展方向与方法学讨论会"上,季钟朴对有关循经感传现象研究提供了宝贵建议。他首先严厉地批判了"找线""找物质基础"的错误;其次,从感觉生理学、神经生理心理学、神经病理心理学的高度,充分肯定了循经感传气至病所的重要研究意义,强调微观要与宏观相结合,并再次强调了临床研究在经络研究中的重要地位。这些意见是就经络研究的具体问题而进行的关于中西医结合研究思路的有益反思,在国际上产生了巨大反响,为该领域研究起到了重要的拨乱反正和指导作用。在临床实践的基础上,季钟朴总结的"肯定现象,探索规律;提高疗效,阐明本质",也成为中西医结合研究的指南。

【解析】

本案例主要体现了季钟朴忠党爱国的情怀和足履实地的工作作风。

季钟朴将一生都奉献给了党和人民的事业。当日寇侵犯时,季钟朴积极投身爱国救亡运动。在延安艰苦的岁月里,他克服重重困难编教材、做教具、兴教学、搞研发、救危困。在社会主义建设的过程中,他兢兢业业,锐意改革,统筹全局,助医学教育之发展,兴中西医结合之事业,领科技创新之先河。他一生履历颇丰,坚持听党召唤、为人民服务的基本理念。在每个工作岗位上,他都能克服困难,创新思路,打开局面,做出成绩,树立典范。从他身上,可以看到对祖国、对人民深厚的爱以及对党的无限忠诚。古人有言:"常思奋不顾身,而殉国家之急。"季钟朴用实际行动践行了这一格言,在爱国忠党兴业方面为世人树立了榜样。

季钟朴坚持贯彻执行党的路线、方针和政策,在工作中深刻诠释了"足履实地"的良好作风。《宋史·刘甲》言:"生平常谓:吾无他长,惟足履实地。"空谈误国,实干兴邦。可以说,季钟朴无论是在医学教育工作中,还是在领导岗位上,抑或是科学研究创新中,都坚持脚踏实地,真抓实干,敢于担当责任,勇于直面矛盾,善于解决问题。正是踏实的工作作风,使得季钟朴创造了经得起历史、人民和实践检验的实绩。他的崇高精神与高尚品格值得中医药事业的后继者们一生学习与追随。

【案例来源】

[1] 中国中西医结合学会.中国中西医结合医学家传 中西医结合事业因你而绚丽多彩[M].北京:中国协和医科大学出版社,2007.

[2] 中华医学会,中国中西医结合学会.中国中西医结合学科史[M].北京:中国科学技术出版社,2010.

[3] 李慎.季钟朴医学论丛[M].北京:中医古籍出版社,2010.

三、力主中医的症与西医的病相结合——印会河

【案例】

印会河(1923年8月8日—2012年1月10日),字枕流,江苏省靖江市人。著名中医学家,中医内科及中医基础理论专家。曾任中日友好医院副院长,并兼任原中华全国中医学会理事、原中国中西医结合研究会理事、原卫生部高等医药院校中医专业教材评审委员等职。2008年被评为"首都国医名师",2009年被聘为中华中医药学会终身理事,获该学会"终身成就奖"。

印会河一生致力于中西医结合教育教学、临床诊疗和科学研究工作。他主编《中医学概论》《金匮要略》《中医内科学》《温病教材补充讲义》等教材,是全国中医院校第三、四、五版教材《中医基础》以及第五版全国统编教材《中医基础理论》的主编。他积极倡导并不断探索中西医结合、中医现代化的方法与路径,曾发表《当今中医必须走向现代化》《再论当代中医必须走向现代化》等文章,引起了强烈反响。印会河重视临床工作,他从事临床工作70年,在中西医结合的思想指导下,对临床常见病、多发病、外感热病、内科杂症的诊疗均积累了很多临床经验,对某些难治性疾病如肝硬化、肾病综合征高度浮肿、肾脏功能衰竭、癫痫病、病态窦房结综合征等的治疗均取得满意的疗效。印会河集多年经验,写成《中医内科新论》等著作,对许多疾病阐述了独特见解,创立了很多有效方剂,对中医临床工作发挥了重要的指导作用。

印会河坚持中西医结合的道路。1982年,印会河开始担任中日友好医院主管中医药的第一任副院长。他在全国一流的综合性医院里确立了中医和中西医结合的重要地位。印会河在年轻医师的人选上严格把关,择优录用,对中医大夫的要求非常严格,强调中西医结合,经常选送中医师到日本进修。他认为,当今时代,单纯的望、闻、问、切是不够的,中医医生同样应该掌握西医的诊断方法,同样要应用现代化的检查手段。应该科学地发展中医,既要保持中医的特色,又要摒弃其糟粕。他强调:"中西医一定要结合,西医好的东西要用,中医好的东西不能丢,吹牛的东西不能要。"他指出要在传统中医理论指导下,引入现代科技的新内容,使中医学成为"有明确指标、充实数据,经得起重复检验的先进医学"。面对一些江湖骗子打着中医的旗号,招摇撞骗,他给予了严厉的批判,指出他们不是在发展中医,而是在毁灭中医。在印会河的引导下,中日友好医院中医、西医齐头并进,共同发展,并相互渗透促进,中西医结合也成为中日友好医院的诊疗特色。

印会河热衷于中医药教育事业。他为后学编写了多部中医学教材和学术著作。他坚持研究和写作,常常废寝忘食,通宵达旦。他于1957年主编的《中医学概论》一书是全国中医

药院校第一本通用教材。该教材再版 5 次,并获 1978 年江苏省科学大会奖。印会河育才无数,除了在北京中医学院(现北京中医药大学)的常规教学之外,他还指导了大量的进修生,并且在全国各地都举办过培训班。他手把手地教学生看病,把自己的经验毫无保留地传授给学生们,为国家培养了大批能为民众解除病痛的医生。印会河曾经说:"我不能把东西带到另一个世界去!"对于研究生的培养,印会河更是一丝不苟,他认认真真地指导学生,即使是在年老生病时,仍然坚持躺在床上为学生修改论文,每一篇论文都凝聚了他的心血,"春蚕到死丝方尽,蜡炬成灰泪始干"是他呕心沥血的真实写照。

【解析】

该案例体现了印会河革故鼎新、与时俱进的职业精神和倾囊相授、无私奉献的价值观念。

首先,印会河将"与时俱进"的思想观念注入了中医学的发展中。所谓与时俱进,是指行动和时代一起进步。纵观历史,不难发现,中医学总是吸取和凝聚时代的精华,革故鼎新,从而生生不息。只有与时俱进,才能促进中医学的发展。印会河勇于开拓进取,破旧立新,博采众长,接纳现代医疗思想及技术,并将之与中医学结合利用,探索中医现代化的新路径的过程就是和时代一起进步的过程,是"与时俱进"精神的具体写照。

其次,印会河在中医教育教学事业上辛勤耕耘,体现了"无私奉献"的职业精神。《论语·雍也》有言:"己欲立而立人,己欲达而达人。"说明一个人的高尚品德和生命价值体现在全心全意帮助他人、成就他人的实践中。印会河将毕生所学倾囊相授,育才无数,他对学生、患者的关爱以及对发展中医药事业的责任担当,是无私奉献精神的集中表现。

青年兴则国家兴,青年强则国家强。印会河与时俱进的中医药发展观和无私奉献的精神有利于青年学生开阔视野,提升境界,加强对中医药发展规律的研究和认知,将激励青年学生为中医药事业乃至国家社会的发展贡献力量,让青春生命在奉献中绽放光彩。

【案例来源】

[1] 印会河. 中医内科新论[M]. 北京:中国医药科技出版社,2021.

[2] 李夏婷. 孟河医派三十八家临床特色及验案评析[M]. 北京:中国中医药出版社,2017.

[3] 申申. 重临床疗效 倡中西结合——记著名中西医结合专家印会河教授[J]. 家庭中医药,2000,5:4-5.

第三章

中西医结合典型事件篇

思政目标

1. 了解中西医结合学科的发展历程、中西医结合所取得的重大科研成果,以及对我国乃至世界人民健康和卫生事业的贡献;了解相关事件及事件中的人物对中西医结合学科发展的作用及其中蕴含的科学意义和科学精神;了解中西医学不正确利用对人类造成的危害,并认清其违背科学和法律法规的本质。

2. 牢固树立以人民为中心的服务意识,坚持中西医并重、融合创新的卫生健康事业高质量发展理念。

第一节　中西医结合发展大事件

一、毛泽东同志批示"关于举办西医离职学习中医学习班"

【案例】

中华人民共和国成立初期,我国的卫生医疗状况不容乐观。为了尽快改变缺医少药的严峻局面,动员广大中医有效投入卫生医疗工作中来,毛泽东同志立足中国国情,从中国社会发展的实际出发,对中医药学的历史地位和现实价值进行了科学地、实事求是地审视和评价。毛泽东同志指出:"我们中国如果说有东西贡献全世界,我看中医是一项。""要尊重我国有悠久历史的文化遗产,看得起中医,也才能学得进去。"相较于西医学,中医药学的人文属性很突出,它的发展根植于中国传统文化,有效性为两千多年的中医学实践所证明。怎样使"中医科学化"成为中华人民共和国成立初期党的中医政策着眼点。毛泽东同志认为,中西医互相学习的中心环节首先应该是西医学习中医,西医学习中医是光荣的,因为经过学习与提高,就可以把中西医界限取消,成为中国统一的医学,以贡献于世界。

在"团结中西医""中西医结合"指导方针的引导下,卫生医疗界兴起了中西医互学运动。毛泽东同志对"西医学习中医"的重视,在当时鼓舞了一大批西医投身到学习中医的浪潮之中。从1955年底到1956年初,卫生部在北京、上海、广州、武汉、成都、天津等地举办了6期西医离职学习中医班,从全国范围内抽调部分医学院校毕业生及有一定临床经验的西医医生,用2年半的时间系统学习中医理论和治疗技术,参加学习的共有300多人。

1958年,毛泽东同志在中共卫生部党组9月25日关于组织西医学习中医离职学习班的总结报告上作了重要批示,肯定了西医离职学习中医的做法,认为"如能在一九五八年每个省、市、自治区各办一个七十至八十人的西医离职学习班,以两年为期,则在一九六〇年冬或一九六一年春,我们就有大约二千名这样的中西结合的高级医生,其中可能出几个高明的理论家",还说举办西医离职学习中医班"是一件大事,不可等闲视之"。11 月 18 日,党中央转发了卫生部党组的总结报告。11 月 20 日,《人民日报》发表了中央转发这个总结报告的指示。

据统计,1960 年,全国范围内西医在职学习中医的有 3.6 万多人,一些高中级医药院校出现了一批认真学习中医的积极分子,并已有一些一流的西医专家开始钻进中医药学的伟大宝库,着手进行了一些理论探索,从而有力地促进了中医药事业的发展和繁荣。

【解析】

对于文化发展和继承,要坚定"四个自信"中的文化自信,要激发人民对中华优秀传统文化的历史自豪感。中医文化博大精深,是我国珍贵的文化遗产,只有从根本上重视中医、相信中医,才能谈其延续与发展,"促进中西医结合"是大势所趋。回溯历史,前辈们为振兴中医药事业付出了大量心血,应当学习他们的经验与教训,继续向前开拓。当前,中医药事业迎来了新的机遇与挑战,面对新问题、新情况,实施新思路、新方法,努力实现中医药文化的创新性转化、创新性发展,使之与现代文化相融通。

毛泽东同志提出"中西医结合"的思想,符合我国国情和医学科学发展规律,过去的一系列探索对今天的中医药发展事业也大有启示,只有处理好继承和创新的关系,取其精华,去其糟粕,坚持中西医结合,互相促进,互为补充,走健康、可持续发展的道路,中医才能蓬勃发展,中医文化才能历久弥新,走向世界、发扬光大。

1958 年,毛泽东同志在对卫生部党组《关于西医学习中医离职班情况、成绩和经验给中央的报告》的批示中指出:"中国医药学是一个伟大的宝库,应当努力发掘,加以提高。"明确了中医药学的价值和发展方向,习近平总书记也指出:"中医药学是中国古代科学的瑰宝,也是打开中华文明宝库的钥匙。"体现了历代中国领导人对以中医为代表的中国文化的自信。

中医文化博大精深,要发掘提高,需要包括中医、西医等各行业人士的共同努力,西学中无疑是实现发掘提高的重要途径之一。事实也证明这一举措取得了很大的成果,陈可冀、屠呦呦等都是在这一政策的指引下,先后加入了中医药研究行列,并取得重大成绩,推动了中医药事业的发展。

"传承精华,守正创新",新的时代,新的希望,但初心未改。随着科学技术的不断发展,需要更多各学科人才积极参与中医药研究,共同努力打开中华文明宝库,为中华民族和世界人民的健康事业贡献中国智慧。

【案例来源】

陈可冀. 我国中西医结合 60 年回想[J]. 中国中西医结合医学杂志,2017,37(2):140-142.

二、中华人民共和国标志性医学成就之一:"中西医结合医学"新学科的创立

【案例】

中西医结合研究为中国首创,而后发展并创立了中西医结合医学这一新学科。其定义是综合运用中、西医药学理论与方法,以及中、西医药学互相交叉综合研究、运用中产生的新理论、新方法,研究人体系统结构与功能、人体系统与环境系统(自然与社会)关系等,探索并解决人类健康、疾病及生命问题的科学。也可以理解为是研究中西两种医学之间的关系及其相互影响与作用的方式和规律,促进两者优势互补、交叉渗透,乃至最终融合的一门医学学科。

自 17 世纪中叶西方医学传入中国,便在中国产生了"中西医"汇通思想,到 19 世纪中叶,西方医学大量传入中国,在中国医学史上形成了"中医汇通派",李鸿章于 1890 年在为《万国药方》作序时就写道:"倘学者合中西之说而会其通,以造于至精极微之境,与医学岂曰小补。"明确提出"中西汇通"的主张。历史上,中西医汇通学派以唐容川、张锡纯、恽铁樵等医家为代表,谋求中西医理论上的汇通。

中西医结合医学的学科发展肇始于 20 世纪末期。中西医结合医学研究经历了临床研究、临床与实验研究相结合、中西医结合学科建设发展三个阶段。1981 年,中国中西医结合研究会成立,《中西医结合杂志》创刊,标志着中西医结合医学学科正式创立。自此以后,学科体系逐渐形成,相关研究也进一步拓展深入。天津科学技术出版社于 1987 年出版的《中西医结合皮肤病学》(边天羽、俞锡纯编著)一书,成为中西医结合医学创生历程中的第一个标志性成果。第一篇以"中医学结合医学"作为篇名主题词的期刊论文也在 1989 年发表。1993 年中华人民共和国国家标准(GB)学科分类与代码设置了"中西医结合医学"学科;同年海峡两岸首届中西医结合学术大会召开,大力推广中西医结合事业。1994 年陈士奎、陈维养主编的《中医药现代研究》首先论述了中西医结合医学的定义以及中西医结合学科建设和理论体系建设等问题。

之后,中西医结合医学逐步开始划分为许多不同的分支学科,以不同的研究方式为参照举例,可将其划分为中西医比较学、中西医协同学、中西医借鉴学、中西医融合学等分支学科。几十门分支学科的陆续涌现,显示了中西医结合医学作为医学科学新学科的旺盛生命力。科技在不断进步,人们对于中西医结合的理解也在不断深化,在新时代形势下,"中西医融合"逐渐取代"中西医汇通"。

中西医是在不同历史条件下发展形成的两种全然不同的独立学科体系,两者各有其特点和优劣势,若将人体比作以砖块砌成的墙,那么当这面墙需要修补时,西医更善于对"砖"下药,而中医更侧重于寻找砖块衔接之处"缝"的问题,明确宏观辨证微观化和微观指标整体化是两者理论结合的途径,而认识辨证与辨病互补则是中西医临床实践结合的途径。研究具有前瞻性、创新性的理论观点一直是学科创立发展至今所追求的目标。

历经多年的研究与实践,中西医结合医学在许多基础研究领域中都取得了不同程度的进展,如证候研究、四诊方法研究、针灸机制研究、中西医结合方药研究等。在许多疾病的临床研究中也取得了相当的丰硕成果,如消化系统疾病、血液系统疾病、代谢性疾病、自身免疫性疾病、神经系统疾病等研究领域。中西医学之间的互相作用是高效的、科学的、进步的,而中西医结合医学作为一门新学科,也在不断涌入时代赋予的新活力,在中西医的不断渗透、交互、融合中寻找新的结合点,焕发更新的生命力。

【解析】

学科之间的互相渗透、边缘学科不断产生,往往是科学的生长点和创新点。从古至今,中医药学都是一门开放性医学,与时俱进地不断吸纳外来不同的医药学知识,才能不断丰富自身和创新发展。而中西医结合医学学科的创立正是中西医相互碰撞、相互交融的结果。多学科的交叉产生出更多创新的交互点,为其学科以及分支学科创造更多可供研究探索的突破口,以青蒿素为代表的一大批研究成果就是最好的佐证。

一直以来,对于中西医学科之间的关系,有人主张相互排斥,有人主张相互否定,但依据我国国情,两者的交融是客观的、必然的,也是良性的、进步的。中医药学的现代化发展,是中西医结合医学研究的前提和基础;在传承与创新发展中医药学上,中西医结合研究是有效方法和重要途径之一。中西医结合医学学科的创立是中华人民共和国成立以来的标志性医学成就之一。把中医和西医这两种医学理论进行有机结合,形成整体与局部不可分的医学观念,重视宏观层面的研究成就,也充分利用科技微观层面的研究成果,重视中西医的比较研究,为中西医结合医学学科建设发挥奠定性、指导性作用。

当今中西医融合还处于初始阶段,学科的完善未来还有很长的路要走,需要研究者们不断发挥创新精神,努力探索开垦,更要注重人才的培养、学科的建设,以更广阔的视界探索中西医结合医学学科新发展道路。

【案例来源】

[1] 白长川,王续琨.中西医结合医学的学科结构和未来走势[J].中西医结合研究,2017,9(6):322-325,328.

[2] 孔令青.中西医结合医学的分支学科[J].中西医结合研究,2017,9(3):153-156,158.

[3] 吕爱平,刘孟宇,张弛,等.中西医结合医学研究30年回顾[J].中国中西医结合杂志,2011,31(11):1445-1458.

[4] 李恩.中西医结合医学的定义与定位[J].现代中西医结合杂志,2010,19(12):1430.

三、中西医结合专业设立

【案例】

清朝末年,"中医汇通派"形成之初,王宏翰、朱沛、唐宗海、张锡纯等一系列代表人物开始进行中西医教育和临床实践的尝试,创办了多所国医学校,开始倡导中西医结合的教育新风,使得中医与西医的学科之间开始产生碰撞、交汇。至20世纪50年代中期,国家中西医结合方针确立,国内开始大范围掀起中西医结合的研究和学习热潮。在1954年全国高等医学教育会议上以及1956年"同音乐工作者谈话"中,中央多次提到"西医学习中医"问题。1958年,我国首届西学中班结业,培养出第一批西医离职学习中医人员,开创了我国中西医结合教育的历史。而后全国各地广泛开展"西学中"班,培养了一大批人才,为之后的中西医结合理论研究与临床实践奠定了基础,也为中西医结合专业的设立创造了历史条件。

1980年,卫生部召开了中医和中西医结合卫生工作会议,在明确指出了中医、西医和中西医结合三支力量长期并存,共同发展的方针后,全国各地建立了许多中西医结合医院,成立了中西医结合学会。当"中西医结合医学"确定为独立的一级学科后,一些高校相继开展中西医结合高等教育。山东中西医结合大学是我国最早建立的以中西医结合专业为主的民办高等学府。1992年,北京、广州、上海三所中医学院开办了"西学中第二学士学位班",河北医科大学开始招收3年制中西医结合专业专科生。1993年,湖南中医学院、贵阳中医学院、浙江中医学院成立中西医结合系并开始招收5年制本科生,并于2000年开始招收7年制本硕连读。成都中医药大学于1995年开始招收中西医结合本科生,南京中医药大学与南京医科大学也于2000年开始联办招收中西医结合专业7年制本硕连读生。安徽中医学院于2001年正式招收中西医结合全科医学专业5年制本科生。辽宁中医学院2002年开始招收中西医结合专业7年制本硕连读生。复旦大学上海医学院中西医结合系于2002年3月正式建立,招收中西医结合专业7年制本硕连读生。至此,全国由北至南的中医高校、部分西医院校都相继设立了中西医结合专业并招收本科和硕士学生。

2003年,中西医结合规划教材建设委员会主张将专业更名为"中西医结合临床医学"专业。同时,与专业建设配套的教材建设开始起步。2005年,由全国40多所医药院校、中医院校的中西医结合专家共同编纂出版了我国第1版高等医药院校中西医结合专业国家规划教材(共16本),这是中西医结合高等本科教育事业中具有"里程碑"式意义的事件,标志着中西医结合教育逐渐走向规范。中西医结合专业建设受到的重视也使得中西医结合医学迅速发展。

经历半个多世纪的发展,中西医结合专业已然成为大多数中西医院校重点研究探讨的对象,如今的侧重点逐渐转向如何构建更完善的中西医结合专业高等教育体系,除了对专业基础课程构建以及教材建设的探讨,为了能够充分发挥专业的优势与特质,师资力量以及专业人才的培养更是需要为之长期努力的重点探索目标。

【解析】

以"中医汇通派"为开端,自 1958 年"西学中"班结业以来,中西医结合的教育已经开展了半个多世纪,中西医结合专业的成立真正意义上代表着中西医结合医学开始在中国乃至世界医学史上占有一席之地。时代在发展,医学在进步,中西医结合医学是时代的产物。自各高校设立中西医结合专业以来,学校注重本科教育的课程开设,优化师资力量建设,把握好中西医结合专业的特点,并注重后期专科分流,努力培养好中西医结合高级专门人才。

中西医结合教育体系不断发展壮大,之后又形成了本科—硕士—博士的多层次学科培养体系,专业前景大好。这离不开一代代怀揣中西医结合理念的前人的辛勤智慧和努力奋斗。中西医结合事业是为人类健康事业造福的一项长期艰巨而伟大的事业,而持续完善中西医结合教育事业便是其基础和关键所在。近年来,随着社会对中西医结合需求的增加,中西医结合专业本科教育的重要性也日益凸显。进一步完善中西医结合教育是当代中西医结合人要为之奋斗努力的方向。优化人才培养、重视临床实践,积极探索,找准中西医结合的交互点,完善中西医结合专业构建,打造更科学的中西医结合高等教育体系还有未来很长一段路要走。但自中西医结合专业创立以来,前有开创先河者,后有继承理念者,在一代代人的前赴后继中、传承创新中,中西医结合教育定会大放异彩!

【案例来源】

[1] 朱虹,钱静,王炜. 中西医结合专业五年制本科课程设置的思考[J]. 中国高等医学教育,2008, (9):104-105,128.

[2] 郑莉,赵琛,陈菲,等.关于对中西医结合本科教育的思考[J].中医药学刊,2006,(8):1472-1473.

四、中西医结合学科硕士、博士学位的确立

【案例】

中华人民共和国成立以后,党中央和人民政府十分重视医药卫生事业的发展,尤其是鼓励中医学习西医,西医学习中医,同时掌握好中医和西医,作为共同医治疾病的手段。1958 年,我国首届"西学中"班结业,培养出我国第一批西医离职学习中医人员,开创了我国中西医结合教育的历史,此后全国各地广泛开展"西学中"班,培养了一大批人才,为之后的中西医结合理论研究与临床实践奠定了基础,也为中西医结合学科专业教育夯实了基础。

改革开放以来,中西医结合学科硕士、博士研究生的高层次教育相继展开。20 世纪 90 年代,又建立了中西医结合博士后流动站。1981 年 1 月 1 日起,我国正式施行《中华人民共和国学位条例》,恢复了学位制度,并由此创建了包括中西医结合专业在内的中医药各学科培养研究生的制度。之后,学位制度在不断完善和发展,创建了本科—硕士—博士的高层次高等教育培养体系。1985 年,第一位中西医结合专业博士研究生通过论文答辩,这是 1981 年国务院学位委员会设置"中西医结合"学科后,学位建设取得的标志性成果。

《中华人民共和国学位条例》中规定"授予学位的高等学校和科学研究机构及其可以授予学位的学科名单,由国务院学位委员会提出,经国务院批准公布"。从 1982 年开始,国务院分四批,公布了全国中医、中西医结合学科专业的授权点。到 1990 年底,全国已有 16 所高等院校和科研单位成为中医、中西医结合专业博士学位授予权单位,共有中医专业授权点

49 个,中西医结合专业授权点 28 个。其中中西医结合专业博士学位授权点包括中国协和医科大学、北京中医学院、上海医科大学、同济医科大学、中国中医研究院、天津医科大学、广州中医学院、成都中医学院等 13 个高校及科研单位,学科专业涉及病理生理学、生理学、神经药理学、针灸与针刺麻醉、中医理论、肾本质研究、骨科、内分泌、心血管、内科、妇产科、血液病等 22 个中医、西医、基础、临床专业。

而后,为了适应我国社会主义医疗事业现代化的需要,国务院学位委员会、国家教育委员会、原卫生部联合下达了(86)学位字 022 号文《培养医学博士(临床医学)研究生的办法(中医、中西医结合)》。对临床医学研究生教育进行改革,其目的是突出临床医学特点,进一步提高培养质量,造就更多的临床医学专门人才。经原卫生部批准,我国有中国中医研究院、北京中医学院、中国协和医科大学、上海医科大学和广州中医学院 5 个单位为招收 5 年制中医、中西医结合专业临床医学博士研究生试点单位。招生名额纳入当年硕士生招生计划,入学后第一阶段硕士阶段 2 年,第一阶段须经必要的理论学习和临床科室轮转,在第二学年通过专家考核小组对其政治思想、业务能力、理论基础等方面的严格综合考核,方可进入第二阶段博士阶段学习,并将转博人数纳入当年博士生招生计划。未通过考核者,允许完成硕士学业。专业包括中西医结合临床、中医内科学、针灸学、中医妇科学等。这一举措开创了我国中西医结合专业"硕博连读"培养体系的先河。

2010 年,政协委员温建民又提出,根据"一个学科只能用一个名称一个代码"的学科分类原则,建议国家标准化委员会和国务院学位委员会将"中西医结合"与"中西医结合医学"统一称为"中西医结合医学"。从此,中西医结合医学专业走上新征程。

中西医结合医学学科的创立与发展之路任重而道远,硕士、博士学位的确立为推动学科系统化、科学化发展,迈出了重要一步,令无数中医人为之振奋与鼓舞。未来,中西医结合人才将继续守好专业精髓,不断探索与实践,发挥好中西医结合医学的优势,为医药事业发展做出应有的贡献。

【解析】

中西医结合医学是我国独创的一门新兴医学学科,其基础学科的发展还须进一步研究和探索,在教学和科研方面也有待进一步提升。建立中西医结合医学学科的硕博士培养体系是国家培养该领域高层次专门人才和拔尖创新人才的重要途径。加强西学中力度并大力支持中医的发展,是促进中西医结合学科和教学大力发展的重要催化剂。

中西医结合医学的发展也是对中医学珍贵宝库的继承创新和发扬光大。培养中西医结合医学的硕士、博士高层次人群,可以进一步加强中西医结合的理论和实践研究,加快对中西医结合人才的培养,促进中西医结合医学的进步,实现中西医结合医学学科从实践到理论上的融会贯通。适应中国国情和历史发展规律,选择好最适合中西医结合医学学科发展的契机,做好与时俱进的决策,是中西医结合医学专业突飞猛进发展的关键保障。

【案例来源】

邓根银,何昌明.全国中医、中西医结合学科专业招收培养博士研究生工作指南[J].中国中西医结合杂志,1992,12(2):116-119.

五、中西医结合医学职称评价体系

【案例】

职称评价体系一般包括"初级—中级—副高级—高级"的职称评价阶段。专业职称评价体系是反映临床医学专业人员专业技术水平、综合业务能力和自身素质的重要途径,是各级单位评价人才、激励人才的主要手段,是进行人才资源科学配置、合理使用的基础和重要依据。因此,设置中西医结合医学职称评价体系标准也备受本专业人才的注意和重视。

目前中西医结合专业高级职称的取得一般须经专家评审委员会评审,专家的评审是对临床医学专业人员学术水平和专业工作能力等方面的一种综合定性评价。评审内容一般包括思想政治素质和医德医风要求、学历学位要求、任职年限要求、年度及聘期考核要求、外语和计算机要求、专业实践能力考试、继续教育要求、下基层服务要求等。其中能力与业绩条件包含专业理论水平、专业工作能力,以及包含论文、课题、专业实践成绩在内的标志性工作业绩。

中西医结合医学职称评价体系中内含的职称评审的标准方法、政策导向,直接关系到对中西医结合专业人员综合能力素质的正确评价,关系到专业人才的正确使用及其工作学习积极性的充分调动与发挥,关系到学科人才队伍的结构优化和科学合理配置。如果专业技术人才职称晋升体系中存在一些问题,则会一定程度上减缓学科发展的脚步。比如注重量化评审、忽略内涵质量;注重论文数量,忽略医疗业务能力评价等,可见"建立和完善评价体系,是落实卫生人才发展规划的重要任务,是创新卫生人才评价工作的迫切需要"。

2017年1月,中共中央办公厅、国务院办公厅印发了《关于深化职称制度改革的意见》,其中明确提到"合理设置职称评审中的论文和科研成果条件,不将论文作为评价应用型人才的限制性条件"。为了适应新形势下人才评价工作要求,充分发挥学科内专业技术人才既潜心临床实践,又开展医学研究,让有能力的人才能够得到相应的职称和待遇。医疗单位在近几年的实践中开始实行综合人才评价体系,将医务、教学、科研融入综合评价体系,以综合、客观、全面地评价人才,以此为学科发展留足人才储备。

新的职称评价体系要求实施后,成效显著。不仅增强了中西医结合学科人员在教学和临床上的积极性,同时也促进了中西医结合医疗模式的创新。在综合医院、专科医院、妇幼保健机构中不断完善中西医结合相关制度,强化临床科室中医医师配备,打造中西医结合团队,开展中西医联合诊疗,逐步建立中西医多学科诊疗体系,并将中西医结合工作成效纳入医院等级评审与绩效考核,真正做到有机制、有团队、有措施、有成效,从而进一步激励人才优化的主动性和积极性。中西医结合职称评价体系的优化吸引到更多的优质人才,优质的中西医结合人才再提升学科的整体发展,形成良性循环。只有这种政策导向后使得人才建设得到优化,使得团队建设更进一步,才能使中西医结合的医疗质量得以提高,教学、科研建设的积极性和创造性得以激励发挥,从而中西医结合学科的建设才可能落到实处,中西医结合事业才可能呈现健康发展的态势继续前进。

【解析】

职称评价体系是医学学科里对人才评定的重要标准。对于中西医结合医学这门跨领域的学科,更是各家医疗单位用来明确资格、合理聘任、分类评价和管理的重要依据。在这些年职称评价体系发展中,职称评价标准已在逐步发生变化。唯一标准已逐渐被综合评价所取代,定性标准、资历标准等在逐渐被淘汰,取而代之的是相对客观化的定量标准,其目的就是要倡导正能量,对医院发展有贡献者都应该得到尊重和重视,形成积极向上的风气和文化氛围,使得有作为者能够得到晋升,以此为行业留住更多人才,促进学科健康发展,从而更进一步为中西医结合学科各分支逐步完善提供有力保障,为推进中西医结合事业朝着有成效、多途径、更科学的方向发展奠定人才基础。我国中西医结合人才的优化推动了中西医结合科研工作的不断深入发展,取得了众多举世瞩目的重大科研成果,如治疗疟疾的青蒿素的研制成功、治疗白血病的亚砷酸注射液的研制成功等,更重要的是促进了中西医结合学科的发展壮大。

近年来,职称评价体系中存在的问题已逐渐解决,整体发展呈现螺旋式上升的态势,进一步调动和激发广大中西医结合学科内人员的积极性和创造性,对建设一支学科内医德高尚、业务精湛、结构合理、充满活力的高素质、专业化卫生队伍起着积极推进的作用。中西医结合医学,是我国经历了半个多世纪实践研究,在世界上首创的一门新兴交叉学科,其职称评价体系的完善一定程度上凸显了中西医结合学科在世界范围医学领域的地位,其完善是加大中西医结合学科人才储备、推进中西医结合事业发展上不可缺少的重要一环。

【案例来源】

[1] 王雪凝.浅谈卫生专业技术人员职称制度改革[J].中国卫生人才,2017,(03):72-76.

[2] 焦艳丽,刘亚孔,席祖洋.三级医院医师职称综合评价体系的构建[J].经济研究导刊,2017,(08):162-163.

六、中西医结合研究会的成立及期刊创办

【案例】

党中央、国务院自中华人民共和国成立以来一直非常重视并支持中西医结合医学的发展,最早可追溯到毛泽东同志在20世纪50年代的一系列指示,最重要的即是毛泽东同志给时任卫生部党组书记、副部长的徐运北同志写的第一届西学中结业报告上的批示。这一政策号召了许多当时全国有影响力的西医医生,包括张孝骞、吴英恺、林巧稚等以不同方式参加了学习。

在此背景下,1979年,医学辩证法讲习会在广州召开,其间专家联名发起成立中西医结合研究会的倡议。之后,1980年卫生部召开工作会议,明确提出了中医、西医、中西医结合三支力量都要大力发展、长期并存的方针。1981年,国务院组织召开全国中西医结合大会,提出中国有三种医生,即中医、西医和中西医结合,三种医生代表我国医疗队伍的三驾马车。

国家对中西医结合的重视不断推进中西医结合事业的发展。1981年11月8日,酝酿2年的中国中西医结合研究会在北京宣告成立。研究会第一届理事长季钟朴作了题为"团结起来,坚持中西医结合方针为发展具有我国特点的新医药学而奋斗"的工作报告,引发了热烈反响。研究会的成立标志着我国中西医结合事业发展到一个新的阶段。

《中国中西医结合杂志》于1981年7月份创刊,当时称为《中西医结合杂志》,1992年改名为《中国中西医结合杂志》。杂志培养了大批中西医结合的人才,不少博士、硕士研究生的毕业论文也在这里发表,这些研究生逐渐成长起来成为当代中西医结合医学学科的中流砥柱。也有许多国家领导人给杂志题词鼓励,如习仲勋、聂荣臻、李先念等,他们都很明确地提出"中西医结合为人民服务""中西医结合是我国医学独特的优势"等论点。

中西医结合学会的成立与《中国中西医结合杂志》的创办很大程度上促进了中医与西医的融合,培养的大量人才带动了科研的创新,真正将中医思维与西医学的优势结合起来,促进医学事业的革新与发展。其中最著名的成果即屠呦呦研究员从中医典籍《肘后备急方》里寻找思路,结合现代药物分析手段提取了青蒿素,并借此先后获得了诺贝尔生理学或医学奖、国家最高科学技术奖等,成为第一位获诺贝尔科学奖项的中国本土科学家,为全球疟疾防治、佑护人类健康做出了重要贡献。另外,陈可冀院士一直以来致力于血瘀证及活血化瘀的临床创新研究,先后主编出版了《血瘀证与活血化瘀研究》《实用血瘀证学》《心血管病与活血化瘀》等专著,其领衔开展的"血瘀证及活血化瘀研究"荣获了2003年度国家科学技术进步奖一等奖,这是中华人民共和国成立以来,中医药界首次荣获该最高级别奖项。吴以岭

院士致力于络病理论原创结合现代科技的研究,将中医整体思维与现代技术相结合,系统构建了络病研究三大理论框架——"络病证治""脉络学说"和"气络学说",以络病理论指导临床为重大疾病防治做出了突出贡献。这些事例都有力证明了通过中西医结合研究可促进中医药理论和实践的现代化发展,也说明中西医结合学会的成立、《中国中西医结合杂志》的创办促进了中西医的交流和结合,提高了中西医结合学科的影响力。

【解析】

中西医结合研究会的成立和《中国中西医结合杂志》期刊的创办,是中西医结合医学发展史上的重要标志性事件。中西医结合的发展,能更好地发挥中医学和西医学的优势,共同促进医学在人类对抗疾病时发挥的作用。2016 年 11 月,李克强总理在第九届全球健康促进大会上提出"促进传统医学和现代医学融合发展"。在 40 多年的发展历程中,中西医结合学会与中国中医科学院逐步实现资源共享、良性互动,一大批杰出人才和中西医结合科研成果涌现出来,为中西医结合学术进步做出了重要贡献。

中西医结合学会的成立与《中国中西医结合杂志》的创办,大大地推动了中西医结合的研究和临床应用,如屠呦呦研究员对青蒿素的成功研究,陈可冀院士的"血瘀证及活血化瘀研究",吴以岭院士的"络病理论原创结合现代科技践行守正创新促进中西融合"等,还有许多不同学科与领域所取得的瞩目成就,无不证明了中西医结合可促进中西医融合,为全球医疗事业的蓬勃发展做出贡献。

习近平总书记给中国中医科学院成立六十周年发来的贺信中提出"中医药学是中国古代科学的瑰宝,也是打开中华文明宝库的钥匙",要"继承好、发展好、利用好","推进中医药现代化,推动中医药走向世界",这些论述对中西医结合事业的发展是有强大指导作用的。在党和国家的领导下,继续全面贯彻执行"中西医并重"和"百花齐放、百家争鸣"的方针,团结广大中西医结合人,弘扬献身、创新、求实、协作的科学精神,推动中医西医相互融合,繁荣发展中西医结合科学技术,共同为医疗事业贡献力量。

【案例来源】

[1] 陈可冀.我国中西医结合 60 年回想[J].中国中西医结合杂志,2017,37(2):140-142.

[2] 吕爱平,刘孟宇,张弛,等.中西医结合医学研究 30 年回顾[J].中国中西医结合杂志,2011,31(11):1445-1458.

七、中西医结合医疗服务面向基层

【案例】

中华人民共和国成立初期,为了解决我国广大农村和城市缺医少药的急迫问题,1950 年 8 月,在北京召开的第一届全国卫生工作会议,确立"面向工农兵""预防为主""团结中西医"为新中国卫生工作的三大原则。从 1955 年底到 1956 年初,卫生部在北京、上海、广州、武汉、成都、天津等地举办了 6 期西医离职学习中医班,从全国范围内抽调部分医学院校毕业生及有一定临床经验的西医参加,系统学习中医理论和治疗技术。

中医药是我国医药卫生事业的重要组成部分,具有显著优势,且有广泛的群众基础。其临床疗效确切,预防保健作用独特,治疗方式灵活多样,费用较为低廉,深受广大城乡居民的欢迎。在当时广大农村和城市近一半人口都由中医提供医疗服务的特定时代背景下,基层的中西医结合医疗服务在防治传染病,如血吸虫病、流行性乙型脑炎等方面发挥了重要作用。

随着时代的发展,人民群众的疾病谱也发生明显变化。这就要求中西医结合医疗服务,一方面积极利用现代医学的理论、技术和方法,继承发展中医学的特色和优势,针对目前严重危害人类健康的重大疾病和疑难疾病,提出形成中西医结合防治的新理论、新方案和新方法,并加以推广和应用,另一方面根据我国农村和基层的看病就医需求,创造出适宜的技术和方法,积极探索解决基层尤其是广大农村地区看病难、看病贵的问题。

2003年11月,国家中医药管理局印发《关于进一步加强中西医结合工作的指导意见》(国中医药发〔2003〕52号),指出需要进一步优化中西医结合医疗资源配置;加强中西医结合医疗机构、科室内涵建设,逐步形成自身特色与优势;政府举办的中西医结合医院特别是二级以上中西医结合医院,要在农村、社区卫生服务中充分发挥人员培训、技术指导和双向转诊的作用,以满足不同层次的医疗保健需求;要充分发挥中西医结合在防治突发公共卫生事件中的作用。

2012年,国家中医药管理局、卫生部、人力资源和社会保障部、国家食品药品监督管理局、中国人民解放军总后勤部卫生部联合发布《关于实施基层中医药服务能力提升工程的意见》(国中医药医政发〔2012〕31号)。要求按照"保基本、强基层、建机制"的基本原则,全国各地区建设以基层医疗卫生机构为主体的基层中医药服务网络,提升中医药基层服务能力。

2019年,国家卫生健康委等10部门联合制定了《健康中国行动——癌症防治实施方案(2019—2022年)》。方案明确,通过实施中西医结合行动,发挥中医药独特作用方面,加快构建癌症中医药防治网络,将癌症中医药防治纳入基层医疗机构服务范围。开展癌症中西医临床协作试点,探索中西医结合防治癌症的新思路、新方法和新模式,形成并推广中西医结合诊疗方案。在肿瘤多学科诊疗工作中,规范开展中医药治疗,发挥中医药的独特作用和优势,切实维护广大人民群众健康。

2021年8月20日,十三届全国人民代表大会常务委员会第三十次会议表决通过《中华人民共和国医师法》,明确指出,促进中西医结合,加强基层医疗队伍建设;完善疾病预防控制、突发公共卫生事件应对等方面的中西医协同防治的体制机制。

2021年,国家卫生健康委、国家中医药局和中央军委后勤保障部卫生局联合印发《关于进一步加强综合医院中医药工作推动中西医协同发展的意见》,通过六项举措推广疫情防控中总结形成的"有机制、有团队、有措施、有成效"的中西医结合医疗模式,更好地满足广大人民群众日益增长的医疗保健需求。

截至2020年底,全国基层中医馆总数已经达3.63万个,85.4%的社区卫生服务中心和80.1%乡镇卫生院都已设置中医科室,部分基层医疗卫生机构中医药的诊疗量已占40%以上。通过中医院牵头组建县域医共体、城市医疗集团和中医专科联盟,发挥中医药"简、便、验、廉"和治未病的特色优势,推动"以治病为中心"转向"以健康为中心"。针对"一老一小"开展中医药健康管理,提供个性化的中医治未病服务。通过中医类别医师牵头组建家庭医生团队,开展家庭医生签约服务。逐步实现每个家庭医生团队能够提供中医药服务,开展常见病、多发病的中医药诊疗。

【解析】

党和国家结合国情实际,发挥中医药的优势与特色,从中西医结合专门人才培养、基层医疗机构建设、中西医结合诊疗方案制订等方面,通过法律法规方面政策引导,构建面向基层的中西医结合医疗服务体系,提升人民卫生健康保障。这一切充分体现了党与政府关心人民、爱护人民的情怀。

【案例来源】

黄明安,陈冬桂.中医药在基层卫生服务中的现状分析[C]//.全国社会办医暨中医药发展战略高峰论坛论文集.2014;94-98.

八、中西医结合优势凸显：创新成果获国家科学技术进步奖

【案例】

中西医结合医学是一门研究中医和西医在形成和发展过程中的思维方式,从对象内容、观察方法上比较两者的异同点,吸取两者之长、融会贯通,创建医学理论新体系,服务于人类健康和疾病防治的整体医学。中西医结合医学是研究和发展中医药学的重要组成部分。

中华人民共和国的中西医结合事业已经过了60多年的发展历程。1955年12月,中国中医研究院正式成立,在周恩来总理亲自组织安排下,从全国邀请了一批著名中医到中医研究院工作,同时由卫生部举办了全国第一届西医离职学习中医班。1958年,首届西医离职学习中医班学员结业,培养出我国首批"西学中"人员,开启了我国中西医结合研究篇章。1958年10月11日毛泽东同志对卫生部党组《关于西医学习中医离职班情况、成绩和经验给中央的报告》批示道:"中国医药学是一个伟大的宝库,应当努力发掘,加以提高。"从此,我国掀起了中西医结合的学术热潮。

在学术研究过程中,中西医结合科技工作者坚持以临床研究为重点,以问题和现象作为研究的逻辑起点,强化研究的目标导向,不断丰富中西医结合科研的内涵。通过借鉴西医学研究和中西医结合研究的新思路、新方法、新成果,加强科研设计,创新科研方法,不断提高中西医结合科研的水平,保持我国中西医结合领域的优势地位,并在世界范围内共享中西医结合的研究成果。

在科研创新方面,围绕传染性疾病、恶性肿瘤、急腹症、心血管疾病、肾病等临床常见疑难重大疾病进行深入研究,将中西医结合理论与实践有机地结合起来,发扬各自的优势,克服彼此的缺点,涌现出一大批科研成果。

在血瘀证及活血化瘀研究方面,陈可冀院士课题组通过系统研究血瘀证及活血化瘀经典理论及方药,观察发现中医药治疗稳定性冠心病及降低急性心肌梗死病死率方面疗效显著。在1978年发表了我国第一篇心血管病多中心中医药循证医学的临床研究论著。通过研究探讨传统中医药学和血、活血、破血等活血化瘀一系列理论结合西医学抗血小板作用机制及提高血浆纤溶蛋白活性、凝血因子XIII活性理论以及对血小板超微结构等方面机制,取得了重大原创性进展。相关中药转化为一组安全有效的心血管病新药,进一步服务于临床,形成了中医药界的"活血化瘀现象"。同时,在芳香温通理论及其转化医学研究包括宽胸气雾剂等的研究方面,也取得新的进展,开拓推进了我国心血管病中医药研究领域继承创新的新局面。该成果在2003年获得我国中医药领域第一个国家科学技术进步奖一等奖。

在针对疟疾治疗药物的筛选研究中,1969年,屠呦呦被任命作为中药研究小组组长,希望"从中药中寻找抗疟药"。经过对200多种中药的380多个提取物进行筛选,屠呦呦最终将焦点锁定在青蒿,由于常用煎熬方法的青蒿提取物抗疟效果极不稳定,后来屠呦呦从东晋葛洪《肘后备急方·治寒热诸疟方》记载将青蒿"绞汁"用药的经验中得到灵感,改用低沸点的乙醚提取。1971年,在经过190次实验失败后,成功提取出有效成分。1972年初,从中药青蒿乙醚提取物中分离得到结晶单体,后命名为青蒿素。1977—1979年,青蒿素的研究成果在中国《科学通报》与《化学学报》上发表,并被美国权威的《化学文摘》收录。屠呦呦凭借"中药和中西药结合研究提出了青蒿素和双氢青蒿素的疗法",获2015年诺贝尔生理学或医学奖。该成果于2016年获国家最高科学技术奖。

此外,三氧化二砷和维A酸联合治疗急性早幼粒细胞白血病、中西医结合治疗急腹症诊治体系、中医肾阳虚证本质、针刺麻醉机制、大面积烧伤治疗、骨折小夹板固定等一大批重大

中西医结合研究成果,也获国家科学技术进步奖等荣誉。截至 2021 年,中西医结合科技创新成果先后荣获国家科技进步奖一等奖 6 项、二等奖 70 项。

【解析】

中医与西医作为两种不同的医学体系,各具特色,各有所长。中西医结合就是取各自所长,发挥各自优势,为人民提供更加有效的医疗保健服务。正如屠呦呦在诺贝尔生理学或医学奖颁奖典礼中说:"从 1959 年到 1962 年,我参加西医学习中医班,系统学习了中医药知识……通过抗疟药青蒿素的研究历程,深感中西医药各有所长,二者有机结合,优势互补,当具有更大的开发潜力和良好的发展前景。"

每一项中西医结合研究的创新成果,都蕴含着广大中西医结合人献身、创新、求实、协作的科学精神。中西医结合是一个艰难的长期科学创新过程,在发展过程中没有现成的模式可以借鉴。在学术上需要始终坚持"百花齐放、百家争鸣",通过不同途径、采取不同方法进行探索创新。中西医结合事业的发展须注重中医药自身的特色优势,掌握现代科学技术,不断与时俱进;中西医互相尊重,互相学习,加强协作,取长补短,共同提高。

对待中西医结合的成果和成效,科研人员始终本着科学的态度,以科学的方法去评价,尊重事实,克服成见,力戒偏见,少争论,多实践,重疗效,坚持实践是检验真理的唯一标准,坚持科研与临床的紧密结合,坚持理论与应用的紧密结合,以临床疗效来检验中西医结合的成果,进而不断推动中西医结合的研究和学术创新。

【案例来源】

[1] 宋军.中西医结合医学在中医药创新发展中的作用[J].中国中西医结合杂志,2009,29(4):354-356.

[2] 陈可冀,李连达,翁维良.血瘀证与活血化瘀研究[J].中西医结合心脑血管病杂志,2005,3(1):1-2.

[3] 卢义钦.青蒿素的发现与研究进展[J].生命科学研究,2012,16(3):260-265.

第二节　重大公共卫生、灾害事件彰显学科优势

一、人痘苗的发明与传播

【案例】

天花,中医又称为"痘疮",是一种由天花病毒引起的急性传染性疾病,因其传染性强、病死率高,对人类危害极大。

据记载,天花早在汉代就传入中国。在晋代葛洪的《肘后备急方》记载了天花疫情,"比岁有病时行仍发疮,头面及身,须臾周匝,状如火疮,皆戴白浆,随决随生,不即治,剧者多死;治得差后,疮瘢紫黑,弥岁方灭,此恶毒之气"。

在天花防治过程中,古代医家不仅注重围绕疾病的病因病机和临床症状,开展以辨证论治为指导的内服药治疗,而且积极探索多种有效预防措施,逐渐形成安全有效的人痘疫苗术。

在最早的天花疫苗接种过程中,唐宋时期医生尝试"以毒攻毒",直接利用天花患儿身上的痂或脓汁作为痘苗(称"时苗"),吹到接种者的鼻孔内,使之感染天花病毒。通过出一次症状略轻的痘疹,从而获得对天花的免疫力。由于"时苗"接种过程,与自然传染天花几乎没有差异,所以接种风险极大。于是,医生开始对痘苗进行培育筛选,发现选育六七代之后,痘苗毒力就会大大降低,相对安全。这种选育出来的痘苗被称为"熟苗"。在明清时期,接种人

痘苗——"熟苗",已成为预防天花的重要手段。

1742年,清朝的大型医书《医宗金鉴》"幼科种痘心法要旨"将人痘苗术作为单独一卷纳入,形成了一套标准规范化的技术体系,包括疫苗的选择/制备与保存、接种时间的选择、接种对象的选择、接种操作规范、接种后的注意事项、判断接种是否成功、补种等一系列完整、明确的操作程序和步骤,同时接种的各个环节都有明确的规则和标准描述。

人痘苗术的推广应用,有效地预防了天花传播,降低了儿童死亡率,因此中国的人痘苗术逐渐向国外传开。17世纪下半叶,中国种痘法传入俄罗斯,经中亚传至土耳其。18世纪初,英国驻土耳其公使的夫人蒙塔古又将种痘法从君士坦丁堡带到英国,英国很快成为欧洲的人痘接种中心。1796年,英国一位乡村医生琴纳发现一位挤奶女工因为感染过牛天花,手上长过痘疤因而不需要再种人痘。受到这一经历的启发,琴纳在一名男孩身上试种牛痘获得成功。牛痘接种术比人痘接种术操作更为简单、成效更为明显,逐渐在欧洲取代了人痘苗接种术。

牛痘接种术的方法很快通过传教士向东方传播,经中国澳门和中国香港,传向粤、闽、江浙等沿海省份,最终传遍我国全境。由于中国民众一向有接种人痘的传统,所以牛痘接种术很快得到认同并广泛传播。

随着牛痘接种术在全世界推广应用,天花逐渐被控制。1980年5月8日,第33届世界卫生大会在日内瓦正式宣布:天花已在全世界各地被消灭了,这是人类与疾病抗争过程中第一个被消灭的传染病。

【解析】

针对天花这种烈性传染病,中国古代医家通过长期的医疗实践,尝试"以毒攻毒"思路与方法,寻找到预防天花的安全有效方法——"人痘苗"接种。这一实践过程充分体现了传统中医学具有创新精神。中国古代医家发明的人痘接种术成为预防天花的有效方法,为中华民族抗击天花做出巨大贡献,展示出中医治疗方法的时代先进性。

人痘接种术作为一门传统医学技术,从发明到成熟,经历了技术方案的不断修订、标准化、规范化,方案的有效性、安全性持续提高,为该技术的推广应用奠定基础。这一过程体现了中医学认真严谨、锲而不舍、探索求真的科学精神。

人痘接种技术从中国传到西方,一定程度上促进了牛痘接种技术的发明,更为世界范围内消灭天花做出了贡献。通过疫苗接种预防烈性传染病的方法,引领现代免疫学的开端,因此人痘接种术也被人们称之为"人工免疫的先驱"。人痘接种术的西传和牛痘接种术的东传,正是中西医理论与实践交流的一个典型案例,展示出中西医结合推动人类医学发展的强大生命力。

【案例来源】

[1] 刘锡琎. 中国古代的免疫思想和人痘苗的发展[J]. 微生物学报,1978,18(1):3-7.

[2] 谢蜀生,张大庆. 中国人痘接种术向西方的传播及影响[J]. 中华医史杂志,2000,30(3):133-137.

[3] 张钫. 从人痘到牛痘[J]. 科学世界,2018(6):128-129.

二、中西医结合共抗流行性乙型脑炎

【案例】

流行性乙型脑炎(以下简称乙脑)是由乙脑病毒引起、经蚊虫传播的一种急性传染病。本病主要分布在东亚和东南亚地区,多见于夏秋季,临床上急起发病,有高热、意识障碍、惊厥、强直性痉挛和脑膜刺激征等表现,重型患者病后往往留有后遗症。由于乙脑的病死率和致残率高,严重威胁人民群众特别是儿童的健康。

我国曾是乙脑高流行区，在 20 世纪 60 年代和 70 年代初期全国曾发生大流行，其中 1966 年和 1971 年的乙脑，发病人数分别高达 15 万和 17 万多，发病率达 20/10 万以上。

在 20 世纪 50 年代，当时医学界还没有找到治疗乙脑的特效药物，患者可能在短时间内死亡，即使成功救治也有许多患者存在精神障碍、癫痫、痴呆等后遗症。

1954 年夏天，河北省石家庄市暴发乙脑。由于当时西医缺乏有效的治疗手段，病死率高达 50%。在石家庄市传染病医院郭可明同志带领下，医务人员迅速组成中医治疗小组，奔赴临床一线。虽然中医经典古籍中没有所谓"乙脑"的记载，但根据乙脑的发病节气时间点、以发热为主症且具有强烈传染性等临床表现，郭可明认为乙脑属于中医"温病""暑温"范畴，提出治法以解毒、清热、养阴为主，方剂以白虎汤、清瘟败毒饮为主方，重用生石膏，配合使用安宫牛黄丸和至宝丹的治疗方案。经中西医合作治疗 34 名乙脑患者，取得零死亡的奇迹。同时对乙脑后遗症则结合针灸进行治疗，也收到显著疗效。

1955 年，一位援华的苏联专家不幸罹患乙脑，病倒在北京，高热昏迷，痰声辘辘。根据患者病情特点，郭可明等采用人参白虎汤、安宫牛黄丸、至宝丹加减为主方治疗。经过连续多日诊治，患者病情逐渐稳定，清醒并可以自主进食，能够坐起身跟医生打招呼，用俄语问候"你好！""谢谢！""再见！"李德全部长接到治疗效果汇报后非常高兴，对治疗效果非常满意，并称赞说："中医不但治疗乙脑有效，对乙脑的后遗症治疗同样有效！"

1955 年 12 月 19 日，在中国中医研究院（现中国中医科学院）成立大会上，卫生部向石家庄市传染病医院乙脑中医治疗小组颁发了中华人民共和国成立后的第一个部级科技进步甲等奖，奖旗上写着"奖给石家庄传染病医院治疗流行性乙型脑炎小组，中西医合作治疗流行性乙型脑炎取得的辉煌成就"。

1956 年，北京地区流行乙型脑炎，病死率很高，严重威胁人民群众的生命。北京儿童医院、第一传染病院都住满了病人，许多医生效法石家庄地区治疗乙脑的经验，予以白虎汤为主的治疗，结果屡试无效。有人怀疑白虎汤对乙脑的治疗效果。经蒲辅周会诊，通过查阅文献，客观仔细全面分析比对，认为石家庄地区发病时久晴无雨，天暑地热，时暑温偏热，采用白虎汤，辛凉透邪，清气泄热，切中病机，当然良效；而此次北京乙脑，虽同为夏暑，但久雨少晴，湿热交蒸，偏于湿热，改用湿温祛邪治之，遣用杏仁滑石汤、三仁汤、三石汤化裁，用药后，效果明显提高，挽救了很多患者生命。

中西医防治流行性乙型脑炎的经验，经整理撰写成《流行性乙型脑炎中医治疗法》《对流行性乙型脑炎治疗的观察及纪实》和《中医治疗流行性乙型脑炎纪实》等书籍，迅速推广到全国，对有效防治乙脑产生了巨大的影响。

20 世纪 70 年代以后，随着对适龄儿童进行大范围接种乙脑疫苗尤其是减毒活疫苗，我国乙脑发病率有了较大幅度的下降并长期维持在相对较低水平。20 世纪 90 年代以后乙脑报告发病率基本保持在 1/10 万以下，但时有局部暴发或流行。中西医结合的防治方案仍然是乙脑患者康复的主要手段，对减少患者的后遗症起到重要作用。

【解析】

乙脑系由乙型脑炎病毒引起的中枢神经系统传染病，是当时难以攻克的世界性医学难题。其主要发病于夏季，经蚊子传播，起病急骤，病情进展迅速，患者伴有高热、神志昏迷、意识障碍、肢体拘急甚至抽搐等危急表现。

虽然中医经典古籍中没有乙脑的明确病名记载，但我国中医工作者根据临床表现特点，提出乙脑应该属于中医"温病"中"暑温"的范畴，并拟定有效的治疗方案。这一过程体现了医务工作者不拘泥于传统，勇于守正创新的科学精神。

面对乙脑暴发,迅速流行,病死率高的危急势态,郭可明等医务人员迅速组成中医治疗小组,迎难而上,这充分体现了他们医者仁心、爱岗敬业的品德。面对高热昏迷的患病外籍专家,治疗小组一视同仁,应用中西医结合方案进行治疗,让患者迅速转危为安,既展示出中西医方案对乙脑治疗的优势,又体现医学无国界的医德情操。

当石家庄的防治乙脑方案在北京无效时,医务人员根据以中医疫病的病机结合五运六气理论的思路进行辨证论治,及时调整治疗方案,最终取得乙脑防治的胜利。这一过程,充分展示了中医药理论在疫病防治过程中不拘泥守旧的先进性与辨证论治优势。

【案例来源】

杜松,张岑炜,王霜,等. 基于 CiteSpace 流行性乙型脑炎的中医药研究可视化分析[J]. 中国中医基础医学杂志,2022,28(7):1114-1119.

三、送"瘟神"——中国防治血吸虫病的历程

【案例】

血吸虫病是一种以钉螺为中间宿主的寄生虫病,俗称"大肚子病""水鼓胀"等,晚期患者极度消瘦,出现腹水、巨脾、腹壁静脉怒张等严重症状。血吸虫病大多流行在水稻种植区,与农民的水田耕作和日常生活密切相关,病害传播迅速。中华人民共和国成立以后,血吸虫病仍在我国南部及长江沿岸一带蔓延肆虐,受到感染威胁的人口在 1 亿以上,严重摧残着人民的健康。毛泽东同志在《七律二首·送瘟神》中描述"千村薜荔人遗矢,万户萧疏鬼唱歌"的悲惨情景,真实反映了当时血吸虫病的严重危害。

中华人民共和国成立后,党和政府对血吸虫病防治工作高度重视,坚持"预防为主、标本兼治、综合治理、群防群控、联防联控"的方针,遵循"因地制宜、科学防治"的原则。经过 70 余年的积极防控,血吸虫病防治工作取得了巨大成就。

根据防治策略的演变,我国血吸虫病防治历程通常可以分为四个阶段。

1. 1950 年—20 世纪 80 年代初,以消灭钉螺为主的综合防治　1950 年 4 月,卫生部发布《关于血吸虫病防治工作的指示》。1955 年 11 月,在毛泽东同志指示下,通过以党委统一领导形式加强血吸虫防治工作。在浙江杭州成立中共中央防治血吸虫病九人小组,即中华人民共和国的第一个血吸虫病防治领导小组,同年在上海召开了第一次全国防治血吸虫病工作会议。疫区的县以上党组织以及大部分乡以上党组织,都建立防治血吸虫病领导小组,一举扭转了防治血吸虫病缺乏统一领导的局面。1957 年 4 月 20 日,国务院发出《关于消灭血吸虫病的指示》,提出通过七年时间实现基本上消灭血吸虫病的总体部署。

钉螺是血吸虫唯一的中间宿主,在疾病传播过程中起着至关重要的作用。在开展以消灭钉螺为主的综合性防治过程中,采用的灭螺措施主要包括:通过使用化学药物来直接杀灭钉螺,如生石灰、溴乙酰胺、五氯酚钠等;通过土埋加中药,添加如茶子饼(一种具有杀虫功效的中药)、巴豆、闹羊花、芫花、草乌等中药;通过改造钉螺滋生环境来消灭钉螺,主要方法包括挖新沟填旧沟、水田改旱地、蓄水养殖、土埋灭螺等。

通过这些措施,有力推进了我国血吸虫病防治进程,绝大多数水网地区和大部分山丘地区防治工作取得了极大成效,钉螺生长面积大幅压缩,部分地区达到消灭血吸虫病标准。毛泽东同志读了 1958 年 6 月 30 日《人民日报》有关江西省余江县(今江西省鹰潭市余江区)消灭了血吸虫病的报道后,感慨于"党组织、科学家、人民群众,三者结合起来,瘟神就只好走路了",欣然写下《七律二首·送瘟神》诗篇。

笔记栏

在大力实施灭螺的同时,充分发挥中西医结合的优势,开展救治工作。各地中医实验院及血吸虫病防治所、中医治疗组等纷纷从古文献材料寻找有效治疗血吸虫病药物。发现如虫笋、葫芦、龙虎草、猪耳根草等中草药可治疗晚期血吸虫病腹水;用乌桕根皮、"红赤筷"、"一盘花"、"全生腹水丸"、"加减胃苓汤和绛矾丸"等中药,配合西药锑剂,对消除晚期血吸虫病腹水、肝脾肿大等症状有显著疗效。

当时治疗血吸虫病的主要药品锑剂对肝脏毒副作用比较明显,很多体质较弱的病人注射或口服锑剂后,容易发生呕吐、心肌中毒、视力下降等不良反应,严重者甚至危及生命。针对这一现象,医务工作者通过"中-西-中"的治疗方式,先用中医"六经"分类的辨证论治,消除腹水,增强患者体质;继而用锑剂杀死血吸虫卵;再用中医中药来消除锑剂的毒副作用,从而提高整体的临床疗效。

2. 20世纪80年代中期—2003年,以人畜化疗为主的综合防治　自20世纪80年代中期起,随着高效低毒的新型抗血吸虫药物吡喹酮的开发及广泛应用,简便易行的血吸虫病诊断方法的突破与普及,在世界卫生组织提出以病情控制为血吸虫病防治目标的情况下,我国将血吸虫病防治策略调整为以化疗控制传染源和易感地带灭螺为主,因时因地制宜分类指导。着眼于人及人的行动,把防疫工作重点放在健康教育上,改变人的不卫生行为,疾病控制主要方法是化疗,钉螺控制的主要方法是药物灭螺,如使用氯硝柳胺。

3. 2004—2015年,以传染源控制为主的综合防治　为解决人群和家畜重复感染问题,2004年提出了以传染源控制为主的综合性防治,通过采取以机代牛、封洲禁牧、家畜圈养、改水改厕等关键技术措施,辅以查灭螺、查治病和健康教育等常规措施,实现阻断血吸虫病传播的目标。

至2008年,全国所有流行村人群和家畜感染率均低于5%,达到了疫情控制标准;至2015年,全国所有流行村人群和家畜感染率均低于1%,且连续2年以上未查到感染性钉螺,达到了传播控制标准。2015年,全国血吸虫病患者数降至7.72万人,当年无急性感染病例发生,病牛数降至315头。

4. 2016年至今,消除血吸虫病的综合防治继续坚持并优化以传染源控制为主的综合性防治,实时分析不同地区主要传染源的动态变化,因地制宜地开展传染源防控措施;完善血吸虫病监测预警体系,加强疫情监测和风险评估工作,大力推进精准防治,确保及时发现和防治工作。

截至2020年,全国450个流行县(市、区)中,已有98个实现传播阻断目标,占21.78%;337个实现消除目标,占74.89%,如期实现了《"十三五"全国血吸虫病防治规划》确定的目标。

【解析】

血吸虫病是一种人畜共患的重大传染病。党和政府十分重视血吸虫病疫情防控,毛泽东同志、周恩来同志多次直接指导防治工作,党组织统一领导,统筹调动全国力量,制定全国性防治计划,落实防治工作内容,对重症患者全部免费治疗。这一过程充分体现了我国社会主义制度的优越性。同时,针对不同阶段防治重点的变化,党和政府及时调整防治措施策略,充分体现了实事求是的唯物主义精神。

由于血吸虫病这种寄生虫病无法通过疫苗进行预防,在尚无特效治疗药物的特殊时期,防治的重点主要是预防感染及切断传播途径。查灭钉螺是预防的重要环节。在这个过程中,数亿人民群众共同参与查螺、灭螺。人民群众充分发挥主观能动性,创造了多种多样的灭螺方法,如捕捉、火烧、利用野生植物毒杀,药物灭螺、水利灭螺等等方法,提高灭螺效率。这充分展示人民群众在改造世界过程中具有无穷的力量。中医界的积极参与也为消灭血吸虫病做出了重要贡献。

【案例来源】

[1] 仝华.新中国对血吸虫病的防治工作——以 20 世纪 50 年代中期至 60 年代中期为例[J].青岛科技大学学报(社会科学版),2021,37(2):7-12.

[2] 文庠,刘雪.新中国血吸虫病防治工作与中医药界的外应内合——以江苏省为例[J].南京中医药大学学报(社会科学版),2021,22(2):103-109.

[3] 操治国.我国血吸虫病防治的进展、挑战与对策[J].热带病与寄生虫学,2022,20(3):130-135.

四、中西医结合防治钩端螺旋体病

【案例】

钩端螺旋体病简称钩体病,是由致病性钩端螺旋体引起的人畜共患病,发病季节主要集中在夏秋(6—10 月)水稻收割期间,俗称"打谷黄""稻瘟病"。钩体病在世界范围内广泛流行,哺乳类动物肾脏可以长期带菌排菌,污染水源及周围环境,成为人类钩体病的主要传染源。中华人民共和国成立后,我国仍有 28 个省、自治区、直辖市发现此病,以盛产水稻的中南、西南、华东等地区流行较重,曾发生过数次规模较大的钩体病流行,对我国人民生命财产造成很大的危害。

1958 年,四川再次暴发钩体病疫情。虽然对钩体病治疗以青霉素等为首选药物,但只有在早期大量使用才有临床疗效,中、后期效果不理想,且部分患者因药物过敏无法使用。为了解决这个问题,1958 年,四川省中药研究所等单位尝试通过中医药方法治疗钩体病。根据钩体病的临床表现,将钩体病临床证型分为风热伤卫型、热伤肺络型、湿热发黄型、热结津亏型、热传心包型,分别通过疏风清热法、凉血止血法、清热利湿法、育阴利尿法和清心开窍法进行辨证诊治;同时,积极从单味中药中寻找药效成分,经过大量筛选,在穿心莲中发现穿心莲内酯能有效治疗钩端螺旋体病。上述中医药治疗手段的应用,提升了临床疗效,缩短了患者的康复时间。

为了寻找能有效替代青霉素的抗钩体病药物,湖南医药工业研究所从 1969 年开始进行大规模筛选。以金黄地鼠实验性钩端螺旋体病为模型,对 938 种化合物进行筛选,科学家们从中发现咪唑-4-甲酸乙酯(简称咪唑酸酯)对实验性钩端螺旋体感染的动物有明显保护作用,从而开发具有自主知识产权的抗钩体病口服新药——咪唑酸酯。为了有效评价新药的临床安全性,课题组成员主动以身试药,为新药的安全使用提供支持。

为了摸清几十年来我国钩体病的流行病学特点,1969 年时曼华教授组织全国 30 多家单位参与的重大课题"中国钩端螺旋体病地理流行病学研究",全面摸排我国各地方钩体病疫情趋势、疫区的地理分布、疫源地类型、流行特征、流行形式、宿主动物、菌群菌型、临床类型等资料,为此后钩体病防治工作提供了可靠的科学依据,该成果获得原卫生部科技进步奖二等奖。

在钩体病的防治中,早期诊断是关键环节,传统检测方法耗时较长,不利于患者的诊疗。1989 年开始,时曼华教授通过大量实验,设计开发酶免疫斑点试验试剂盒,用于钩端螺旋体病快速诊断,为患者早期诊断、及时治疗赢得了宝贵时间。

【解析】

自 20 世纪 50 年代后期,由于开垦荒田、围湖造田、洪水泛滥、内涝等因素造成钩体病大规模流行,引起各级卫生防疫机构、医学院校和科学研究单位的广泛重视,促进全国范围内广泛开展钩体病的流行病学调查,在 1955 年钩体病被列为乙类传染性疾病。这充分体现了党和国家政府关心人民疾苦,以人民生命健康为首位。

应用中医药手段防治钩体病的过程中,广大医务科研人员从传统中医药中筛选有效的治疗方案,寻找有效单体,解决了临床上应用青霉素的局限性,提高了临床疗效。这充分展

笔记栏

示出传统中医药蕴含着巨大有待开发的宝藏,值得进一步深入研究。

在针对钩端螺旋体病的防治过程,无数医学工作者作出巨大的贡献。时曼华同志身为普通一员,数十年如一日,为工作呕心沥血,常常不顾自己年岁已高和行动不便的困难,总是想法及时掌握防病工作的第一手材料。这充分展示了科研工作人员爱岗敬业的精神。

【案例来源】

[1] 代保民.钩端螺旋体病防治的新进展[J].成都医药通讯,1977,(2):31-39.

[2] 时曼华,蒋秀高.五十年来中国钩端螺旋体病流行病学研究进展[J].中华流行病学杂志,2000,21(3):68-70.

[3] 林涛,时曼华,张立新,等.酶免疫斑点试验用于钩端螺旋体病快速诊断及疫区传染源调查的研究[J].中国媒介生物学及控制杂志,1994,5(5):363-367.

五、中西医结合治疗严重急性呼吸综合征获佳效

【案例】

2002年末,一种世界首次发现的烈性传染病突袭广东,这种后来被定名为严重急性呼吸综合征(又称萨斯,曾称传染性非典型肺炎)的疫病发生之初,并没有引起重视,大家以为只是普通感冒引起的肺炎。最早"确诊"的是一名在深圳打工的厨师,因高热不退、呼吸衰竭等症状被河源市人民医院转院至广州军区总医院,入院检查发现他的肺部出现大片的实变,高热7天不退、发绀、神志不清。经抢救,患者症状得到缓解,体温回归正常。正当所有人都以为这只是一例普通肺炎时,河源市人民医院却突然传来消息,曾与该患者接触过的所有医护人员,都出现了相同症状。此外,远在200多千米外的广东省中山市也出现了相似病例,此后这种疾病迅速蔓延。

钟南山院士在接受"面对面"节目采访时回忆接诊第一批传染性非典型性肺炎患者时的危急情况:"患者的肺就像一个硬邦邦的塑料一样的东西,吹也吹不胀,缩也缩不瘪,没有弹性,用一般的办法通气,很快就发生气胸。会诊以后,用了很多抗生素,还是不解决问题。所以我们就考虑会不会是一个急性肺损伤,就试用了大剂量的皮质激素静脉滴注治疗,意外地发现第二天、第三天病人的情况明显好转。"当时钟南山等专家用尽办法,在万般无奈之下采取"皮质激素"疗法挽救患者生命。

不知道病原体是什么,也没有特效药没有疫苗,中西医结合成为防治传染性非典型性肺炎的重要手段。在温病学专家应邀会诊传染性非典型性肺炎患者取得良好效果后,广东省卫生部门迅速组织中医参与救治工作,邓铁涛教授听说有些地区不允许中医参与诊治传染性非典型性肺炎,他毅然执笔向国家建言,呼吁应让中医药及时参与传染性非典型性肺炎的治疗。广州中医药大学第一附属医院共收治了73例传染性非典型性肺炎患者,在急诊科和温病学专家共同努力下,采取中西医结合的治疗措施,取得"零转院"、"零死亡"、医护人员"零感染"的"三个零"成绩。中西医并举治疗传染性非典型性肺炎退热快、疗程短的经验很快被国家高度重视,时任国务院副总理兼卫生部部长、全国防治传染性非典型性肺炎指挥部总指挥的吴仪强调,中医是抗击传染性非典型肺炎的一支重要力量,要充分认识中医药的科学价值,积极利用中医药资源,发挥广大中医药医务人员的作用,中西医结合,共同完成防治传染性非典型肺炎的使命。于是中医药治疗和抗病毒药物、糖皮质激素等西医治疗方法一起被写进《传染性非典型肺炎诊疗方案》里。临床治疗发现,中西医结合治疗组无论是在该病的发病初期还是在进展过程中,其主要症状如发热、咳嗽、呼吸困难以及全身症状都更能得到缓解和改善,在时效上均优于西医常规治疗组。经过不懈努力,我国有效控制住了传染性非典型肺炎疫情。2003年6月24日,世界卫生组织宣布解除对北京的旅行警告。至此,

我国抗击传染性非典型肺炎取得阶段性重大胜利。

【解析】

在抗击传染性非典型性肺炎的战场上,广大医护人员挺身而出,临危不惧、勇挑重担,交出一份生命至上的中国答卷,铸就了"万众一心、众志成城,团结互助、和衷共济,迎难而上、敢于胜利"的"抗击非典精神"。

"医院就是战场,作为战士,我们不冲上去谁上去?"中国工程院院士、广州呼吸病研究所所长钟南山舍生忘死,昼夜坚守在最前沿。

"这里危险,让我来!"广东省中医院二沙岛医院急诊科护士长叶欣争分夺秒抢救病人,不幸感染病毒牺牲。

"战斗已经打响,我怎能离开?"山西省人民医院急诊科副主任梁世奎牺牲时还挂着听诊器。

"选择了从医,就选择了奉献。"北大人民医院主任医师丁秀兰以身殉职,用生命实践了自己的誓言。

在病因不明、传播途径不明、没有疫苗、没有特效药的背景下,87 岁高龄的邓铁涛教授指出:中医虽无细菌学说,但细菌早已被概括于"邪气"之中。中医的理论,不把着力点放在对病原体的认识上,而在于病原体进入人体,邪气与正气斗争所表现的证候以辨证论治,这些辨证论治的理论及方法历传多年,是战胜传染性非典型性肺炎的武器库。中西医结合在抗击非典中获得佳效,为应对重大新发突发传染病起到了良好的示范作用。

【案例来源】

[1] 钟南山.传染性非典型肺炎诊疗方案[J].中华医学杂志,2003,83(19):95-116.

[2] 仝小林,陈晓光,李爱国,等.中西医结合治疗 SARS 的临床疗效分析[J].中国医药学报,2003,10(18):603-608.

[3] 白剑峰.中国共产党人的精神谱系·弘扬抗击非典精神,保障人民生命安全.[N]人民日报,2021-09-11(05).

六、中西医结合治疗病毒性肝炎

【案例】

"我的家乡是个依山靠海的小村庄。靠山吃山靠海吃海,可这山这海不养人,当地居民得肝病的人特多,有的甚至全家都是乙肝,其中一小部分不幸者逐步发展为肝硬化、肝癌……家乡很贫穷,看不到江南水乡常见的小桥流水幢幢洋房,有的只是散落的破墙旧屋。"

这是《中国第一病》一书的作者,借乙型肝炎病毒携带者欧阳子岩之口描述 20 世纪70—80 年代我国乙型病毒性肝炎(简称乙型肝炎、乙肝)流行的情景。我国是病毒性肝炎尤其是乙型病毒性肝炎的高流行区。1992—1995 年全国病毒性肝炎血清流行病学调查显示,我国乙型肝炎病毒感染率为 57.6%,乙型肝炎病毒携带率为 9.8%,即中国有 6.9 亿人曾感染过乙型肝炎病毒,其中 1.2 亿人长期携带乙型肝炎病毒。

"七五"期间,我国慢性重型病毒性肝炎的病死率达 85% 以上。国家把降低慢性重型病毒性肝炎病死率作为一项重大课题交给了中国人民解放军第三〇二医院(简称解放军第三〇二医院)。专家组组长陈菊梅主动请缨,带领团队心无旁骛地投入攻克乙肝的研究中。经过 8 年的艰苦探索,发现中药五味子能成功降低乙肝患者转氨酶水平,确定了五味子降转氨酶水平有效成分,分别研制成"肝得安"1 号蜜丸至 9 号滴丸,并在此基础上相继衍生出"六味五灵片"等 50 多种降酶药物,在肝病患者临床救治工作中发挥了重要作用。解放军第三〇二医院成立攻关协作组,对中医治疗慢性重型肝炎的方法进行了深入研究,率先提出了中西医结合治疗慢性重型肝炎的崭新模式,确立了早期诊断、中西医辨证施治、用药加减和及时处理、预防合并症等方法体系,并在临床实践中形成了一套慢性重型肝炎的中西医结合诊治方案,使病死率由85%以上降至38%,是我国肝病治疗史上的重大突破。

20世纪80年代,"肝病的老大哥"——甲型病毒性肝炎(简称甲型肝炎、甲肝)席卷上海,成为重大的公共卫生问题。1988年1月5日,上海各大医院陆续接诊食用毛蚶中毒的患者,不明原因发热、呕吐等病例逐渐增多,给全市医疗资源带来巨大压力。1月18日,《解放日报》的一篇名为《卫生部门和广大市民请注意毛蚶可能携带甲型肝炎病毒》的报道让上海民众惊慌失措,很多病人都有明显的甲肝特征:上吐下泻、发热乏力、脸色蜡黄。随后疾控人员调查发现,此次甲肝流行的祸首正是被甲肝病毒污染的毛蚶。很快,各大部门及媒体开始普及甲肝防治知识,切断传播途径,增设甲肝隔离点和床位,全国调用了能有效预防甲肝的球蛋白制剂8万余支和中西药器材10余吨支援上海控制甲肝的流行。到1988年3月疫情得以控制,本次共30余万人感染甲肝。

21世纪,我国全面推进基本公共卫生服务均等化,加强甲型肝炎和乙型肝炎疫苗接种管理,确保所有儿童,特别是城市流动儿童和农村偏远地区儿童享有均等机会接种甲型肝炎和乙型肝炎疫苗,筑牢甲型肝炎、乙型肝炎免疫屏障。我国病毒性肝炎的发病率大幅度下降。在国家卫生和计划生育委员会2017年发布的《中国病毒性肝炎防治规划(2017—2020年)》里明确提出要充分发挥中医药优势,进一步完善中医临床诊疗方案,加强中西医结合诊疗工作,提高病毒性肝炎的治疗效果。结合中医药优势和健康管理,以慢性病毒性肝炎管理为重点,探索开展中医特色健康管理,提升患者治疗效果和生活质量。2021年"健康中国2030消除病毒性肝炎威胁行动"正式启动,相信不久的将来我国定能实现消除病毒性肝炎威胁的目标。

【解析】

病毒性肝炎的流行严重危害人民健康,制约社会经济发展。为了保护人民的健康和生命安全,在这场与病毒性肝炎的阻击战中,党和政府积极采取措施,不断加强对病毒性肝炎防治工作的领导力度,制订防治策略,采取综合措施,积极控制病毒性肝炎的流行与传播,大幅降低了病毒性肝炎的感染率、发病率和病死率,保障了人民健康,充分体现了中国共产党全心全意为人民服务的宗旨,用行动诠释了"人民至上,生命至上"。在病毒性肝炎的防治工作中,无数医务工作者、科研人员勇于尝试,大胆突破,积极创新,开创使用中西医结合的方式,使病毒性肝炎慢性重型肝炎患者的病死率大幅下降,创造了一个又一个救治奇迹,他们的奉献、探索、创新精神,值得每一位后来者学习。

【案例来源】

[1] 王晓军,张荣珍,胡苑笙,等.我国病毒性肝炎流行现状研究[J].疾病监测,2004,19(8):290-292.

[2] 杨清仁,黄显斌,洪建国,等.菊梅礼赞——记我国著名传染病专家、解放军第302医院专家组组长陈菊梅[J].中国医药科学,2012,2(8):1-2.

[3] 王志永,姜汶伶,朱思行.1988年上海应对甲肝的措施与反思[J].中医药管理杂志,2022,30(21):214-216.

七、汶川地震中的逆行者

【案例】

2008年5月12日,四川省阿坝藏族羌族自治州汶川县境内发生里氏8.0级地震。这一天大地震动,山川易位,近7万人丧生,1.8万人失踪,37万余人受伤。一时间多少人间悲剧凄然上演:无数人无家可归,妻离子散,生离死别……

突发灾难,举国悲恸。党中央、国务院紧急部署,党和国家领导人第一时间赶赴灾区第一线,临危不惧,决策果断。"今天,我们都是汶川人!"在这场艰苦卓绝的抢险救援大行动中,广大的医务工作者主动请战,踊跃报名,逆向而行,奔赴一线,抢救灾民。

救人! 救人! 救人! 在地震的废墟上,这样的声音此起彼伏。所有的医务工作者只有一个心愿,那就是不放弃任何一个生命。嘶哑而有力的声音,唤醒灾民们的生命之光。废墟上、山路间、帐篷中、马路边……哪里有病人、哪里有伤痛,哪里就有白衣战士。洁白的口罩,疲惫的身影,然而在伤病员的眼中,那却是世界上最温暖而美丽的身影。

北京积水潭医院院长带领医疗队和大量的救援物资,深入灾区一线支援,医院先后主动派出 11 支医疗队,共计 58 名医护专家,在当地共进行 208 例大型手术,受到时任国务院总理温家宝的接见和高度称赞:"积水潭医院骨科是最强的!"河南省洛阳正骨医院赴四川灾区医疗队采用洛阳正骨复位八法及小夹板固定,救助骨折的患者;广东省中医院采用中药内服外洗和骨科手法相结合的方法治疗受伤的群众;成都中医药大学组织专家制订了"地震后中医防疫调治方案",组建了赴灾区中医药科技防疫工作小组配制并分发中药汤剂……据统计,汶川地震后的 24 小时内,我国医疗卫生系统派出 1 424 名医疗人员,后又陆续调派25 071 名医疗、防疫等专业人员和医疗专家,共计 21 次专列,99 架包机向 20 个省(自治区、直辖市)58 个城市的 375 家医院紧急转运地震伤员 10 015 名,安置陪护家属 9 099 名,并派出医务人员 5 000 余人沿途护送伤员。及时且专业的医疗救援为汶川地震创下了病死率和致残率最低、非战争状态下伤员转移规模最大、成功实现灾后无大疫的三大奇迹。

【解析】

四川汶川特大地震是中国乃至世界地震史上极其惨烈的地震灾害,给人民群众生命财产造成了重大损失。面对突如其来的灾难,在党中央坚强领导下,全国各地紧急行动、千里驰援,受灾地区人民群众守望相助、奋起自救,社会各界奉献爱心、倾力支援,展开了一场伟大的抗震救灾斗争,用汗水、智慧、鲜血和生命铸就了"万众一心、众志成城,不畏艰险、百折不挠,以人为本、尊重科学"的抗震救灾精神,彰显了当代中国人的精神风貌。

"健康所系,性命相托",在这场空前的大灾难中,全国医务工作者牢记使命,救死扶伤,众志成城,身体力行地践行"一方有难、八方支援"的大爱精神,书写"迎难而上、百折不挠"的感人精神。每一次灾难,都是一次大考,广大的医护工作者不怕牺牲,连续奋战,以崇高的职业操守、精湛的医疗技术、坚定的意志品质和无私的奉献精神,出色地履行了白衣卫士的神圣职责,不负生命的重托,不负人民的重托! 当年抗震救灾第一线医护人员逆行的身影,今天依然熠熠生辉!

【案例来源】

［1］李晓东,陈恒,周洪双.抗震救灾精神:生生不息的民族伟力[N].光明日报,2020-12-09(05).

［2］张兴平,朱立国,孙钢.汶川地震大批量伤员临床救治的中医药优势与应用[J].北京中医药,2009,28(1):6-7.

［3］明鸣.从汶川地震应急医疗防治工作探讨中医药应急的优势及缺陷[J].中国当代医药,2009,16(11):214-215.

第三节　和衷共济——科研创新绽放民族智慧

一、针刺麻醉原理研究新启示

【案例】

20 世纪 50 年代,为了响应毛泽东同志和党中央号召,全国各地举办西学中班,掀起了西医学习中医的热潮。凡学习中医药知识的西医,都努力结合自己的本专业,在医疗实践中进行中西医结合探索。针刺麻醉的发明和临床应用,正是西医学习中医并用现代科学技术研究针灸镇痛所获得的一项重大成果。

针刺麻醉(简称针麻)源自针灸镇痛,后者在中医已有几千年的实践经验。《黄帝内经》中就有"以痛为腧,以知为度"的针灸镇痛方法。1958 年上海市第一人民医院耳鼻喉科开展了世界第一例针刺麻醉下扁桃体摘除术并取得成功,引起极大的反响。随后全国各地逐步推广,开始了将针刺麻醉应用于外科手术的探索。

1971 年 7 月 18 日新华社报道了针刺麻醉获得成功的消息,在世界范围内引起震动。1972 年美国总统尼克松访华,访华团参观了我国著名中西医结合胸外科专家辛育龄教授针刺麻醉下的肺叶切除术,针刺麻醉的功效震惊了美国和全世界,掀起了一场至今仍然热势不减的"针灸热",带动了针灸的国际化进程。

针刺麻醉(镇痛)在临床手术中获得成功,引起了党中央、国务院的高度重视。周恩来总理指示:"如果针麻原理搞不清楚,推广起来就会受影响。""我们祖国有几千年的医学宝库,我们应该把原理搞出来!"在周恩来总理的关怀和指示下,各地不断总结临床应用的经验,研究针灸镇痛和针刺麻醉的原理。

韩济生院士是在针刺麻醉机制研究方面影响较大的科学工作者之一,当年他担任北京大学医学部教授、神经科学研究所所长,1965 年受周恩来总理指示,他组建团队开始针灸镇痛原理的研究。通过"针灸对人体皮肤痛阈影响"试验,确定了针灸镇痛的时程规律——针灸镇痛效应"半衰期"。建立针灸镇痛动物模型,运用现代神经科学手段阐明针灸镇痛基本神经通路,发现针灸穴位能促进中枢神经中镇痛化学物质[5-羟色胺(5-hydroxytryptamin,5-HT)]和神经肽(内啡肽)释放,初步阐明针灸镇痛的神经化学原理,1987 年该成果获国家自然科学奖三等奖。在此基础上,韩济生教授首创运用"微量注射抗体法"开展阿片肽特异抗体家兔脑内注射实验及脊髓蛛网膜下腔注射实验,发现不同频率的电针刺激可引起不同种类神经肽的释放。当阿片肽功能过剩时可激活抗阿片系统,证明中枢神经系统中阿片肽与抗阿片肽形成对立统一的系统,科学阐明了"电针耐受"现象的内在机制。韩济生院士在其对针灸镇痛原理研究基础上,设计制造了新型的电针仪——"韩氏穴位神经刺激仪",可进行数字化的电针治疗,或跨皮肤神经刺激治疗。

上海医科大学生理学教授曹小定,是我国针刺麻醉原理研究带头人之一,她提出当针灸能抑制交感神经活动时,则针灸镇痛效果较好;表明针灸镇痛不同于"应激镇痛";发现针灸镇痛时,中央灰质灌流中的内啡肽明显增加,且与针灸镇痛效果呈正相关;观察到尾状核头部内啡肽、5-HT 及乙酰胆碱有利于针灸镇痛,而多巴胺不利于针灸镇痛等。她为我国中西医结合针刺麻醉研究做出重要贡献。

美国对我国针刺麻醉的研究进行评估,发布《针刺麻醉在中华人民共和国》的考察报告。肯定了中国人发明的针刺麻醉疗法,也平息了西方医学界的种种猜测和无端的指责。直到现在,美国某些大型医疗保险公司仍将针刺麻醉费用纳入保障范围。遗憾的是,目前在临床上针刺麻醉已经较少运用,但是关于针刺麻醉原理的研究仍在继续,愿我国原创的针刺麻醉研究继续前进,为人类麻醉医学和神经医学发展做出更大贡献。

【解析】

问渠哪得清如许? 为有源头活水来。针刺麻醉原理研究作为我国历时最久、令世人瞩目的一项重大科研攻关项目,为中医学基础理论研究、应用技术的开发和医疗器械的研制提供了可资借鉴的成功经验,是中西医结合科研的典范,不仅开拓了中医现代化的新思路,推进了针灸原理研究的新进程,推动了针灸的国际化。更阐释了神经科学的某些问题,引出一系列神经科学研究,促进了神经科学发展。这也是中医研究的方向之一,即用中医的思路促进西医学的研究。新时代,以习近平同志为核心的党中央把中医药工作摆在更加重要的位置,领导中医药传承创新发展取得历史性成就、发生历史性变革。随着"一带一路"建设,中医针灸走向国际,成为推动构建人类卫生健康共同体的重要载体。党的二十大报告强调"促进中医药传承创新发展",谨记中西医结合针刺麻醉原理研究带来的启示,传承经典,守正创新,坚持中西医并重,推动中医药和西医药相互补充、协调发展,促进中医药事业和产业高质量发展,推动中医药走向世界,充分发挥中医药防病治病的独特优势和作用,为建设健康中国、实现中华民族伟大复兴的中国梦贡献力量。

【案例来源】

[1] 陈士奎.我国开创的中西医结合科研及其启示(二)——著名生理学家韩济生院士与针刺镇痛及麻醉原理的研究[J].中国中西医结合杂志,2016,36(10):1157-1161.

[2] 辛育龄.记尼克松访华团参观针麻手术[J].中国中西医结合杂志,1998,18(9):515-516.

[3] 韩济生.从阿片与抗阿片的矛盾中研究针刺镇痛原理[J].北京医科大学学报,1992,24(4):257-260.

二、从砒霜到"三氧化二砷"的历程

【案例】

砒霜是砒石升华而成,其化学成分为三氧化二砷(As_2O_3),自南北朝雷敩所著《雷公炮炙论》记载以来,已有1 500余年的应用历史。砒霜为剧毒类矿物中药,《本草纲目》记载:"砒乃大热大毒之药,而砒霜之毒尤烈。"用之不慎可产生严重毒副作用,导致"七窍流血"或肝、肾功能衰竭和呼吸中枢麻痹而死亡。故历代医家对砒霜的应用慎之又慎。尽管砒霜毒性很大,而早在两千多年前的汉代,我国医学家却发现它"以毒攻毒"的药效。中医本草典籍记载:"砒霜入药可蚀疮祛腐、杀虫枯痔、除痰截疟,止痔疮、瘰疬、痈疽恶疮、癣疮、寒痰哮喘、疟疾。"

西方的医学书籍对砒霜亦有记载,西方曾有学者用1%的亚砷酸钾溶液口服治疗白血病,但未获承认和推广。直到20世纪中国的科学家张亭栋提取砒霜化学成分三氧化二砷并制成注射剂,通过静脉注射治疗白血病,才在砒霜治疗白血病的道路上获得巨大突破。

张亭栋教授是个地道的西医大夫,20世纪60年代掀起"西学中"热潮,使他成为黑土地上首批中西医结合专家。张亭栋教授与其同事研究的原始验方来自黑龙江省林甸县民主公社一位乡村老中医,是用中药砒霜、轻粉、蟾蜍等几味剧毒药制成药捻治疗淋巴结结核,效果良好。该验方始由哈尔滨医科大学附属第一医院药剂科药剂师韩太云在下乡巡回医疗时发现,韩太云将该验方(砒霜、轻粉、蟾酥)制成肌内注射液治疗癌症,虽然有效,但因毒性太大,慢慢被弃之不用。黑龙江省卫生厅肿瘤防治办公室得知这一消息后,便任命哈尔滨医科大学附属第一医院中医科主任张亭栋教授为专家组组长,带队下乡"采风探秘",回来后张亭栋与同事将原方制成静脉注射液,通过实验观察其治疗各种白血病的疗效。张亭栋将原方拆分成两个组方:第一组由砒霜、轻粉组成,命名为1号注射液;第二组由砒霜、蟾酥组成,命名为2号注射液。经验证发现1号与2号都有疗效,但1号注射液因轻粉是汞剂,连续用药对肾脏有损害,常导致患者出现蛋白尿,所以去了轻粉;2号注射液蟾酥会使血压立即升高,临床表现为剧烈头痛,故而去掉蟾酥。单留下砒霜,发现仍有显著作用。在药剂师韩太云的帮助下,张亭栋大胆创新,将砒霜提纯,最终制成亚砷酸注射液,命名"癌灵注射液"。1973年,张亭栋等首次报道用自制的"癌灵注射液"治疗6例慢性粒细胞白血病患者,治疗后临床症状均有改善,6例患者白细胞计数及幼稚细胞计数均有不同程度下

笔记栏

降。1979年,张亭栋等报道了采用"癌灵1号注射液"治疗急性粒细胞白血病55例:55例患者均有不同程度好转,总缓解率达70%。并明确提出"癌灵1号之有效成分为三氧化二砷",未发现明显不良反应。

1996年2月,哈尔滨医科大学第一临床医院张鹏等发表论文,总结他们自1992年至1995年用三氧化二砷治疗130例急性早幼粒细胞白血病患者,完全缓解率为73%。

20世纪90年代中期,上海血液研究所王振义、陈竺教授联合哈医大一院对三氧化二砷治疗白血病的机制进行探究,发现砷剂对急性早幼粒细胞有诱导分化作用,并使癌细胞凋亡。世界著名的《血液》杂志发表了由陈竺和张亭栋撰写的论文,《科学》杂志以"古老的中医学又放出新的光彩"为题予以报道。

1999年,三氧化二砷注射液获得了国家发明专利,同年下半年,该药被国家食品药品监督管理局批准为二类新药。至此,源自民间中药偏方并完成华丽转身的三氧化二砷,终于在白血病攻坚之路上脱颖而出,"在国际血液学领域掀起了一场革命"!

【解析】
习近平总书记指出:"中医药学包含着中华民族几千年的健康养生理念及其实践经验,是中华文明的一个瑰宝,凝聚着中国人民和中华民族的博大智慧。"运用中西医结合方法,张亭栋及其后来者坚持对中医验方进行发掘整理研究,通过长期而艰苦的研究,选中了国内外都认为有"剧毒"的"砒霜"治疗白血病,创新性地采用西药静脉注射制剂方法制备中药砒霜,彰显了中医药学的魅力及中西医结合科研的优势。当前,中医药振兴发展迎来天时、地利、人和的大好时机,回顾从砒霜到三氧化二砷这段故事,抚今追昔,医学生当守正创新,只有源源不断地注入创新的"源头活水",中医药才能更好地焕发新生机。

【案例来源】
[1] 张亭栋.含砷中药治疗白血病研究[J].中国中西医结合杂志,1998,18(10):581.
[2] 陈士奎.我国开创的中西医结合科研及其启示(九)——张亭栋教授等与中药砒霜治疗急性早幼粒细胞白血病的中西医结合研究[J].中国中西医结合杂志,2017,37(11):1292-1296.
[3] 饶毅,黎润红,张大庆.化毒为药:三氧化二砷对急性早幼粒白血病治疗作用的发现[J].中国科学:生命科学,2013,43(8):700-707.

三、抗疟的中国方案

【案例】
疟疾是世界三大传染病之一,现主要流行在非洲、东南亚等热带地区。1967年,以疟疾为首的传染性疾病加重了越南战争带来的生存危机。收到越南领导人的紧急求援后,同年5月23日,我国国家科学技术委员会、中国人民解放军总后勤部在北京秘密召开了疟疾防治药物研究工作协作会议,确立了代号为523的项目,由此开启了中国抗疟方案的序幕。

523项目启动以来,经过几代人艰苦卓绝的努力,不但使我国在抗疟药研究和疟疾控制方面走在了世界前列,也涌现出很多可歌可泣的人物和事迹。屠呦呦从中药黄花蒿中提取的青蒿素成为抗疟的王牌药物,推动了项目的顺利实施和抗疟药物跨时代变革。李国桥教授及其团队,几十年来深入疟疾高发地区并至今奋斗在抗疟一线,推动了青蒿素走出国门以及中国抗疟方案的完善和国际推广。

收到组织交付的紧急任务后,李国桥教授开始征战"瘴疠之地"。1974年,深入抗疟一线的他突破性提出"青蒿素能够迅速杀灭抗药性恶性疟原虫,使血中的原虫数急剧下降"和"青蒿素通过抑制疟原虫大滋养体的发育来防止重症疟疾的传变、有效控制和治疗脑型疟并降低恶性疟疾的死亡率"等观点。

早在 1969 年,为了找到针灸治疗间日疟的最有效方案,李教授瞒下众人,让护士为自己注射了一位 13 岁间日疟患者的血液,发病后才告诉大家"各种方案可在我身上进行试验"。1981 年,李教授又提出恶性疟原虫每个裂殖周期引起二次发热的理论。为在有限的研究条件下进一步验证,李国桥教授又一次决定向自己注射感染者的血液。他向助手交代:"如果我出现裂体期昏迷,别替我治疗,实验方案不能变。"第一个热峰很快出现,头痛、剧烈呕吐、体温超过 40℃、血液中原虫密度达到每立方毫米十万个以上。他坚决拒绝助手为他医治,并嘱咐:"你现在有机会近距离观察到疟疾发热,更要全程做好记录,一切以试验为先。"高热持续了整整三天,第二个发热高峰终于如期出现。

除了以身饲虎的精神验证疟疾的发生发展规律,李国桥教授还致力于将青蒿素类药物在世界上推广应用,并最终形成中国抗疟方案。

他向越南卫生部提出的"使用青蒿素减少重症疟疾发生率、降低疟疾病死率"的建议,有效控制了越南疟疾死亡人数。他总结的青蒿素类药 7 天疗程方案也被世界卫生组织接纳并确定为标准疗程。

2004 年在柬埔寨期间,李国桥教授提出通过主动彻底消灭传染源来快速控制清除疟疾的防与治相结合方案,即以青蒿素类药物为主,本着有疟治疟,无疟预防的原则,通过全民服药与系统检测,从根源上控制消灭疟疾,又称灭源灭疟法(fast elimination of malaria by source eradication,FEMSE)。方案于 2004 年在柬埔寨实居省正式实施,在各方努力下,全民服药点的人群带虫率 1 年内下降 95%,病死率显著降低,随后在其他省市推广,并成功得出了青蒿素哌喹片治疗无并发症恶性疟应"2 天一疗程,每天服药 1 次"的结论。

灭源灭疟法取得的阶段性成功,使"中国式抗疟"开始受到世界的关注,世界卫生组织对此给予充分肯定,助理总干事中谷广贵认为:"(此策略)如果成功,它将革命性地改变我们的策略,世界卫生组织将在技术上全力支持。"

研究者于 2007、2012 和 2013 年先后在科摩罗所属的莫埃利岛、昂岛和大科岛实施了青蒿素哌喹片快速控制疟疾项目,并于 2014 年帮助科摩罗实现了疟疾零死亡,疟疾发病人数下降了 98%,短时间内实现了从疟疾高流行区向低流行区的转变。

2017 年,该方案运用到多哥,并开展了青蒿素哌喹片敏感性试验,完成了项目示范区高原省东莫诺卫生区 15 万人三轮全民服药工作,疟疾发病率降低 90% 以上,总体效果良好。

2017 年 10 月,巴新基里维纳岛清除疟疾项目正式开始,项目实施后第 4 个月,该地区人群疟疾平均感染率下降幅度超过 95%,实现了疟疾零死亡。

2017 年 1 月 18 日,抗疟团队来到刚与我国恢复外交关系的圣多美-普林西比(以下简称"圣普"),深入调研,掌握圣普疟疾流行规律,结合中国青蒿素防治疟疾研究成果,在示范区首次实现了连续 6 个月零疟疾报告,大幅度提升了当地的疟疾治理能力,得到中国和圣普政府及各界领导的高度肯定和赞许。

抗疟团队新一代领军人宋健平教授,作为世界卫生组织(WHO)临时顾问多次受邀参加了 WHO 编写疟疾防治方案的讨论,最终,世界卫生组织将团队创新的复方青蒿素全民服药以清除传染源的方案纳入《恶性疟全民服药手册》,改变了学术界对全民服药的认识,增强了我国在抗疟领域的话语权和国际影响力,并带领团队与越南、柬埔寨、泰国、科摩罗、巴新、肯尼亚等 20 多个国家开展国际合作,研究实施青蒿素复方及快速清除疟疾方案,让世界认识了以青蒿素为主的中国抗疟方案的巨大优越性,推动了世界卫生组织采纳青蒿素复方作为治疗疟疾的一线用药,研发的双氢青蒿素哌喹复方新药被世界卫生组织纳入 2010 版(第二版)和 2015 版(第三版)《疟疾治疗指南》。此外,与美国国立卫生研究院米勒院士、威廉斯院士、苏新专教授在青蒿素抗疟领域的合作,促成了诺贝尔奖评审委员会对青蒿素的关注。

我国也于 2021 年由世界卫生组织认证为无疟国家。

523 项目延续至今,如枝繁叶茂的老树,经一代又一代中华儿女的灌溉,将新生的枝叶从越南绵延至东南亚、非洲、大洋洲,为饱受疟疾之苦的世界同胞提供了护荫。

【解析】

以青蒿素复方制剂为主的中国抗疟方案的推广应用,不仅仅是为抗疟提供了一个高效可行的方案,解除了数以亿计患者的病痛,促进了疟疾流行地区民生的改善,更体现了中国医药科技工作者新时代的国际主义精神、对事业的献身精神以及无私的协作精神。

523 项目设立之初是针对越南的国际援助,全国十多个单位的医药科技工作者无私协作、积极探索,促成了青蒿素的发明和临床应用,为越南人民控制疟疾做出了重大贡献。越南任务结束后,在国家的支持下,团队随后几十年转战世界各地疟疾流行国家,为了顺利实施方案迅速控制疟疾,李国桥教授甚至自筹经费,为推动当地健康卫生事业的发展,为推动中国人民和世界人民的友谊与合作、构建人类命运共同体做出了积极贡献。

项目实施之初,由于任务紧、条件差,李国桥教授、屠呦呦教授等多位研究成员都曾经多次以身试病、以身试药,正是有了这种为了事业的大无畏献身精神,项目组成员不计名、不计利地无私合作,才最终促成抗疟新药青蒿素的成功发现和抗疟中国方案的不断完善,为人类的健康事业做出了重大贡献。

【案例来源】

［1］李国桥,郭兴伯,符林春.青蒿素抗疟研究的不断追求:快速消灭疟疾——纪念执行"523"任务 50 周年［J］.广州中医药大学学报,2017,34(3):303-307.

［2］Li GQ,Guo XB,Jin R,et al. Clinical studies on treatment of cerebral malaria with qinghaosu and its derivatives. J Tradit Chin Med. 1982;2(2):125-30.

［3］李国桥,宋健平,邓长生,等.Moheli 岛快速灭源灭疟法实施 1 年报告(英文)［J］.广州中医药大学学报,2010,27(1):90-98.

［4］World Health Organization. Guidelines for the Treatment of Malaria［R］. Geneva:WHO,2010.

［5］World Health Organization. Guidelines for the Treatment of Malaria［R］. Geneva:WHO,2015.

四、活血化瘀法研究不断开创新领域

【案例】

活血法、化瘀法是中医体系中古老的治病法则,将两者合而并用形成的活血化瘀法,历史悠久,临床应用广泛,历代医家在医疗实践中不断总结经验,使其应用日趋完善。

汉代名医张仲景在《金匮要略》中首次提出"瘀血"之名,并用活血化瘀法治疗各种疾病,开后世治疗血瘀证之先河。汉之后,经过唐宋以至金元时期,活血方得到进一步发展与补充。隋唐时代,如《诸病源候论》《备急千金要方》《外台秘要》等书,将瘀血作为证候,并在相关疾病(如血证、积聚)的病机中阐述,使活血化瘀治则在理论、方剂、药物等方面得到进一步发展。明、清时期,随着医学的发展,人们对瘀血的认识不断深入,使活血化瘀治法日益丰富。

近年来,随着现代医学研究疾病发生发展规律、机制,并与传统中医理论有机结合,对活血化瘀法开展了更加充分深入的研究。活血化瘀疗法在冠心病心绞痛、心肌梗死、介入后冠心病治疗等方面的应用不断产生新的突破,产生了一系列新理论、新治法、新方药。每一次创新,都显著提高了临床疗效,推动了活血化瘀法的不断丰富和发展。

20 世纪 50 年代后期,随着中西医结合方针确立,活血化瘀的显著疗效又在中西医结合研究中得到了现代医学的验证,进而引起学术界的广泛关注。1961—1962 年,心血管病研究专家陈可冀、赵锡武等与中国医学科学院阜外医院合作,研究中医药治疗高血压和冠心病的规律,进行了一系列活血化瘀临床研究工作,取得了应用活血化瘀方法治疗冠心病及运用芳香温通药物速效缓解心绞痛的科研成果,在国内外产生了深远的影响。活血化瘀及芳香温通的治法沿用至今,进一步证实了其效果和价值,并且不断深入研究,开发出许多新药,得到了广泛的认同。

1960—1966 年,中国医学科学院血液学研究所对复方通脉灵进行了系列研究。先后采用理气、活血、化瘀中西医结合方法治疗硬皮病,胶原纤维硬化的烧伤、外伤性瘢痕,血栓闭塞性脉管炎等获得较好疗效。

进入 20 世纪 70 年代,活血化瘀的研究得到快速发展。中国医学科学院等单位完成了"活血化瘀治则的研究",初步阐明了"气滞血瘀"与循环障碍的关系。中国中医研究院(现中国中医科学院)西苑医院等单位完成了"中医活血化瘀治则原理的研究",辨证运用活血化瘀治则,以冠心Ⅱ号、川芎等药物治疗心肌梗死、脑卒中、高血压及血栓形成,取得较好疗效,并通过动物实验初步阐明了活血化瘀方药的作用原理;北京中医学院(现北京中医药大学)、上海第一医学院(现复旦大学上海医学院)等单位,分别完成血液流变学、微循环、血流动力学与血瘀本质及活血化瘀原理等实验研究,均取得有价值的结果。

20 世纪 80 年代之后,随着中国中西医结合研究会(今中国中西医结合学会)活血化瘀专业委员会成立,活血化瘀研究以更快的速度向纵深发展。在活血化瘀法的临床应用得到不断创新和推广的基础上,基于临床实践开展的冠心病等病因病机研究也得到了发展。陈可冀研究团队率先提出冠心病"心血瘀阻、血脉不通"的主要病机和"瘀毒"病因假说,倡导以活血化瘀法为主治疗冠心病,并通过大样本、前瞻性队列研究加以证实,丰富了冠心病中医病因病机,并在国内率先建立了冠心病血瘀证病证结合诊断的量化标准,目前已作为行业标准颁布并推广全国应用。在此基础上,逐渐形成理气活血、益气活血、益气养阴活血、化痰活血法等不同治法,并归纳总结了相应方药。

进入 21 世纪以来,随着现代分子生物学、药理药效学、生物信息学等方法技术在中医药研究领域越来越广泛地引入和应用,中西医结合治疗肿瘤、骨质疏松、类风湿关节炎、肺纤维化、糖尿病等疾病的相关研究取得了明显的发展和进步,活血化瘀疗法在肿瘤、炎症、糖尿病等疾病的防治中发挥的重要作用引起学者关注,通过开展大量的实验研究和临床实践观察,探索疾病的发生发展机制和活血化瘀疗效的量化分析与评价,为活血化瘀疗法研究的应用与实践开拓了新思路、提供了新策略。

活血化瘀疗法历经汉、唐、宋、金、元的不断发展,完善于明清,创新于现代。2003 年,由陈可冀、李连达两位院士领衔研究完成的"血瘀证与活血化瘀研究"获国家科技进步奖一等奖。这充分体现了中医药事业传承与创新互动发展的深远意义和重要价值。中医药事业在传承基础上谋求不断创新和发展,在为人民健康事业服务方面不断贡献出巨大智慧和力量。

【解析】

作为中医的经典疗法之一,活血化瘀法具有重要的临床实践价值和指导意义,历代医家在医疗实践中不断进行总结与探索,中华人民共和国成立以来,以陈可冀等为代表的现代中医学者在总结历代医家的临床实践和理论探索的基础上,应用先进的实验研究方法技术,密切结合临床实践疑难问题,不断致力于活血化瘀疗法的研究与探索,既继承发展了中医传统活血化瘀理论,又创造性地作了现代科学的系统阐述,赋予活血化瘀和血瘀证新的内涵。不仅对中医治疗冠心病做出了重要的学术贡献,而且还取得了显著的社会、经济效益,推动中医药的现代化和国际化发展,这一系列的事例生动地说明了在科学发展中传承与创新互动并举的必要性。

活血化瘀疗法研究不断产生新突破、开创新领域的历程和发展,有助于坚定中医药文化自信,鼓励中医人深入理解"传承精华、守正创新"的价值和意义,继续刻苦学习,为促进中医药的现代化发展而不断努力。

【案例来源】

［1］张伯礼.创新团队建设,保持学术长青——在第七次陈可冀院士学术思想传承座谈会上的讲话[J].中国中西医结合杂志,2017,37(6):647-648.

［2］郭士魁,陈可冀.冠状动脉粥样硬化性心脏病治疗规律的探讨[J].中医杂志,1962(4):20-22.

五、脉络学说构建在血管病变中的创新研究

【案例】

甲骨文中的"脉"字形为𦜝,形同河流,是早期血流概念"心(肺)-血-脉"循环系统中血液运行的通道。到春秋时期,"心-肺-血脉循环"的概念初步形成。脉络是从血脉分支而出,运行血液、渗灌濡养的网络系统。脉络学说是对中医血脉理论的传承发展。中医脉络病变包括中风、胸痹心痛、真心痛、心悸、心水、肾消、心痹、脱疽等,分别对应于西医的脑血管病、心绞痛、心肌梗死、心律失常、心力衰竭、糖尿病肾病、风湿性心脏病、周围血管病。

目前,中国约有心血管病患者 3.3 亿、糖尿病患者 1.3 亿,糖尿病患者中糖尿病肾病患病率达 30%~50%。心脑血管病、糖尿病肾病等重大疾病严重危害人类健康,微血管病变是影响其临床疗效的关键因素。由于发病机制不清、疗效不稳定等原因,微血管病变至今仍为尚未突破的国际医学难题。

基于中医、西医对于血、脉在解剖形态方面的认知存在相似性,近年来我国学者以不断创新发展的科学研究思路,坚持不懈努力突破瓶颈问题,构建并发展了脉络学说,为微血管病的临床有效防治提供了新的策略。

以中国工程院院士吴以岭为首的研究团队,坚持以问题为导向,依托"中医脉络学说构建及其指导微血管病变防治""基于心脑血管病变的脉络学说理论研究"这两项国家"973 计划"项目,结合多年的临床实践工作基础,构建了脉络学说。运行血液的"脉"相当于人体的大血管,从"脉"主干依次分出、逐层细分的"脉络"则相当于从大血管依次分出的中小血管、微血管,乃至微循环。"孙络-微血管"这一概念的提出成为中西医研究微血管病变理论结合点和治疗突破口,是指导微血管病变防治的重大理论创新。从 2005 年开始,该团队经过不懈的实验研究与大量的临床观察,深入开展对脉络-血管系统病的发病规律、基本病理、临床证候的研究挖掘,对 3.3 万多条研究数据进行分析,揭示微血管病变是心脑血管病、糖尿病肾病病变的共性疾病基础机制,通络治疗微血管病变的核心机制就是保护微血管内皮细胞。

在脉络学说指导下,研究团队开发了数种保护微血管内皮细胞的通络中成药,大量的基础研究及临床循证医学研究证实通心络胶囊、参松养心胶囊、芪苈强心胶囊具有保护微血管内皮细胞的功能。大量的临床研究结果显示,通络中成药的应用,显著提升了心脑血管病、糖尿病肾病的防治水平,为到 2035 年基本建成健康中国的远景目标奠定了良好的基础。国际同行也给予了高度评价,认为中医药在此方面的临床研究取得了非常鼓舞人心的结果。

2020 年 1 月 10 日上午,国家科学技术奖励大会在北京隆重举行,"中医脉络学说构建及其指导微血管病变防治"项目荣获 2019 年度国家科技进步奖一等奖。该项目团队通过研究临床有效处方,促进新药的研发,使之产业化、国际化,为微血管疾病防治和中药的现代化发展做出了重大贡献。中医药研究获得国家科技进步奖一等奖,令人备受鼓舞,也引领中医药学者更注重学术理论创新和实践应用,并以此提高中医药的医疗服务能力。

【解析】

近年来,我国在中医药领域的传承和创新工作,以重大社会需求为导向,将理论创新、临床疗效改进和创新药物研发紧密结合起来进行,在改革和创新中不断取得进步和突破,进一步强化了中医药文化自信,以实际成效进一步推进社会主义现代化的发展建设。

吴以岭院士团队将中医传统理论创新与现代科学技术相结合,积极开展脉络学说理论创新研究,着力攻克微血管病变规律机制揭示的瓶颈难题,通过科学严谨的求证,进而指导临床实践工作,不仅创造发展了脉络学说理论体系,更为心脑血管病、糖尿病肾病的有效治疗开辟了新途径,获得了中医药治疗微血管疾病的重大突破,体现出重要的临床指导意义和推广应用价值。同时,创立了"源于经典、创新理论、科学求证、指导临床"的中医学术创新与转化新模式,为中医药传承与创新发展做出了良好示范。

通过学习本案例,有助于医学生深入理解并体会,作为中国传统科学技术代表的中医学,在与时俱进、不断发展中不断展现出的蓬勃生机和取得的巨大进步。中医学子应该勇于承担继承和发展中医药的责任和使命,增强为人类健康保驾护航的本领和信念。

【案例来源】

[1] 张立红.传承精华 守正创新——记2019年度国家科学技术进步奖一等奖项目"中医脉络学说构建及其指导微血管病变防治"[J].中国科技奖励,2020(7):47-49.

[2] 宗宝泉.我国首次系统构建了中医脉络学说[N].科技日报,2011-02-14(001).

六、中国科学家合成结晶牛胰岛素

【案例】

生命活动主要通过蛋白质来体现,蛋白质是生物体的主要功能物质,胰岛素是一种蛋白质。

自从1889年俄国科学家奥斯卡·闵科夫斯基(Oskar Minkowski)首次发现了胰脏和糖尿病的重要关联后,就不断有学者研究胰脏分泌的相关物质。1921年,加拿大的弗雷德里克·格兰特·班廷(Frederick Grant Banting)等因首次成功提取到了胰岛素,并成功地应用于临床治疗,获得了1923年诺贝尔生理学或医学奖。牛胰岛素的化学结构于1955年由英国的科学家弗雷德里克·桑格(Frederick Sanger)测定,这是人类第一次阐明一种重要蛋白质分子的全部结构。

在此之后,科学家们又陆续测定了不同生物来源的胰岛素,发现与桑格首次确定的牛胰岛素的化学结构大体相同。作为一种蛋白质,胰岛素由 α 链和 β 链两条多肽链组成,α 链和 β 链分别含有21个和30个氨基酸。两条多肽链间由2个二硫键连接。人胰岛素与牛胰岛素的区别在于,人胰岛素 α 链的第8位由苏氨酸代替丙氨酸、第10位由异亮氨酸代替缬氨酸,β 链的第30位由苏氨酸代替丙氨酸。

糖尿病是因为胰岛素绝对或相对分泌不足或胰岛素利用障碍,引起的碳水化合物、蛋白质、脂肪代谢紊乱性疾病。胰岛素缺乏是引起糖尿病的主要原因。人工合成胰岛素,首先需要把氨基酸按照一定的顺序联结起来,组成 α 链、β 链,然后再把两条链连在一起。这是一项复杂而艰巨的工作,在20世纪50年代末,世界权威杂志《自然》曾发表评论文章,认为人工合成胰岛素还有待于遥远的将来实现。

1958年,中国科学院提出了"完成世界上第一次人工方法合成蛋白质"的目标之后,这一提议得到各级部门的支持。当时摆在中国学者面前亟待解决的问题是:要人工合成蛋白质,蛋白质的结构是什么? 生物活性是什么? 物理特性是什么? 1958年12月,项目正式启动,中国科学院上海生化研究所、上海有机化学研究所和北京大学生物系三个单位联合成立协作组,研究团队以王应睐为首,由龚岳亭、邹承鲁、杜雨苍、季爱雪、邢其毅、汪猷、徐杰诚等人共同协作,他们在前人对胰岛素结构和肽链合成方法研究的基础上,利用当时简陋的条件对氨基酸原料的供应问题及二硫键能否重新链接成胰岛素蛋白分子的难题展开了攻关,探索用化学方法合成胰岛素。

经过周密研究,他们确立了合成牛胰岛素的程序。合成工作是分三步完成的:第一步,先把天然胰岛素拆成两条链,再把它们重新合成为胰岛素,并于 1959 年突破了这一难题,重新合成的胰岛素是同原来活力相同、形状一样的结晶。第二步,在合成了胰岛素的两条链后,用人工合成的 β 链同天然的 α 链相连接。这种牛胰岛素的半合成在 1964 年获得成功。第三步,把经过测试的半合成的 α 链与 β 链相结合。为揭示胰岛素 α 链、β 链拆合成功的内因,中国科学家开展了胰岛素 α 链、β 链相互作用的深入研究,阐明了 α 链和 β 链本身已经具有一定的空间结构,并含有形成天然胰岛素分子正确结构的全部信息,因此能在溶液中折叠而形成正确共价连接的活性分子,对国外教科书中相关问题的解释进行了补充和完善。最终,历经 7 年的日夜奋斗以及无数的波折后,中国于 1965 年 9 月 17 日首次人工合成了结晶牛胰岛素。经过严格鉴定,这种人工合成的结晶牛胰岛素在结构、生物活力、物理化学性质、结晶形状上都与天然的牛胰岛素完全一致。

1965 年 11 月,这一重要科学研究成果首先以简报形式发表在《科学通报》杂志上,1966 年 3 月 30 日,全文发表。自 1966 年 3 月"人工全合成结晶牛胰岛素"的研究工作在《科学通报》杂志上对外发表后,许多国家的电视台和报纸先后作了报道。各国科学家纷纷来信表示祝贺。诺贝尔奖获得者、英国剑桥大学教授托德来信为这一伟大的工作向研究者致以最热忱的祝贺。这是世界上第一个人工合成的蛋白质,为人类认识生命、揭开生命奥秘迈进了一大步,实验的成功使中国成为第一个具有人工合成蛋白质能力的国家。

【解析】

蛋白质和核酸两类生物大分子物质在生命现象中发挥重要作用,人工合成第一个具有生物活力的蛋白质,代表着突破了一般有机化合物领域和信息量集中的生物大分子领域之间的界限,因此在人类认识生命现象的漫长过程中具有里程碑意义。该案例描述了在中华人民共和国成立之初,当时生产力和科学技术相对落后的情况下,我国的科学工作者不畏艰难困苦,坚持不懈实现首次人工合成结晶牛胰岛素的艰难过程,充分体现出结晶牛胰岛素合成具有极其重要的意义。多肽激素与类似物的合成,在阐明作用机制方面提供了崭新的有效途径,也为我国多肽合成制药工作打下了坚实基础。

通过学习本案例,有助于培养医学生了解中国科学家合成结晶牛胰岛素的艰辛过程,坚定文化自信,增强民族自豪感,树立不畏艰难、努力攀登科学高峰的信念,学习科学家刻苦钻研不断探索的精神,将来为社会主义现代化国家的建设贡献自己的智慧和力量。

【案例来源】

[1] 汤卡罗. 人工合成胰岛素的精神代代相传——纪念我国人工合成结晶牛胰岛素 50 周年[J]. 大学化学,2015,30(2):1-5.

[2] 中国科学院生物化学研究所,中国科学院有机化学研究所,北京大学化学系. V. 结晶胰岛素的全合成[J]. 化学通报,1966(5):26-31.

七、1999 年我国参与了"人类基因组计划"

【案例】

如果把人体的基因比喻成一本记载着生命奥秘的"天书",那么破译全部人类遗传密码就成为各国科学家长久以来的努力方向,而人类基因组图谱的公布则将这本天书完整地呈现在了人类的面前。

人类基因组计划（Human Genome Project，HGP）由美国科学家于 1985 年率先提出，于 1990 年正式启动。这是一项规模宏大、跨国跨学科的科学探索工程。其宗旨在于测定组成人类染色体（单倍体）中所包含的 30 亿个碱基对组成的核苷酸序列，从而绘制人类基因组图谱，并且辨识其载有的基因及其序列，破译人类遗传信息，为人类遗传多样性的研究提供基本数据。对于人类来说，全基因组测序揭示了所有基因和生命特征之间的内在关联性，具有极高的科学价值。当然，完成此项工作所需的技术含量也极高。

我国作为多民族的群体，丰富的人群遗传资源是研究人类基因组多样性、人类进化以及人类疾病相关基因的宝贵材料。国家高技术研究发展计划（863 计划）自 1987 年开始就注意并资助研究基因组的有关技术。1993 年 9 月 28 日，中国人类基因组研究正式启动。由国家自然科学基金委员会生命科学部组织的以谈家桢教授为组长的专家组，在上海论证并通过了强伯勤教授、陈竺研究员申请的"中华民族基因组中若干位点基因结构的研究"重大项目，该项目由国家自然科学基金委员会、国家高技术研究发展计划（863 计划）和国家重点基础研究发展计划（973 计划）共同资助。结合中国具体的国情，该项目首先在中国不同民族基因组的保存和若干位点基因结构方面开展研究，为后期加入国际人类基因组研究大协作积极创造条件。

彼时的中国基因组研究工作起步较晚，基础薄弱、资金有限，与国际研究机构的研究进程相比差距很大。目睹世界科技的日新月异和人类基因组研究的发展趋势，在国外从事基因研究多年并颇有建树的杨焕明、于平等学者再也无法安享宁静的生活，毅然回到祖国。面临困境，科学家没有退缩，他们高瞻远瞩地认清科学发展形势——作为一个大国，中国必须在人类基因组计划中占一席之地，而要想在人类基因组计划中站稳脚跟，就必须从最基础的工作基因测序做起。如果不参与人类基因密码的破译工作，中国就会在未来竞争中受制于人。1998 年 8 月，在中国科学院的支持下，中国科学院遗传研究所人类基因组中心成立。面对资金匮乏的困境，杨焕明、于军、汪建等人自筹启动资金买回了 10 多台世界上先进的测序仪，不少工作人员自愿捐出自己的积蓄。检测人员数量不足，科研院所和大专院校提供了大力支持，还有一些大专院校的学生不计报酬，自愿加入测序工作中。研究人员坚定认为，这个工作的主要目的并不在于测序本身，而是在于让人们认识到，中国人已经具备开展较大规模基因测序的能力，应该有信心向人类基因测序发起进攻。正是由于他们不辞劳苦、不计得失地拼搏、努力，为国家和人民在国际人类基因组计划中争取了一席之地。

1999 年 7 月 7 日，中国科学院遗传研究所人类基因组中心注册参与国际人类基因组计划。同年 9 月，国际协作组接受了我国申请，继美国、英国、日本、德国、法国之后，加入人类基因组计划，承担人类 3 号染色体断臂上约 3 000 万个碱基对的测序任务。

中国负责区域的测序任务是由中国科学院基因组信息学中心、国家人类基因组南方中心、国家人类基因组北方中心共同承担完成。在短短 2 年时间里，中国科学家克服重重困难，测定了 3.84 亿个碱基，所有指标均达到国际人类基因组计划协作组对"完成图"的要求，高质量完成人类基因组计划中所承担的测序任务，表明中国在基因组学研究领域已达到国际先进水平。2003 年 4 月 15 日，美、英、日、法、德、中 6 国领导人联名发表《六国政府首脑关于完成人类基因组序列图的联合声明》，宣告人类基因组计划的所有目标全部实现，已完成的序列图覆盖人类基因组所含基因区域的 99%，精确率达到 99.99%。

我国参与"人类基因组计划"意义深远。其一，作为全球科学家共同参与的伟大事业，在人类基因组计划这个划时代的里程碑上，已经深深地镌刻下了中国的名字，这向全世界证明——只要目标集中，措施有力，中国科学家有能力参与国际重大科技合作研究，跻身于国际生命科学前沿,做出重要贡献,中国的科技事业也必将为中华民族的进步、人类文明的发展做出更大的贡献;其二,中国参与此项研究,使人类基因组计划真正成为一项国际合作计划,我国分享了已经历时10年的人类基因组计划积累的技术与资料,并建立了自己的基因组大规模的全套技术及科学技术队伍,为今后生物资源基因组研究奠定了扎实的基础。

【解析】

自强不息、艰苦奋斗是中华民族的传统美德和社会主义事业发展壮大、创造辉煌的重要保证。在新时代中国科技事业的发展与开拓过程中,科研工作者继承并发扬自强不息的信念和艰苦奋斗的精神,并将其汇聚成强大的力量,为社会主义现代化做出了重要的贡献。该案例阐述中国学者高瞻远瞩,积极主动参与“人类基因组计划”。在基础弱、时间紧、任务重的情况下,中国科研工作者凭借自身努力克服重重困难,完成其中1%的测序任务。充分证明了中国科研能力的进步与发展,中国有能力在重大国际合作中发挥积极作用。

通过学习本案例,帮助医学生了解国家在基因组研究方面取得的重大进展,学习科研工作者自强不息的信念和艰苦奋斗的精神,增强攀登科学高峰、解决医疗难题的信心和职业责任感。进一步鼓舞医学生刻苦学习、不断拼搏,努力实现服务社会和人民的崇高理想。

【案例来源】

[1] 李斌.跃上生命科学之巅——中国参与人类基因组计划纪实[J].人民论坛,2000,(7):16-19.

[2] 李卫文.改变世界的科学计划——人类基因组计划[J].生物学杂志,2001(2):47-49.

八、数字化时代的中医药古籍资源建设

【案例】

作为知识创造、获取、交流的载体,数字技术被广泛应用于多种学科,成为当今世界科学技术发展的重点领域。医学始终处于科学技术的前沿领域,信息化的迅速发展助推了现代医学的进步和成就。作为具有独特医学理论体系和丰富实践经验的学科体系,中医药学的现代化发展离不开数字化技术的助推。

海量的中医古籍是传承发展中医药学术的主要载体,蕴藏巨大的学术价值和应用价值,且具有关联性强、形式多样、内容杂糅等特点。随着数字化时代的到来,古籍的载体形式正在由千百年来的纸质文献向电子文献过渡,对中医古籍传统的手工整理方式已远远不能满足获取信息资源促进学科快速发展的需求。将数字化、智能化的方法技术引入中医药古籍资源的整理建设过程,便于研究人员处理分析海量数据,挖掘其中的规律和价值,进而开展深入的探索和研究,使中医药传承发展、发扬光大。

我国中医古籍数字化资源建设工作起步于20世纪80年代,早期主要集中于对一种或数种中医经典著作的全文及词句检索系统,如上海中医学院于1987年研制的“《针灸大成》检索系统”、陕西省中医研究院创建的包括“《针灸甲乙经》通检系统”在内的13种文献的检索系统、天津中医学院的《黄帝内经》全文检索系统等。近年来,随着计算机技术的不断发展,中医古籍数据库研究逐步转向了大型全文数据库的建设,全图文结合成为建立中医古籍全文数据库的首选方式,即在古籍书页图像存储基础上,将书中具有检索意义的内容数字化转为电脑可识别的文字,并辅以适当的软件工具,提供快捷的检索、统计、整理和编辑功能,从而满足获取信息和进行提取分析的研究需求。

目前,中医古籍数字化资源建设已取得大批成果。国内的中医古籍数据库主要集中在中医药高校及其图书馆、中国中医科学院及其下属机构中医药信息研究所、国家图书馆、中国医史文献研究所等,用以服务教学和科研工作。

中医药高校图书馆的中医古籍数字化资源建设已在全国十几所院校开展,其中南京中

医药大学图书馆、北京中医药大学图书馆、上海中医药大学图书馆、广州中医药大学等的中医古籍数据库具有代表性。南京中医药大学图书馆(https://library.njucm.edu.cn/)以图片形式收录馆藏中医药古籍和综合性汇编类丛书中的中医古籍 4 万册,提供题名、著者、版本等多种检索途径。北京中医药大学图书馆(https://slib.bucm.edu.cn/)以图片形式收录中医类、易学类等古籍 3.9 万册,且提供四部分类检索、书名、著者、版本、原书目录、繁体、简体等多种检索途径。上海中医药大学图书馆(https://lib.shutcm.edu.cn/)以图片形式收藏善本特藏的 1 110 部,6 198 册,以及普通中医古籍 6 671 种,27 741 册。

科研院所及相关机构的中医古籍数据库收录内容广泛,在中医古籍年代、种类及数量等方面各具特色,且通过插入放大缩小、书签、繁简转化、辞典等人性化辅助功能,提高人机交互体验。其中,国医典藏数据库和国家图书馆(中华医药典籍资源库)是典型代表。

国医典藏是由中国中医科学院中医药信息研究所(图书馆)研发的大型中医古籍全文数据库,Ⅰ期精选了先秦至清末民国的历代典籍 500 种(包括综合性丛书 20 种),2 500 册。收录内容精良,不乏世所罕见的珍善本及孤本医籍,具有较高实用价值、文献价值和学术价值。所选书目按《中国中医古籍总目》分类法分类,内容涉及医经、医理、诊断、伤寒金匮、针灸推拿、本草、方书、临证各科、养生、医案医论医话、医史、综合性著作等 12 大类、65 个二级类目。数据库实现了中医古籍的原貌展现和便捷阅览,古籍内容的多途径深度检索,古籍知识内容的精准定位等功能,提供专业化的中医古籍阅读、检索与利用服务。国家图书馆(中华医药典籍资源库)数据源于国家图书馆收藏的文献典籍,为使读者能够通过互联网检索、利用中医文献资源,国家图书馆(国家古籍保护中心)将逐步建设中华医药典藏资源库,目前首批对221 种中医古籍影像进行发布测试。

现代科技不仅通过微缩化、影印技术使中医古籍的保存和流通更加便捷,而且随着新兴理论与技术的融合应用,加快推动了中医古籍数据库趋向知识库转变。既能提供各种类型古籍全文和图像资源等基础服务,又能在经过良好的知识组织以及数据预处理后,提供更加优质、高效的知识服务如知识图谱构建、沉浸式阅读体验等,大力促进中医古籍的研究与传承。

相信随着数字技术的快速发展和进步,中医古籍资源建设和挖掘的技术和手段将会进一步完善,有助于赋能中医古籍的创新研究与应用,探索更多中医经典理论知识的组织分析、传播应用和实践转化的研究方法与途径,积极促进中医药的现代化发展。

【解析】

数字语言在表达、传播各类信息的过程中,具有前所未有的精确性与通用性优势。将中医药这一传统生命学科与现代科学技术相结合,与时俱进,不断创新,是中医药高质量发展的重要战略。中医药的数字化发展,应该是在充分保证中医药理论体系自身特色的基础上实现理论体系数字化和产业发展数字化。因此,在遵循中医发展的固有规律和特有的方法学进行研究的前提下,做好作为传承发展中医药学术主要载体的中医古籍资源的整理和建设工作,成为中医药数字化建设的一项重要工作。

了解我国中医古籍数字资源建设已经取得的成果和获得的创造性突破,充分体现出数字化发展正在成为新时代下中医药传承创新的主流。在数字化时代,借助现代化的技术与手段充分保护、研究、揭示与利用中华民族丰富的、不可再生的医学资源,对寻找并充分挖掘和转化利用中医古籍中蕴藏的丰富信息起到积极的促进作用,使传统中医药学焕发出新的活力,推动中医药学的现代化建设和发展。

【案例来源】

［1］潘玉颖,崔伟锋,范军铭.中医药大数据应用核心问题探究［J］.中医学报,2020,35(5):928-930.

［2］胡谦锋,杨心怡,高雨,等.国内中医古籍数字化研究现状及发展趋势分析［J］.中国中医药图书情报杂志,2024,48(6):175-181.

［3］李盼飞,张楚楚,李海燕.科技赋能中医古籍精华传承与创新应用［J］.中医杂志,2023,64(15):1519-1524.

第四节　警钟长鸣——前车之鉴筑牢法律意识

一、"反应停事件"

【案例】

人类发明的化学药物,对维护生命健康具有十分重要的意义,但也可能对人类自身造成意想不到的伤害。对化学药物的盲目依赖和滥服,已造成不少悲剧。服用未经严格试验的药品,可能对人体生命健康造成危害,甚至产生不可逆转的严重损伤,其中最典型的案例之一,就是震惊世界的"反应停事件"。

1953 年,瑞士 Ciba 药厂为了开发新型抗菌药,首先合成沙利度胺(Thalidomide)。沙利度胺化学名称为 N-(2,6-二氧代-3-哌啶基)-邻苯二甲酰亚胺,其分子式为 $C_{13}H_{10}N_2O_4$,分子量为 258.24。但沙利度胺没有抗菌功能,反而具有镇静作用。此时,德国的格兰泰(Grunenthal)公司开始着力研究沙利度胺的镇静催眠作用。当时集中研究了该药的急性毒性、亚急性毒性及对中枢神经系统、循环系统、呼吸系统、消化系统的药理作用,发现毒性很低,因而认为其是有效安全的镇静剂。

1956 年此药在西德上市,被批准可以销售的国家包括欧洲 11 国,非洲 7 国,亚洲 17 国。推出之始,沙利度胺的宣传功效为能在妇女妊娠期改善精神紧张、防止恶心,并且有安眠作用。因此,此药又被叫作"反应停"。20 世纪 60 年代前后,欧美至少 15 个国家的医生都在使用这种药治疗妇女妊娠反应,很多孕妇服药后恶心呕吐的症状得到了明显改善,因此"反应停"被大量生产、销售。

但随即而来的是,许多在妊娠 1~2 个月时服用了"反应停"的母亲生出短肢畸形的婴儿,形同海豹,被称为"海豹肢畸形"。1961 年,澳大利亚产科医生威廉·麦克布里德在《柳叶刀》杂志上发表文章,指出"反应停"致畸的危害,于是该药在 1961 年被禁用,但当时全世界约有 8 000 名婴儿已经受害。截至 1963 年,在世界各地,如西德、美国、荷兰和日本等国,由于服用该药物而诞生了 12 000 多名畸形婴儿。1969 年 12 月,全部事实查清后,制造该药的药厂格兰泰公司负责赔偿 3 000 万马克给西德的 2 000 名存活的受害者。

"反应停事件"的发生具有一定的历史背景。从 1935 年发现磺胺药开始至合成"反应停"的 20 年间,正是新药发展的黄金时代,其间发现了青霉素、链霉素、苯妥英钠等很多有价值的药物。就"反应停"而言,其药效适应孕妇治疗妊娠反应的需求,并且其动物药理实验显示毒性很低,因此被认为安全有效。厂商们对这种新药进行大肆宣传,购买和服用"反应停"没有受到明显限制。在"反应停"发展势头良好的情况下,研究人员没有警惕可能出现的问题,对药物试用未采取谨慎且有序扩大的策略。限于当时水平,大多数国家没有制定系统的新药管理法规,缺乏审批新药时必需的质量控制依据,因而导致"反应停"在短时间内大量上市后造成严重后果。

这一震惊世界的惨案,使世界各国政府意识到药品安全应用的重要性和加强上市药品安全监管的迫切性,通过立法要求药品上市前必须经过规范严密、系统完善的药理研究和客观严格的临床试验,确保药物的安全性和有效性。

【解析】

药物在治疗疾病、保障人类健康方面发挥着重要作用,但也可能产生不良反应而危害人体健康,因此临床用药安全具有非常重要的意义,在临床工作中必须高度关注用药安全。

"反应停事件"的发生,与当时的研究机构临床前安全性研究技术水平、提供药物安全性信息的科学性、药品审批部门对药品上市前申报资料的审查力度及药品上市后的继续跟踪和评价状况等多种因素相关。该事件的前因后果,充分体现出在药品使用过程中具有的潜在风险,未经严格药品研究及审评的部分药物可能存在加剧病情甚至致畸、致死的严重后果。因此,积极推动临床合理安全用药,对保障医疗安全、提高临床药物治疗效果、保证医疗质量具有重要意义。

对重大药物不良反应事件进行回顾,有助于医学生认识到医疗行为所需的高度责任感和其中存在的风险,提高临床工作安全责任意识,强化治病救人的职业道德与责任,树立法治观念,自觉主动遵守临床医疗工作的管理规定,将来更好地为患者提供医疗服务。

【案例来源】

[1] Aquino P. 药物警戒概述[J]. 中国药物警戒,2009,6(1):60-62.

[2] 苏怀德. 从反应停事件中吸取教训[J]. 中国药学杂志,1989(10):636.

[3] Neil V. Thalidomide-induced teratogenesis:history and mechanisms[J]. Birth Defects Res C Embryo Today. 2015;105(2):140-156.

二、"糖脂宁事件"

【案例】

中医药在我国有着悠久的历史和深厚的群众基础。一些不法分子正是利用老百姓对中药的信任,以中药的包装来造假欺骗患者,妄图获取不当利益,导致部分患者上当受骗,延误疾病的正确治疗,甚至受到致命的伤害。

2009年1月17日和19日,新疆喀什地区两名糖尿病患者在服用了标识为"广西平南制药厂"生产的"糖脂宁胶囊"(批号为081101)后死亡。1月24日,广西食品药品监督管理局收到新疆食品药品监督管理局核查函,要求核查。广西食品药品监督管理局立即派人到现场核查,抽检平南制药厂2008年生产所有批次的糖脂宁胶囊。经过核查,认定广西平南制药厂是依法批准的药品生产企业,生产糖脂宁胶囊药品,但没有发现生产批号为081101的糖脂宁胶囊。平南制药厂2008年共生产8个批次的糖脂宁胶囊,经检测,均未检出格列本脲、格列吡嗪、苯乙双胍及二甲双胍,导致新疆喀什地区两名糖尿病患者死亡的药品为假冒产品。

2009年1月30日,卫生部收到国家食品药品监督管理局关于患者服用"糖脂宁胶囊"致死情况的报告,为了维护患者的生命安全和身体健康,卫生部发出紧急通知,要求各级各类医疗机构立即停止使用批号为081101的"广西平南制药厂"生产的"糖脂宁胶囊",一经发现与该批药品有关的不良事件,要全力做好医疗救治工作,确保患者生命安全;要求各级各类医疗机构要立即对标识为"广西平南制药厂"的"糖脂宁胶囊"做好登记工作,并报送当地药品检验机构检验,确定药品合格后方可继续使用;同时提醒广大患者,发现该批号的"糖脂宁胶囊",要立即向当地食品药品监管部门举报。截至2009年1月30日,对发出去的9 600瓶药品已经回收了8 236瓶。

糖脂宁胶囊是纯中药制剂,主要成分是匙羹藤叶、黄芪、何首乌、葛根和甘草。该药功效为清热生津,益气健脾,适用于气阴两虚型糖尿病或糖尿病合并高脂血症的辅助治疗。

导致新疆两位糖尿病患者死亡的原因是这批假药非法添加了格列本脲和格列吡嗪,其中每粒含有格列本脲最高达12.3mg。格列本脲和格列吡嗪均为第二代磺酰脲类药,进入血液之后通过代谢,可刺激胰岛β细胞分泌胰岛素,改善胰岛素缺乏状态,具有较强的降低血糖作用。但成人每日服用不得超过15mg,严重超量可能造成休克,甚至危及生命安全。

天网恢恢,疏而不漏。2009年1月24日和2月7日,经营和销售假糖脂宁胶囊的叶某、李某被公安部门抓捕归案,他们制售假药的恶行受到了法律严厉的打击和惩处。《中华人民共和国刑法》第一百四十一条规定,生产、销售假药的,处三年以下有期徒刑或者拘役,并处罚金;对人体健康造成严重危害或者有其他严重情节的,处三年以上十年以下有期徒刑,并处罚金;致人死亡或者有其他特别严重情节的,处十年以上有期徒刑、无期徒刑或者死刑,并处罚金或者没收财产。

令人关注的是,李某的身份不是普通造假者,而是糖脂宁胶囊生产厂家广西平南制药厂的全国总经销商。药品安全事关重大,药品制售的任何一个环节缺失监管,都可能造成安全隐患。因此,"糖脂宁事件"为加快修订相关法规规章,构建更加系统完备的药品监管法规制度体系敲响了警钟!

【解析】

药品制售的安全问题关系到人民群众的生命健康,具有重大的社会意义。本案例阐述了新疆维吾尔自治区两名糖尿病患者因服用标识"广西平南制药厂"生产的假"糖脂宁胶囊"后发生死亡的事件,不法分子利用民众对于药品的信任制售假药妄图获利,受到了法律的严厉惩处。因为假药冒名顶替中药发生这样严重的后果,并非中药所致,但导致长久以来国人对中医药建立起来的信任遭遇了危机。因此,必须厘清事实,还中药公道,不仅要依法严厉惩处打击制售假药的不法企业和犯罪分子,更要在药品制售环节进一步加强监督管理,进一步健全保障医疗卫生和人民生命安全的法律法规,加强全民遵纪守法的宣传教育,增强对中医药预防保健的科普,引导民众理性看待社会典型事件,促进依法治国方略在卫生事业领域的贯彻落实,其重要性和迫切性不容忽视。

通过学习本案例对社会典型事件进行分析,有助于医学生树立正确的法治观念,进一步学习并明确医疗卫生工作相关法律法规和规章制度,明确医务工作者在医疗卫生工作中的责任,增强遵纪守法的意识,建立良好的职业道德。

【案例来源】

[1] 孙瑞灼.谁来监管"双面药商""糖脂宁胶囊"假药案件考验药品管理立法[J].中国医药导报,2009,6(7):4.

[2] 潘从武,刘芳.假"糖脂宁"事件暴真相[N].法制日报,2009-02-26(010).

三、"欣弗事件"

【案例】

"欣弗"为商品名,其通用名称为克林霉素磷酸酯葡萄糖注射液,因为其具有广谱的抗菌性,且使用方便,无需药敏试验,所以20世纪70年代在临床被广泛应用。然而在2006年的盛夏,它却突然成为全国的焦点。

2006年7月,青海、广西、浙江、山东、黑龙江等多个省份部分患者在使用安徽华源生物药业有限公司(简称安徽华源)生产的欣弗(克林霉素磷酸酯葡萄糖注射液)后,出现了心慌、胸闷、心悸、腹痛、腹泻、恶心、呕吐、过敏性休克、肝肾功能损害等情况,就此一场"欣弗"危机迅速在全国蔓延。

7月底,国家食品药品监督管理局组织专家开展药品检验、病例报告分析和关联性评价等工作;同时派驻专家对安徽华源的生产过程进行现场核查。经国家药品生物制品检定所对相关样品进行检验,结果表明无菌检查和热原检查均不符合规定。8月3日,国家食品药品监督管理局正式对外通报了欣弗注射液引起的严重不良事件,并采取了紧急控制措施。同日卫生部也紧急通知,要求各地停用安徽华源生产的欣弗注射液。

8月中旬,国家食品药品监督管理局有关调查结果通报,安徽华源2006年6月至7月生产的欣弗注射液未按批准的工艺参数灭菌:①擅自降低灭菌温度,将规定的105℃灭菌温度擅自降低到100~104℃;②缩短灭菌时间,将规定的30分钟灭菌时间缩短至1~4分钟;③增加灭菌柜装载量,影响了灭菌效果,这些是导致这起不良事件的主要原因。

事件发生后,药品监管部门加紧组织在全国范围尽力查控和召回安徽华源自2006年6月份以来生产的问题注射液,但仍有一百多万瓶已用掉或去向不明。同时根据《中华人民共和国药品管理法》有关规定对涉事企业及相关人员做出了相应处理:对安徽华源生产的"欣弗"药品按劣药论处,没收其违法所得,并处2倍罚款,责令停产整顿;收回企业大容量注射剂《药品生产质量管理规范》认证证书,撤销"欣弗"的批准文号;召回涉案"欣弗"药品,由安徽省药监部门依法监督销毁;并对企业责任人作出处理,对政府相关领导作出行政处分。

该事件先后涉及全国16个省区,共报告"欣弗"病例近百例,死亡11人,造成了极恶劣的社会影响,严重威胁了公众健康和生命安全。这一事件为全国药品生产企业敲响了警钟,全国药企及相关从业人员当以"欣弗"为戒。

【解析】

药品是特殊商品,其质量安全直接关系到人的生命健康。保障药品的质量与安全是药物发挥预防和诊疗疾病作用的重要前提。"欣弗事件"的发生主要因为生产企业对于药物基本性质、药品生产基本条件的知识欠缺以及对药品质量保障管理的意识淡薄。同时也折射出药品研发、销售、使用等环节存在着问题和疏漏。通过"欣弗事件"给大家带来了启示:从业人员要具备专业知识并强化质量意识,严格按照规定进行药品相关工作,科学有效地对药品进行质量控制,不要因重利而忽视产品质量。同时严格把控药品生产、使用等各环节,健全质量保障体系和监督管理体系,建立各环节的法律、法规及规章制度,确保药物的安全性和有效性,从而切实保障广大人民群众的用药安全,推动我国公共卫生健康事业高质量发展。

同时,"欣弗事件"不仅反映了制药行业存在的问题,也拷问了相关从业人员的职业道德。大医精诚,作为从医者必须把职业道德摆在首位,严格掌握药品适应证,避免不合理使用,纠正不符合医德规范的行为。像习近平总书记所说,广大医务工作者是人民生命健康的守护者,要恪守医德医风医道,修医德、行仁术,怀救苦之心、做苍生大医,努力为人民群众提供更加优质高效的健康服务。

每一次的药物安全事件都是一次警示,不仅对于药品生产企业及医药工作者,对于医学院校的学生也是学习过程中的警示。它提醒医学生既要认真学习专业相关知识,又要保持严谨求实的科学态度,要有"只问是非不计利害"的科学精神,认真地对待每次实验,不随意篡改实验条件和实验数据,遵规自律,求真务实。未来从事医药工作要时刻以人民的生命健康为中心,不为利益所动,不计个人得失,树立"科学严谨、质量第一"的职业理念,做职业技能和职业道德兼备的人民医务工作者。

【案例来源】

[1] 魏桂梅,张金甲.浅析"欣弗事件"——药品质量管理认识[J].中医临床研究,2015,7(25):123-125.

[2] 吕旭飞."欣弗"事件暴露的问题及其对策[J].卫生经济研究,2007(3):29-30.

四、"梅花 K 事件"

【案例】

2001 年 8 月开始,湖南省株洲市某医院短期内有近 60 位病症相同患者就诊,普遍出现头晕、恶心,同时伴有尿急尿多等症状。经医生检查,这些患者都有不同程度的肾功能损伤,严重者还继发了多脏器如肝脏、心脏、大脑、血液系统等功能损害,这引起了医院的注意。8 月 22 日,医院向株洲市药品监督管理局报告了情况,株洲市药品监督管理局感到事态严重,迅速派人赶到医院进行调查,发现患者均服用过"梅花 K",产品标示为广西半宙制药集团第三制药厂(以下简称"广西半宙")生产。

"梅花 K"又名黄柏胶囊,是一种中成药,主要具有清热燥湿、泻火除蒸、解毒疗疮的功效,法定处方中只含有黄柏单味药材。而在株洲市药检所对广西半宙生产的"梅花 K"黄柏胶囊检验中,检出非法添加了早已被临床证实有严重副作用的盐酸四环素,且进一步分析发现,该成分已过期,降解产物远超过国家允许的安全范围,初步认定该"梅花 K"系假药。湖南省在全省范围内封杀了"梅花 K"黄柏胶囊。有关部门开始调查"梅花 K"中毒事件。

2001 年 8 月 31 日,国家药监局下发紧急通知,要求在全国范围内立即暂停销售、使用"梅花 K"黄柏胶囊。通知强调,对凡标为广西半宙生产的"梅花 K"黄柏胶囊一律暂控,批批抽检,除按标准检验外,加做四环素成分的检验。发现问题药品,立即追查来源和流向。

"梅花 K 事件"也引起了国务院的高度重视,在国家药品监督管理局的督导下,广西药品监督管理局对生产厂家的库存药品、财务和涉案人员全部进行了暂控。经过药监、公安等部门的调查,事件终于水落石出。2000 年 9 月,广西半宙法人代表为牟取更大经济效益,将产品"梅花 K"黄柏胶囊委托陕西省咸阳市杰事杰医药科技有限公司负责总经销和提供外包装。该公司擅自在药品说明书上扩大药品功能疗效和适应证,为加大药效,双方商定在黄柏胶囊中掺加已经变质过期的盐酸四环素,这批胶囊共 18.8 万余板,组织外包装后,向湖南等地销售。对于这一不合格产品,当地媒体连续多次发布促销广告大肆宣传,吹嘘该药能治疗多种妇科炎症。许多女性禁不住广告诱惑,纷纷到市内药店购买,服用几天后发生了这次群体性的中毒事件。对此药检测结果表明:由于"梅花 K"黄柏胶囊中添加了过期的四环素成分,药物降解成为毒性更大的差向四环素和差向脱水四环素,尤其是后者对肾小管的损害很大,可引起肾小管性酸中毒,临床上表现为多发性肾小管功能障碍综合征,出现腹胀、乏力,以至呼吸肌麻痹、呼吸停止、脑缺血缺氧、昏迷或致脑水肿。据报道,"梅花 K 事件"涉及 17 个省 25 个市,仅株洲市就有 167 人出现不同程度的中毒症状,其中病危 4 人,1 位患者成为"植物人",该事件震惊了社会。

处理结果:2003 年 6 月 16 日,株洲市中级人民法院二审裁定,广西金健制药厂(前身广西半宙)赔偿原告陈某等58人共282万元,其中仍呈"植物人"状态的沈某获赔160万元。9月18日,广西壮族自治区灵山县法院作出一审判决,广西金健制药厂因犯生产、销售假药罪,判处罚金14万元。7名被告人均构成生产、销售假药罪,也分别被判刑并处罚金。

【解析】

"梅花K事件"被列为2001年全国整顿和规范市场经济秩序的十大案件之一,也曾被称作中国假药第一案,实际上这仅暴露出制药企业制假售假的冰山一角。当时部分药品生产企业暴露出的问题可谓五花八门,尤其是披着"纯中药"制剂噱头的假药、劣药更是具有极大的伪装性和潜在危害性。一些厂商为迎合部分患者盲目追求快速疗效的心理,在经济利益的驱动下,不顾患者安危,以"纯中药"制剂之名,非法添加西药等违禁成分,如同本事件中纯中药制剂黄柏胶囊违禁加入了四环素,既不符合中西医医理,又不符合相关药品生产法律法规,给人民群众生命健康安全带来极大隐患和风险。中西医各有所长,中西医结合可以相互取长补短,但并非简单地把中西药混合在一起治病。

随着《中华人民共和国药品管理法》等法规的更新出台及《药品不良反应报告和监测管理办法》颁布,我国药品生产过程中的不规范情况已得到根本性改善,通过法律和市场多种手段的运用,专项整治力度不断加强,切实保障了人民用药的安全。该事件带来的反思是深远的。无论从事医药研发,还是从事其他何种职业,在何岗位,都要拥有良好的品德。先做人,再做事。作为医药工作者,更要提高用药安全意识,做好药品知识宣传,提高公民的药品质量意识,指导广大人民群众合理用药、安全用药、杜绝使用假药。广大医学生要为我国的医药卫生事业努力学习,做技能成才、科技报国的高素质医药工作者。

【案例来源】

张纯良,张国浩. 对"梅花K"假药案的反思[J]. 中国药事,2004,18(1):56-58.

五、"龙胆泻肝丸事件"

【案例】

"龙胆泻肝丸事件",亦称"关木通事件",或称"马兜铃酸肾病事件",其核心是关木通、广防己、青木香等所含马兜铃酸导致药物不良反应引起的医疗事件。

龙胆泻肝丸是一个有着几百年历史的经典方剂,前身是龙胆泻肝汤,出自宋代官修医书《太平惠民和剂局方》,后在金元时期记录于《兰室秘藏》上,并在清代被引入《医方集解》,曾经在国内外广泛使用,不仅中医处方使用,很多西医处方也会使用,甚至很多普通公众也会自行购买服用。此方具有清肝胆、利湿热之功效,主要由龙胆草、栀子、黄芩、木通、泽泻、车前子、当归、生地黄、柴胡、甘草组成,被称为"清火良药"。

龙胆泻肝丸原配方药中的"木通",主要指木通科的白木通或毛茛科的川木通,这两类木通均不含马兜铃酸,不同于马兜铃科植物的关木通。但在20世纪30年代东北盛产的关木通进入关内,很多人开始用关木通取代木通,而关木通含有的马兜铃酸对肾脏有较强的毒性,可引起肾功能损害、肾衰竭甚至死亡等严重药物不良反应。自20世纪60年代开始,国内不少医院在临床工作中已发现此不良反应,但并未引起广泛重视。20世纪80年代关木通已被全国广泛应用,1990年的《中华人民共和国药典》将关木通收载为"木通族"唯一合法身份,排除了其他类木通,从而使悲剧悄然深化!

20世纪90年代初,出口到西欧的中药"苗条丸"(含广防己的减肥丸)制剂中含有有毒成分马兜铃酸,给许多患者的健康带来了严重危害。大约1万名服用该药的女性中至少有

100多人发生了肾衰竭,1993年比利时政府调查后公开披露了这一群体性事件;1999年英国又报道了2例因服含关木通的草药茶治疗湿疹导致晚期肾衰竭的事件。这两起事件在国际上引起了轩然大波,欧美媒体曾将其定义为"中草药肾病",后来国际上将此类情况改称为"马兜铃酸肾病"。众多国家政府对相关中药材采取了禁止进口和使用的措施,并对中草药和中成药进行了强烈抵制,引起人们对中药材应用的恐慌。

由于龙胆泻肝丸的广泛使用,马兜铃酸肾病在国内也悄然地迅速蔓延。但因为个案的分散性,人们并没有把事件系统联系在一起进行思考。诸多研究、报道、文献和报告也没有引起足够的重视。直到2003年2月,新华社记者发表的系列报道中称龙胆泻肝丸含有马兜铃酸,可造成患者肾脏受损甚至死亡,一时将龙胆泻肝丸推上了风口浪尖。同年,上海市药品不良反应监测中心连续收到30多例使用龙胆泻肝丸导致肾损害的病例报告。回顾之前,2000年至2002年期间,北京市药物不良反应监测中心也收到过龙胆泻肝丸及含关木通在内的药物不良反应80多例。北京多家医院自1998年起也收治了疑似服用龙胆泻肝丸致马兜铃酸肾病或肾衰的病人100多例。说明在2003年前,国内马兜铃酸肾病的患者已经存在,准确的致病人数已难以统计。

2003年4月1日,《关于取消关木通药用标准的通知》印发,决定取消关木通的药用标准,龙胆泻肝丸等关木通制剂必须凭医师处方购买;责令该类制剂的生产限期用木通科木通替换关木通。2005年,再版的《中华人民共和国药典》已不再收载关木通、广防己、青木香三个品种(均含马兜铃酸)。目前马兜铃酸被世界卫生组织国际癌症研究机构归类为一类致癌物。

随后我国一系列风险控制措施出台,马兜铃酸肾损害病例数量大幅下降,世纪交替之际发生的"龙胆泻肝丸事件",也因《中华人民共和国药典》中将"关木通"替换回"木通"而画上了一个还算圆满的句号,但龙胆泻肝丸这剂良药却因此次乌龙事件一度被逼上了绝境。

【解析】

中医药是中华文明的瑰宝,是几千年来各族人民在与疾病斗争的过程中逐步形成并不断丰富发展的医学科学,为中华民族的繁衍生息和健康昌盛做出了卓越贡献,也促进了世界文明的进步。长期以来,认为中药无毒或毒性较小,不良反应发生率及严重程度均低于西药的观念根深蒂固,加之此方面监测工作进展较为缓慢,使许多人对中药的不良反应问题有所忽视。"龙胆泻肝丸事件"又一次敲响了中药不良反应不可忽视的警钟。

龙胆泻肝丸作为传承几百年的经典方剂,时至今日仍是去肝胆湿热的首选良药。之所以造成如此严重的不良反应,首先是中药使用的规范性问题,最早是由于历史、社会和文化差异,外国人不懂中草药,更不懂中医药辨证施治理论,将其当作食品补充剂超剂量长期服用;在国内则因为中药同物异名、同名异物,造成使用上的混乱。龙胆泻肝丸处方中的木通(木通科)被关木通(马兜铃科)长期不正确混淆应用便是本次事件的直接起因。因此在严格国家药品监督审批制度、加强药品不良反应监测、提高应急反应能力的同时,应把控药材质量,正本清源,规范处方,规范中药名称和规范标准。

作为正在从业的中医药工作者或未来即将从业的医学生,要具备高水平的职业素养和专业素质,熟练掌握药物不良反应知识,提高发现问题、处置药品不良事件的能力。要领会中医遣方用药之妙在于:无病用药,药即有毒;有病用药,药即无毒。让民众明白:中药"安全无毒""比西药安全""有病防病、无病健身""可以随意使用"等观念是偏颇的;即便是强身健体的补益中药,如果用之不当,亦可危及健康。要充分了解中西药配伍复方制剂适应证,遵循正确的中西医结合研究方法,在基础理论、诊断及治疗方面团结合作,加强交流,在实践中逐渐融合,合理辨证使用,避免滥用、误用和错用。要关注中药新剂型开发,深入科学研究,提高中草药品质,保证其安全性,减毒增效。

中药的组方配伍和剂量疗效是成百上千年来一代代人用智慧"试验"出来的。中药西用、中药滥用,会使良药变成毒药。因此要正确对待中医药,遵循中医药传统理论精髓,继承中医药临床实践特色,科学使用。同时做好中医药宣教工作,纠正文化歧视,摒弃门户之见,总结经验教训,让龙胆泻肝丸的悲剧不再重演,让中医药更好地为人民健康服务,让中医中药走向世界。

【案例来源】

[1] 于嘉."龙胆泻肝丸事件"敲响不良反应监测工作的警钟[J].首都医药,2003(7):7-9.

[2] 李玉珍.中药不良反应不容忽视——从龙胆泻肝丸事件引发的思考[J].中国药事,2003(7):14-17.

[3] 杨巨平,贾谦.从文化角度看"马兜铃酸事件"[J].世界科学技术,2003(6):72-75,83.

[4] 赵一帆.龙胆泻肝丸的风光与没落[J].首都食品与医药,2015,22(9):50.

六、"三聚氰胺事件"

【案例】

2008 年的"三聚氰胺事件",是我国大规模奶制品污染事件的"导火索",也是迄今为止发生的最严重的食品安全事件。

从 2007 年底开始,石家庄三鹿集团陆续收到消费者投诉反映食用该集团婴幼儿奶粉后,婴儿出现尿液中有颗粒现象。2008 年 6 月,甘肃省兰州市第一医院泌尿科收治第一例婴儿患有"双肾多发性结石"和"输尿管结石"的病例,至 2008 年 9 月,该院 2 个多月来共收治 14 名患有同样疾病的婴儿。经调查,这 14 名患儿的共同特点是食用了三鹿奶粉。深入调查后媒体发现,全国多地都出现类似因吃同一品牌奶粉患上肾脏疾病的患儿,先后涉及江苏、江西、湖南、湖北、山东、河南、安徽、陕西、甘肃、宁夏,近 30 万婴幼儿因食用问题奶粉出现泌尿系统异常。2008 年 7 月 24 日,三鹿集团将其生产的 16 批次婴幼儿系列奶粉送河北省出入境检验检疫局检验检疫技术中心检测。8 月 1 日,检测结果显示送检的 16 个批次婴幼儿奶粉样品中 15 个检出了三聚氰胺。8 月 4 日至 9 日,三鹿集团对送达的原料乳 200 份样品进行了检测,确认人为向原料乳中掺入三聚氰胺是其被引入婴幼儿奶粉最主要的途径。

三聚氰胺是一种三嗪类含氮杂环有机化合物,是一种用途广泛的基本化工原料,主要作为生产树脂的原料,具有低毒性,本不应该也不可能出现在食品加工或食品添加物中,但由于其独特的化学特性,成为不法分子眼中有利可图的"食品添加剂",用来提高奶制品中"蛋白质含量"(凯氏定氮法),而且成本相对低廉,因此奶农们为了牟取利益,竟在牛奶中偷偷加入。三聚氰胺虽然本身毒性较低,但三聚氰胺产品中常混有同系物如三聚氰酸等,可增强其毒性,如果长期摄入体内,两者发生反应,容易积累结合形成结石(肾结石和输尿管结石等),严重时则会堵塞肾小管造成肾衰竭,甚至有可能诱发膀胱癌等泌尿系统疾病,尤其对哺乳期儿童的生命安全和身体健康损害更为严重。

奶农人为向原料乳中掺入三聚氰胺现象三鹿集团相关领导并非不知情,而是在巨大的利益面前保持了沉默。后在证实其生产的问题奶粉中含有禁止添加的三聚氰胺导致了肾结石等泌尿系统疾病后,该集团开始采取的是危机公关,试图屏蔽有关检出三聚氰胺的新闻报道,直到病源矛头指向了三鹿集团,"三聚氰胺事件"彻底暴发。

事件发生后,中共中央、国务院积极应对,快速响应,启动国家重大食品安全事故一级响应,并成立应急处置领导小组。国家部委各部门紧急处理该事件。卫生部提醒公众立即停止使用三鹿受污染奶粉,紧急、免费救治患儿;工商总局坚决追回、销毁全部"问题奶粉";农业部从源头把关,从奶牛饲料到养殖企业全方位质量检测,切断不合格牛奶的源头;政法部门快速侦破,还受害人公道,"三鹿奶粉事件"所有涉事人员均受到应有的法律制裁;国家质检总局启动应急管理机制,检测所有奶制品。在进一步的国产奶粉质量检测中,国内 22 家企业 69 批次产品同样被检测出不同含量的三聚氰胺,被要求立即下架,三鹿集团宣布破产。三聚氰胺污染奶粉引发乳品行业多米诺骨牌效应,国内几大婴幼儿奶粉企业无一幸免。最终,"三聚氰胺事件"被定性为"重大食品安全事故",对国产奶粉甚至是整个乳制品产业造成了巨大负面影响,成为中国奶粉乃至中国乳业发展史上的转折点,敲响了食品安全的警钟。

2009 年初,卫生部接受国务院委托,领衔清理原有乳业标准,再造生鲜乳新国标。2011 年卫生部公布的婴幼儿配方奶粉新国标在多个项目要求中均比国际食品法典委员会婴幼儿奶粉标准更严格,被誉为"全球最严格婴幼儿奶粉国标"。

经过十多年的奋发图强,我国不断加强食品安全监管规范化和法制化,乳制品行业旧貌换新颜。根据最新中国奶业质量报告,中国乳制品三聚氰胺已经连续十几年零检出。这份成绩来之不易,应该珍惜! 这份教训,应当铭记!

【解析】

民以食为天,食以安为先。2008 年由三聚氰胺引发的食品安全事件,是一个产业之殇,重创了乳制品行业。通览整个事件,以三鹿集团为代表的乳制品企业在奶粉生产过程中漠视质量管理,缺乏必要的监督管理措施,有见利忘义的投机,有明知故犯的侥幸,有心知肚明的默许,就是没有职业道德良知的约束。食品行业事关生命安全,需要的不仅是技术和资本,更要讲道德和良心。事件再次凸显了经济发展的过程中道德建设的重要性,要树立正确的三观,知识不是用来害人的,而是造福人类的,无论学习什么专业,未来从事什么行业,必须坚守住自己的道德底线,承担起应有的社会责任。

同时此事件重创了社会的诚信机制,也是一个社会之痛。诚信是企业的信誉之源、发展之基,也是为人立身最基本的道德规范,更是科学研究的最基本要求。应深刻认识到诚信的重要意义,在今后的学习与工作中,真正做到"勿以恶小而为之",做一个有诚信、有担当的人。

【案例来源】

马儒川. 浅析食品安全治理综合性防控——基于"三聚氰胺"事件[J]. 农村经济与科技,2018,29(2):58-60.

七、"长春长生疫苗事件"

【案例】

2017 年 11 月 3 日,长春长生生物科技有限公司(长生生物子公司,以下简称长春长生)生产的批号为 201605014-01 的百白破疫苗被曝出效价指标不符合标准,被国家食品药品监督管理总局责令企业停产严查,查明该批疫苗流向,并立即停止使用不合格产品。

2018年7月11日,长春长生被举报该公司冻干人用狂犬病疫苗生产过程中存在记录造假等行为,2018年7月15日,经国家市场监督管理总局检查后,发布了《关于长春长生生物科技有限责任公司违法违规生产冻干人用狂犬病疫苗的通告》,证实长春长生编造生产记录和产品检验记录,随意变更工艺参数和设备,严重违反了《中华人民共和国药品管理法》《药品生产质量管理规范》有关规定。这是长春长生被发现百白破疫苗效价指标不合格事件后不到一年,再次出现的疫苗质量问题。国家药品监督管理局责令长春长生停止狂犬病疫苗生产,责成企业严格落实主体责任,全面排查风险隐患,主动采取控制措施,确保公众用药安全。同时责成吉林省市场监督管理局收回长春长生《药品生产质量管理规范》认证证书。吉林省市场监督管理局有关调查组进驻长春长生,对相关违法违规行为进行立案调查,从而揭开了长春长生疫苗造假的内幕。

2018年7月21日,一篇题为《疫苗之王》的自媒体文章在网络传播,迅速引爆了舆论,引起了民众的恐慌和愤怒,引发了全社会的关注。2018年7月22日,李克强总理就疫苗事件作出批示:此次疫苗事件突破人的道德底线,必须给全国人民一个明明白白的交代。2018年7月23日,习近平总书记对此事件作出重要指示,要求有关地方和部门高度重视,立即调查事实真相,一查到底,严肃问责,依法从严处理。要及时公布调查进展,切实回应群众关切。

国务院立刻派出调查组赶赴吉林省对事件开展全面调查,从速查清了事实真相。长春长生公司在疫苗生产过程中存在将不同批次的原液进行勾兑配制,再对勾兑合批后的原液重新编造生产批号;更改部分批次涉案产品的生产批号或实际生产日期;使用过期原液生产部分涉案产品;未按规定方法对成品制剂进行效价测定;生产药品使用的离心机变更未按规定备案;销毁原始生产记录,编造虚假的批生产记录;通过提交虚假资料骗取生物制品批签发合格证;为掩盖违法事实而销毁证据等违法行为。同时国家药品监督管理局对全国45家疫苗企业展开全流程、全链条彻查。历经3个月,震惊全国的"长春长生疫苗事件"终于有了说法,不合格的问题疫苗流向全部查明,后续补种工作随之展开。国家药品监督管理局重拳出击,开出91亿罚单,依法从严对长春长生进行处罚,事件相关人员进行也受到了法律的制裁。

【解析】

药品是特殊的商品,疫苗更是药品中的特殊药品。疫苗的安全性和有效性与接种人群的生命健康息息相关,一旦疫苗质量出现问题,就会涉及广大接种人群的安全,给人民生命健康带来极大的安全隐患。轰动一时的"长春长生疫苗事件"中既存在疫苗生产者丧失道德底线、逐利枉法,违反国家药品标准和药品生产质量管理规范、编造虚假生产检验记录,又存在地方政府和监管部门失职失察,个别工作人员渎职的违规违法行为,情节严重,性质恶劣,给社会造成了重大不良影响,产生了一系列信任危机,为我国疫苗生产与监管敲响了警钟。

习近平总书记强调,确保药品安全是各级党委和政府义不容辞之责,要始终把人民群众的身体健康放在首位,以猛药去疴、刮骨疗毒的决心,完善我国疫苗管理体制,坚决守住安全底线,全力保障群众切身利益和社会安全稳定大局。

通过此次事件大家要认识到,药事无小事,做事先做人,好的品德是做好专业工作的根本。要奉公守法,强化责任意识和法律意识,培养职业诚信意识,践行社会主义核心价值观。无论是学习实践、科学研究,还是未来从事医药领域都要时刻坚守职业道德,用"最严谨的标准、最严格的监管、最严厉的处罚、最严肃的问责"为人民群众营造一个健康安全、放心可信的生存环境,推进健康中国建设。

【案例来源】

［1］ 中国政府网:http://www.gov.cn/xinwen/2018-08/07/content_5312327.htm

［2］ 人民网:http://health.people.com.cn/n1/2018/0724/c14739-30166160.html

［3］ 国家药品监督管理局:https://www.nmpa.gov.cn/yaowen/ypjgyw/zhyw/20181016160701703.html

第四章

中西医结合临床诊疗篇

第一节　内科疾病临床诊疗案例集

【案例1】

2020年12月,温某于体检时发现左肺下叶占位,遂至当地肿瘤专科医院就诊,病理诊断为"肺鳞癌"。温某有肺结核史,肺功能较差,医生评估手术风险较大,术后生活质量难以保证,予以"白蛋白结合型紫杉醇+卡铂"方案化疗。首次化疗1周后,温某出现严重不良反应,表现为高热持续不退,伴恶心呕吐,纳差,腹泻、便秘交作,双腿无力,站立行走不能,严重脱发,体重迅速下降至35kg。患者家属在医生的建议下,来到中医院肿瘤科求诊。

中医院医生详细询问病史、全面体格检查后,结合患者检验检查报告,决定采用中医药为主的中西医结合疗法,给予患者营养支持、中药抗肿瘤、益气扶正等静脉滴注药物,配合艾灸等中医外治法,并在患者恢复进食后给予辨证中药汤剂口服,以最快速度控制化疗不良反应,改善患者体力,争分夺秒为温某创造手术机会。住院期间,温某情绪非常低落,于是医生每天到床旁跟她聊天,进行中医心理调护,增强治疗信心。与此同时,患者家属也积极奔走,联系全国多家肿瘤医院胸外科,为患者体力恢复后能够第一时间进行手术做好准备。

终于,在医患双方的通力配合下,2021年4月,温某体力恢复,达到手术要求,来到上海某医院胸外科寻求手术治疗。经过免疫治疗和术前评估后,手术医生提出了两个手术方案:方案一,切除左肺下叶(损伤小);方案二,左肺全切(复发风险小)。此时家属电话联系了为温某治疗的中医医生,中医医生认为,温某肺功能欠佳,如果切除左肺全部肺叶,对未来生活质量影响太大,可以考虑切除左肺下叶,术后进行中西医结合治疗,预防复发转移。2021年5月21日,在上海某医院胸外科专家团队的努力下,为温某进行了"左肺下叶切除术+淋巴结清扫术",术程顺利。术后,在辨证使用中药汤剂和中药膏方的治疗下,温某顺利完成了术后免疫治疗、放疗和靶向治疗。2022年10月中旬,温某完成了术后疗程,接受纯中医治疗,并定期复查。之后患者心肺功能恢复至术前水平,身体基本恢复正常,疗效满意。

【案例来源】

黑龙江中医药大学附属第一医院。

【解析】

本案例是中西医结合挽救肿瘤患者生命的典型案例,体现了中西医协同治疗在改善肿瘤患者生存和预后方面的积极意义。本案例主要涉及两方面思政元素:一是"和而不同"的中国传统文化思想与守正创新的马克思主义新内涵;二是"老吾老以及人之老,幼吾幼以及人之幼"的中国传统文化思想与"友善"的社会主义核心价值观。

1. 中西医优势互补、协同配合治疗为肿瘤患者带来生存获益,体现"和而不同"的中国传统文化思想。

中国传统文化思想中"和而不同"的观点讲的是"万物并育而不相害,道并行而不相悖",即将不同的事物加以调和并使之平衡的智慧。具体到中西医结合肿瘤治疗领域,手术、放化疗等西医治疗手段与中医药治疗不是矛盾和对立的,而是各有所长,优势互补,医学生应当刻苦钻研中西医诊疗技术,提高中西医结合诊疗能力。在本案例中,准确把握中西医治疗时机,中西医团队通力合作,多学科协同,是使患者获得最大获益的关键,是"和而不同"的中国智慧的体现,也是守正创新时代精神的一个缩影。

2. 心理调护体现中医特色优势,重视患者主观感受,体现中华民族传统美德。

中医认为,患者的心理状况对疾病的走势有重要影响,心理调护是中医药治疗的重要组成部分。而且自古以来,我国就倡导"老吾老以及人之老,幼吾幼以及人之幼"的美好品德,新时代更是将"友善"列入社会主义核心价值观。因此,医学生应该更具同理心,视患者如亲人,对肿瘤患者的身体和心理痛苦感同身受,并利用中医在心理调护方面的优势,关爱患者,减轻患者的痛苦焦虑,这也是提高疗效、改善患者生活质量的重要手段。

【案例2】

邢某,男,66岁,因"寒战高热伴咳嗽3天"就诊。

患者为建筑从业人员,为赶工期,于连续多日加班工作后,突然出现寒战高热,全身肌肉酸痛,胸痛随呼吸加重,咳嗽伴少量铁锈色痰,在家自行服用退热药,体温反复升高,并出现呼吸困难,因此来院就诊。医生查体见患者体温39.1℃,心率105次/min,呼吸频率30次/min,血氧饱和度90%,左下肺触觉语颤增强,叩诊呈浊音,听诊可闻及湿性啰音,急检血常规提示白细胞计数$18.7×10^9$/L,中性粒细胞比例0.82,有核左移现象,急检胸部X线检查提示左肺下叶大片密度增高影,其内见空气支气管征,考虑左肺大叶性肺炎。

医生评估患者病情严重程度,因其CURB-65评分为2分,达到住院标准,故收入院治疗。医生为其完善入院检查,留取痰标本后,予以抗感染、化痰及对症支持治疗,根据指南调整治疗方案。1周后患者体温降至36.8℃,心率降至85次/min,呼吸频率降至21次/min,血氧饱和度上升至96%,呼吸困难明显减轻,咳嗽减轻,咳少量白色黏痰,复查胸部X线检查,见左肺下叶斑片状模糊影,密度较淡,边缘模糊,提示左肺大叶性肺炎复查,病灶吸收期。血常规提示白细胞计数$6.47×10^9$/L,中性粒细胞比例0.45。医生评估患者病情达到出院标准,建议其到门诊口服中药巩固治疗。患者认为肺部炎症还没治好,不肯出院,要求继续静脉滴注抗菌药物。医生耐心地为患者讲解了他的病情和治疗过程,肺部炎症消退需要过程,如果过度应用抗菌药物,不仅对病情改善没有帮助,反而容易引起真菌感染等继发问题。目前患者感染已经得到有效控制,但肺部炎性渗出还没有完全吸收,而且还有咳嗽咳痰症状,此时序贯中医药治疗能够帮助患者更快地恢复健康。沟通过程中,医生又是打比方,又是画图,又将专业术语转换成简单易懂的语言,形象生动地解释了一遍。最后,患者终于理解接受了医生的治疗建议,出院到门诊继续服用汤药治疗。

门诊中药治疗2周后,患者咳嗽咳痰的症状已经完全缓解,复查胸部X线检查见炎症完全消退。患者对治疗结果非常满意,他表示多亏医生认真负责,没想到中医药治疗这么有效。以前总认为西药见效快,中药见效太慢,以后也要改改这个观念了。

【案例来源】

黑龙江中医药大学附属第一医院。

【解析】

本案例是抗菌药物治疗后中医药巩固治疗的典型案例,体现了中西医结合在治疗肺部感染性疾病方面的特色优势。本案例主要涉及两方面思政元素:一是四个自信中的"文化自信",二是"崇正义"的中华传统价值观。

1. 本案例作为中医药参与治疗呼吸系统感染性疾病的一个缩影,体现中医药文化自信。

中医药学是中国传统文化的重要组成部分,是传承五千多年的中华文明瑰宝。传承发展中医药事业是当代医学生的责任和使命。医学生要坚定中医药文化自信,发挥工匠精神,精益求精,深入挖掘中医药宝库,不断提高中医药诊疗水平,把祖先留下的宝贵财富继承好、发展好、利用好。

2. 案例中根据病情需要,合理选择中西医治疗方法,体现"崇正义"的中华传统价值观。

"崇正义"是融入中华民族血脉的价值观。作为一名医学生,在未来的临床实际诊疗工作中,经常需要帮助患者共同做出医疗决策。能否在这个过程中发挥坚持道义、重义轻利的正义精神,做出对患者尽可能有利的决策,不仅需要磨炼精湛的医术,更需要坚守初心和正义。

【案例 3】

韩某,男,34 岁,因"发热伴头痛、鼻塞、肌肉酸痛 3 天"就诊。

患者 3 天前于淋雨后出现发热、头痛、鼻塞、流清涕、肌肉酸痛,自测体温 38.4℃。患者自行口服头孢氨苄及退热药治疗。此后,患者病情不但没有减轻,体温反而继续升高至39.1℃,其他症状也没有缓解,于是在母亲陪同下来到中医院就诊。

门诊医生详细询问了患者发病经过和服药史。了解病史期间,患者母亲的一段话引起了医生的注意。据她描述,患者素来免疫力较弱,自儿时起就经常感冒,每次都特别重视,马上使用最好的抗生素,过几天就好了,可是最近几年感冒越来越频繁,每次发热温度还特别高,吃药也不见好。医生听完立刻明白了,导致患者感冒越来越重的原因正是滥用抗菌药物。为了避免患者继续滥用药物,影响身体健康,医生直接指明了症结所在,并耐心地为患者和家属讲解了其中的道理。急性上呼吸道感染多数是病毒感染引起的,既往身体健康的年轻患者一般不需要服用抗菌药物,只需要对症处理,多休息、多饮水、保持室内空气流通就可以了,只有出现明确细菌感染证据,才需要在医生指导下使用口服抗菌药物。滥用抗菌药物不仅不能治病,还容易使细菌对抗生素产生耐药,使得真正出现严重细菌感染的时候无药可用,同时还可能诱发真菌感染、复杂感染等问题。如果婴幼儿时期就滥用抗菌药物,还会导致肠道菌群遭到破坏,进而影响正常免疫功能的建立。经过一番解释,患者母亲懊悔不已。医生为患者开具了辨证治疗的中药汤剂及对症治疗药物,认真交代注意事项,并叮嘱患者感冒症状缓解后再次复诊。

1 周后,患者症状缓解,再次来到诊室,为了预防患者反复感冒,医生从中医治未病理论出发,为患者开具了中医体质调理处方,处方中不仅包括辨证调理体质的中药方剂,还有包括日常饮食起居、食疗药膳、情志调护、运动导引等方面在内的辨证健康指导。经过调理,患者健康状况明显改善,随访 1 年未再感冒。这次经历使患者认识到,抗菌药物不是万能药,错误用药差点毁了自己的健康,同时也明白了防病比治病更重要的道理。现在自己不仅身体健康了,还对中医治未病产生了浓厚的兴趣,他要把医生传递给自己的中医健康养生观念继续传递给身边的亲朋好友。

【案例来源】

黑龙江中医药大学附属第一医院。

【解析】

本案例是易感冒人群未病先防的典型案例,体现了中医预防医学思想在防治呼吸系统疾病中的重要作用,思政元素主要包括法治意识和人民主体价值观。

1. 滥用抗生素对民众健康构成潜在威胁,帮助患者纠正错误用药观念是医师的义务,体现法治意识和社会价值。

抗生素滥用是全世界共同面临的公共卫生问题,对患者进行健康教育及健康指导,帮助患者纠正错误用药观念,指导患者合理应用抗菌药物,是医生必须履行的义务,也是医生法律意识的体现。中医药理论在防治抗菌药物滥用方面具有重要的临床意义和社会意义,医学生作为未来守护祖国人民健康的中坚力量,应当刻苦钻研中医诊疗技术,早日实现自己的社会价值。

2. 中医治未病思想对疾病防治有重要指导意义,体现以人民为中心的价值追求。

身体健康是创造一切美好生活的基础,而预防则是最经济、最有效的健康策略。医学生不能满足于学习如何治疗疾病,更要学习如何预防疾病。我国祖先在防病保健方面积累了丰富的经验,深入学习挖掘中医治未病思想对保障祖国人民健康有重要意义。作为党和国家培养的医学生,应当始终坚持以人民为中心,以人民健康为己任,将自身发展与国家命运、时代发展紧密连接,为实现人民群众对美好生活的向往努力奋斗。

【案例4】

刘某,男,56岁,因"发现肝癌6个月,呕血2小时"就诊。

患者有慢性乙型病毒性肝炎、肝硬化病史,始终未予重视,未接受正规治疗。6个月前,患者出现腹胀进行性加重,伴有乏力、体重快速下降,到当地医院消化科就诊,CT检查提示"肝右叶巨大占位,最大层面11.54cm×10.51cm,肝内多发低密度影,考虑转移瘤,门静脉癌栓,肝硬化,脾大,少量腹水,食管胃底静脉迂曲增粗"。经当地肿瘤医院进一步检查,确诊为肝癌。经多学科联合会诊,认为患者目前没有西医治疗适应证,建议中医药治疗。于是患者来到中医院肿瘤科门诊求医,接受了辨证中药汤剂为主的中医药治疗。由于患者病情复杂,发生并发症的风险较高,医生认为除了接受规范治疗,家属的生活起居照顾也非常重要。为了达到医患配合、协同抗癌的目的,医生用通俗易懂的语言和形象生动的示意图为患者详细讲解了他的病情,并针对可能发生的并发症提出了针对性的饮食起居、居家监测等方面的具体建议,如进食软烂易消化食物、保持排便通畅、避免增加腹压以减轻消化道出血风险等。在医患双方的共同配合下,患者病情保持稳定,腹胀、乏力等不适症状也都明显减轻,体重不再继续下降。

2小时前,患者因贪食难消化食物,突然出现呕血,经由"120"经急诊收入中医院肿瘤科病房救治。值班医生快速了解病史后,初步判断患者可能为食管-胃底静脉曲张破裂导致的上消化道出血,危险程度分层为中危,立即监测生命体征,见患者生命体征平稳,予以生长抑素、质子泵抑制剂、止血药、预防性使用抗菌药物及对症处置,完善相关检查。3天后,患者出血停止,医生决定停止生长抑素泵入。一个问题解决了,可是另一个问题又出现了,患者很快出现了严重腹泻,服用止泻药无效,医生翻看了检查检验报告也找不到原因。这时医生想到了当天停止的生长抑素,长时间使用生长抑素后突然停药可能导致腹泻,但是眼前这位患者用药时间并不算长,以前也没遇到过类似的情况。于是医生决定去医学文献检索系统进行检索,输入关键词后,发现有医生报道过类似的短期生长抑素治疗停药后严重腹泻的个案,解决方案为逐渐减量停药。于是,医生尝试用相同的方法,患者腹泻很快停止了,停药后也没有再出现腹泻。

病情平稳后,患者出院返回门诊继续治疗。出院前,医生再次详细叮嘱了饮食起居方面的注意事项。患者表示,从前对中医的印象就是摸脉开药,这次住院的经历让他对新时代中医师有了新的理解,对他们展现出的中西医并重、精益求精、不拘书本、勇于创新的专业精神留下了深刻的印象。

【案例来源】

黑龙江中医药大学附属第一医院。

【解析】

本案例是青年中医师运用西医手段解决临床问题的典型案例,体现了当代青年中医师守正创新、中西医并重、思维开阔、融会贯通的群体特征,思政元素主要包括担当精神、救死扶伤的人道主义精神和开放胸襟求大同的思想理念。

1. 肿瘤晚期并发症时刻威胁着患者的生命,临危不乱,果断处置,体现担当精神和救死扶伤精神。

救死扶伤是医生的天职,是流淌在医生血脉中亘古不变的血液。青年医生面对危急情况,敢于担当,迎难而上,展现了新时代青年中医的精神风貌。"健康所系,性命相托",这是我国医学生步入医学学府时许下的庄重誓言。只有日复一日地勤学苦练,增强本领,才能在面对危急情况时临危不乱,挽救生命。

2. 中医师熟练运用西医方法诊治疾病,利用文献研究解决临床问题,体现兼容并蓄的开放精神。

五千年深厚文化积淀,塑造了中华文明兼容并蓄的开放胸襟。我国恶性肿瘤治疗领域中,中西医融合互补、共同救治患者的例子举不胜举,通过中西医共同努力,延长了我国肿瘤患者有尊严、有质量的生存时间。医学生要坚定文化自信,坚持中西医并重,怀着开放包容的心态,既要把中医学继承发展好,也要把现代技术手段学习利用好,不断提高疾病诊治水平。

【案例5】

史某,女,72岁,因"宫颈癌术后1年余,复发转移3个月"就诊。

患者2019年5月因"间断腹痛伴阴道不规则流血2个月"到当地医院妇科就诊,经妇科检查诊为"宫颈癌",完善术前评估后,立即行"子宫广泛性切除术+双附件切除术+盆腔淋巴结清扫术",术后完成常规放化疗,未定期复查。

1年前,患者出现腹部坠胀疼痛,阴道不规则流血,复查发现宫颈断端出现一不规则肿物,考虑肿瘤复发,进一步完善全身检查,发现患者双肺、肝脏、腹腔等多处已发生广泛转移。患者为独居老人,没有儿女照顾,经济又十分拮据,因此决定放弃治疗。3个月前,患者因严重贫血、进食困难由"120"送至中医院肿瘤科病房。入院后,老人向接诊医生表达了自己的意愿,她表示知道自己已经走到人生的最后阶段,不愿再接受任何积极治疗,希望医生给予对症治疗,减轻离世前的痛苦,让她有尊严地走完人生最后一程。

经过科室讨论,认为目前患者面临以下主要问题:一是阴道流血、气味臭秽使患者尊严感下降;二是进食困难、疼痛、入睡困难等不适症状增加患者的痛苦;三是缺少家人陪伴导致患者孤独恐惧感增加。为了尽可能帮助患者实现最后的心愿,医疗团队为患者制订了一套特殊的"治疗方案"。首先请护士将患者转移到一间阳光充沛的病房,将病房布置成了患者平时喜欢的淡绿色,在窗台上摆放了开满鲜花的绿植。安置好患者后,给予静脉输液、口服药物、阴道给药等中西医结合药物治疗,并根据中医辨证为患者进行五行音乐治疗和芳香治疗。治疗期间,为了减轻患者的孤独恐惧感,护士还经常利用护理患者和芳香治疗的时间陪患者聊天。20多天后,患者平静地离开了人世。

【案例来源】

黑龙江中医药大学附属第一医院。

【解析】

本案例是癌症终末期患者临终关怀的典型案例,体现了中西医结合医疗照护对临终关怀患者的重要意义,思政元素主要包括敬佑生命、爱岗敬业的职业品德。

1. 以患者感受为中心的安宁疗护,让患者获得生的质量和死的尊严,体现敬佑生命精神。

临终关怀又称安宁疗护,旨在为疾病终末期或老年患者在临终前提供身体、心理、精神等方面的照料和人文关怀等服务,控制痛苦和不适症状,提高生命质量,帮助患者舒适安详、有尊严地离世,其本意就是出于对生命的敬畏,其中蕴涵着医者生命至上、爱护生命的价值观念。此外在本案例中,尊重患者的感受和选择,融入心身同调的中医理念,采用五行音乐治疗及芳香治疗等多种中医特色疗法,处处都可以看到中医理念和中医中药的身影,可见中医药在疾病晚期患者临终关怀阶段发挥着重要的作用。

2. 本案例体现了医护人员爱岗敬业精神。

"干一行,爱一行"是一种基本的职业品格,相对而言,医生是辛苦的职业,更需要爱岗敬业的精神作为内在动力支撑,敬业奉献是我国医务工作者始终坚守和弘扬的医德精神。正如孙思邈在《备急千金要方》中所言"其有患疮痍下痢,臭秽不可瞻视,人所恶见者,但发惭愧、凄怜、忧恤之意,不得起一念蒂芥之心"。医学生既然决定投身医学事业,就应常怀仁爱之心,爱岗敬业,对患者的痛苦感同身受,做有温度的好医生。

【案例6】

黄某,女,39岁。因"产后失眠6年"就诊。

就诊时患者失眠严重,明显影响日常生活和工作。每天服用文拉法辛缓释片75mg、丙戊酸镁缓释片250mg,每晚服用米氮平30mg、右佐匹克隆0.75mg等多种抗抑郁、抗焦虑药物及安眠药进行治疗,但仍然有入睡困难,多梦,易醒,醒后再入睡难表现,整晚睡眠也仅能维持1~3小时,不服用安眠药则彻夜难眠。了解病情时,接诊医生李教授观察到黄女士情绪低落且欲言又止,便耐心引导患者,最终患者说出了"难以启齿"的实情。除失眠以外,黄女士平素也会出现哭泣、担心、焦虑、惊恐、社交恐惧,甚至偶有幻觉。患者也对药物的效果和副作用有所担心和怀疑,因此在治疗期间并未完全规律服药。这种压抑、担心等多种因素也加重了患者的失眠程度。

李教授认为该患者属于《证治准绳》所言的"心神恍惚,言语失度,睡卧不安",该患者病机为情志失调,心肝郁滞,郁久化火,而致心神失养。方用清热宁心,疏肝解郁的经方丹栀逍遥散进行加减。在药物治疗同时,给予一定心理疏导和疑问解答,并叮嘱黄女士规律作息、适量运动。

治疗1周后,患者情绪较前明显稳定,但睡眠改善不显。再诊时李教授仔细观察到患者舌下,发现络脉增粗、色暗,结合患者此前病证,认为患者是久病脏腑功能失调,致痰瘀内结,心窍闭塞,进而心神失养,故随证加用丹参、郁金、鸡血藤、炙远志、石菖蒲、半夏、青礞石等中药;三诊时,患者睡眠改善显著,之后患者坚持服用第三诊中药,仅稍事加减,同时逐渐减少

笔记栏

西药,共门诊 7 次,药后患者情绪趋稳,睡眠逐渐改善乃至完全正常。中西医结合治疗 3 个月后,患者基本恢复正常,停用中西医药物。后期又随访 1 年,患者病情未见反复,生活、工作回归正常。

【案例来源】

黄春辉,李七一.李七一教授从痰瘀辨治失眠的临床经验[J].浙江中医药大学学报,2018,42(3):190-192.

【解析】

随着社会竞争与压力的日益增长,焦虑、抑郁和失眠患者越来越多。本案例是一例较为经典的中西医结合治疗抑郁失眠的案例,中医和西医治疗疾病各有优势。此案例涉及思政要素主要包括仁爱以养心、医患责任和义务、协同合作和谦虚务实。

1. 失眠焦虑的患者往往心神失养,用仁爱之心来养心,利于疾病恢复。

"仁"是儒家思想核心,其以"爱人"为核心。患者生病,往往会有身体和精神双方面表现。日常诊疗工作中,医生的一举一动都体现着对患者的关爱和对生命的尊重,传递着医学的温度、力量和希望。培养医护人员的仁爱共情之心,强调尊重患者及提高职业道德的重要性在医疗工作中有着重要的作用。

疾病诊疗过程中,关爱友善的态度,耐心地倾听,尤其对精神科医患来说,是典型的仁爱之举。既能让患者心境平和,积极配合,又能促进患者气血匀和,阴平阳秘;同时仁爱之心也有助于医者自身修身养性。

2. 处理好医患责任和义务,双方协同合作是保证诊治效果的重要影响因素。

本案例患者前期 6 年治疗效果不佳,与患者未能准确表述病情,并有对治疗的担心与疑虑的心理状态是分不开的。此后 1 周的中西医联合治疗能改善患者情绪状态,除药物作用外,患者积极配合,李教授及时发现患者所想,答疑解惑,并指导患者合理改进日常起居生活习惯也起到了非常重要作用。这也是医患协同合作的体现。值得大家学习和借鉴。

3. 谦虚务实,知错就改的品质,有助于医生经验积累,并提高治疗效果。

本案例的李七一教授是一位中医名家,在初诊制订方案时辨证考虑有所欠缺,临证治疗失眠效果一般。再诊时,医家能够细致观察,准确判断病情,及时调整治疗用药,使得后期治疗效果倍增。这种严谨谦虚求是的作风也值得学习和推崇。

【案例7】

张某,男,4 岁。因"肢体抽搐伴意识丧失反复发作 4 年"就诊。

患儿出生不久就发现有脑部缺陷、癫痫、严重智力发育不足。智力及行为能力停滞在 1 岁以下,不能言语,无法正常控制身体,进食、吞咽功能异常,平素半流质饮食。就诊时患儿癫痫一日发作十几次,每次发作时伴随身体僵硬、抖动等,但未出现咬舌、窒息等危急症状。患儿父母曾于多家医院按照西医诊疗(具体用药方案不详),疗效不显。

接诊医护团队治疗癫痫经验丰富,认为大脑神经网络本来应该经由突触修饰过程而快速发育,但结合中医理论看,脑内大量的痰饮积水,严重影响智力发育。而设法排除脑部痰饮积水的过程中,癫痫发作次数不但不会马上减少,反而有可能会大幅增加,但随之病情会逐渐好转。在医患沟通中发现患儿父母非常专注患儿癫痫发作的次数,之前治疗中,只要癫痫发作的次数增加,他们就会认定是治疗无效甚至病情加重。接诊医护团队反复与患儿父母沟通,将中西医结合治疗癫痫的方案对患儿父母进行分析解释,患儿父母逐渐意识到患儿的智力及行为能力是当前病情的主要矛盾,知道仅仅通过癫痫发作的次数观察病情程度的观念是不正确的,建立了对中西医治疗的信心,愿意积极配合接诊医护团队开展治疗。

经验丰富的接诊医护团队没有使用常规息风、止痉、潜阳的中药,而是辨证论治,以温化痰饮积水为治则,结合中医外治耳穴压豆,痫宁片(口服,每次 5 片,每日 3 次)治疗,并根据患儿病情指导日常饮食及锻炼方式。

经过医患双方的共同努力,4 个月后,患儿癫痫发作次数减少,智力及行为能力开始改善,中西医治疗结果让患儿父母十分满意。

【案例来源】

广东省中医院神经内科。

【解析】

本案例是体现中西医结合治疗癫痫的典型案例,体现中西医结合下的医养协同对癫痫诊疗的重要作用,思政元素主要包括社会责任、协同合作、医德修养、文化自信方面。

1. 充分与患儿家属沟通,进行儿童健康指导,体现社会责任感和医德修养。

儿童作为特殊医疗对象,医生不仅要关注患儿情绪,也要注意患儿家长的情绪,要给予相应的健康教育和科普宣传指导,这不仅是现实所需,也是社会责任感的体现。在本案例中,不拘泥于传统疗法,不因患儿家属的偏见而放弃正确治疗方案,一心一意只为患儿健康着想,医者仁心,仁是中华传统美德"仁、义、礼、智、信"五常之首,是传统美德的核心,也是医护医德修养的体现。

2. 中医内治外治相结合及中西医结合治疗癫痫有现实意义,体现协作合作精神。

中医内治外治相结合及中西医结合治疗既需要中西医多学科配合,也需要医护与医患协同配合。临床上中医内科疗法以中药内服为主,涉及正确的服药方法,需要护士充分告知,也需要患者的配合;中医外治法中部分药物易引起皮肤局部反应等不良事件,护士的按时巡视和患者的正确按时间使用是避免此类事件发生的关键。西医治疗癫痫疾病的药物通常对多系统,尤其对神经系统具有副作用,需要合理地安排检测时间和复诊,这也需要医生、护士、患者三方的充分沟通并合作,对疾病治疗有重要作用。为患儿进行养生保健指导,是体现学科协作、团队合作的重要形式。

3. 中医外治法属于中医特色疗法,应用于临床取得佳效有利于坚定中医文化自信。

中医外治法是以中医理论为指导,通过外部治疗达到减少疾病、控制病情、增进健康的目的的治疗方法。西医学也有外治疗法,比如常用的物理退热方法也属外治方法,但是中医外治法的指导理论与中医内治并无本质区别,是"有诸内者,必形之于外"的延伸,仍需遵循辨证论治,三因制宜,制定个体治疗方案,这与西医学的外治理论是截然不同的,蕴含中国古代朴素哲学思想,具有鲜明的中国特色,体现中医文化自信。

【案例 8】

秦某,男,63 岁。因"反复发作性脐周疼痛半年"至脑病科就诊。

患者夏日就诊,穿着厚重,语气烦躁,不认为自己是脑病科病人,抱怨其他科室医生治不好病却让他看脑病科,对医生充满了不信任。接诊医生看着有些许暴躁的患者,态度和蔼,安抚患者的情绪,表示理解患者这半年辗转多处求医的痛苦,也解释了腹痛和大脑功能之间的内在联系。在患者情绪稳定后,开始专业细致地询问病情。了解到患者时有不明原因明显脐周绞痛半年,伴冷汗,0.5~1 小时后自行缓解,肠鸣音明显,饮水后加重,先后于外院消化科、肿瘤科、外科就诊,胃镜检查提示浅表性胃炎,肠镜、腹部 CT 未见异常,血液检查甲状腺功能、肿瘤指标、生化无明显异常,规范使用抗炎药物、抑酸药物、助消化药物、黏膜保护剂治疗,症状未见明显改善。患者平素口苦,口干不欲饮,怕冷乏力,胸闷、气短、食欲不振,入睡困难。半年体重下降 10kg。

医患沟通时医生鼓励患者表述病情,发现患者情绪稳定性差,诉说病情过程中,情绪几近崩溃,声音哽咽,痛哭流涕。医生并没有因为患者的失态而觉得浪费时间,递给他纸巾,让他继续发泄情绪,耐心地听完了他对生活的一些抱怨,也肯定了患者这半年重视自己的健康问题并有积极解决的态度。医生综合考虑患者症状和舌脉特点,考虑西医诊断:焦虑伴抑郁状态;中医诊断:郁证(肝郁脾虚,湿热中阻,气机阻滞),予小柴胡汤加减以和解少阳枢机不利,合用小半夏汤加茯苓汤、泽泻汤除中焦水湿,加白芍缓急止痛,川楝子、延胡索、香附加强理气止痛作用,麦芽、鸡内金健脾和胃等。西药用米氮平 7.5mg 每日睡前口服 1 次,奥沙西泮 15mg 每日口服 2 次(白天服用)。

经过 2 个月的治疗,复诊时根据患者病情变化,医生对中药方和西医方案都进行了相应的改动。面对患者对疾病的疑问,医生都会用自身的专业知识去详细地解答。门诊闲时会与患者沟通,倾听患者诉说,给予一些鼓励和安慰,甚至有时会因此拖延下班的时间。治疗后患者腹痛明显好转,仅偶尔轻微地发作一下,情绪改善,无明显怕冷,食欲可,夜寐安,体重增加。患者回想之前每天腹痛到出冷汗,恍如隔世,感恩医生的高超医术,更感谢医生在诊疗中付出的耐心与关心。

【案例来源】
中国中医科学院西苑医院脑病科。

【解析】
医学作为直接与人接触、以人为研究对象的科学,与人文的关系非常密切。本案例体现了医疗技术与人文精神密切结合的重要性,有温度的诊疗过程对于心理障碍的患者十分关键,也体现了中西医结合治疗焦虑抑郁的可靠疗效,思政元素主要包括全心全意为人民健康服务的职业人文素养、无私奉献的高尚医德、医患关系的平等尊重、不怕困难的顽强品格。

注重与患者沟通,体现全心全意为人民健康服务的职业人文素养。医务工作者有着护佑人民健康、全心全意为人民健康服务的责任使命。耐心亲和的医患沟通,融化坚冰,有助于减轻疾病给患者带来心灵上的痛苦,使患者更好地配合治疗,是后续诊治取得疗效的有力保障。始终围绕患者利益优先的原则开展工作,磨炼自身医疗技术,做好本职工作,体现了全心全意为人民健康服务的职业人文素养。

关注患者情绪问题,体现无私奉献的高尚医德。我国每千人口医师比例与欧美等发达国家仍有一定差距,医师数量相对缺乏,医生每日工作繁忙,但在辛苦工作之余仍愿意花时间聆听患者的烦恼,甚至延误回家时间,这显然超出了本职工作范畴,为了与患者保持良好的关系而牺牲个人休息时间,体现了无私奉献的医者仁心。

站在患者的角度看问题,答疑解惑,体现了医患关系中的平等尊重。医生对于患者就诊时的情绪烦躁,第一时间给予了安慰与尊重,理解患者挣扎在疾病之中的痛苦,肯定他对于自身健康所做出的努力,这些都展现了医生对患者的共情。细心解释患者疑问,用自身的专业知识平等地带患者了解疾病的原因,如何面对疾病,患者不一定能完全理解,但感受到被平等尊重了,拉近了医患之间关系,增加了信任。后期患者对医生的感恩之情体现对医生工作成果与医德的肯定。

面对态度不好的患者,从容不迫地应对,体现了医生不怕困难的顽强品格。患者早期诊疗时,因为对自身疾病难以缓解的焦躁,对医生的态度欠佳,没有引起医生的不耐烦与气愤,反而对患者给予恰到好处的安慰并且循循善诱地询问病史去解决问题,体现了医生可贵的品质。

【案例 9】

案例一:
梁某,男,62 岁。曾因突发胸闷、胸痛在外院行相关检查,当时考虑诊断为"急性前壁 ST

段抬高型心肌梗死",行紧急冠脉造影,提示冠状动脉多支严重病变,治疗方案为在病变血管内植入3枚支架。因术后出现心源性休克及多器官衰竭转入ICU治疗,治疗1个月好转出院。出院后患者发现自己的体力下降明显,因心肌梗死心功能受损和住院时长期卧床,在平地上快走及爬楼时会出现明显气促。梁某原本热爱户外爬山,现在活动量稍增加就会诱使心绞痛发作,严重影响了生活。患者变得不愿出门,少言寡语,心情抑郁,进一步导致其运动耐量的下降和心理障碍的出现。

梁某再次去心内科寻求帮助,医生耐心细致评估其病情后,首先对其进行了安慰与鼓励,使患者心中重燃希望。医生建议他进行中西医结合的心脏康复。在西医方面,医生进一步优化患者的抗血小板、抗凝、降脂、扩冠等治疗方案。在中医方面,医生根据患者症状及舌脉,四诊合参,考虑为气虚痰瘀阻络证,予中药方以健脾益气、化痰活血,辅以耳针、针灸以改善失眠、心悸等症状,并结合适当运动以促进心脏功能的恢复,降低心绞痛发作次数,增加心肌血流灌注。医院心脏康复慢病管理团队的医生建议患者进行心肺运动试验以评估心肺功能,根据结果为患者制订了精准的个体化运动方案,在医护人员的悉心监护下进行运动康复治疗。运动方案大体包括:有氧运动——脚踏车、抗阻运动——徒手或弹力带、中医特色运动——坐式八段锦。

冠心病这类慢性疾病,患者的自我管理十分关键,医护人员对梁某进行了全面系统的健康教育,主要包括心血管危险因素的干预和二级预防,如戒烟、低盐低脂饮食、营养均衡、心理调节、用药注意事项等,使得患者全面认识了自身疾病,知晓未来应如何去做,学会与慢病和平共处,心态也日渐乐观了起来。

经过3个月的中西医结合康复治疗,梁某病情较前大为改善,气促及胸闷痛症状明显减轻,复查心肺运动试验评估心肺功能,发现各项指标均较前改善,运动耐量有了较大提高。患者很感激医疗团队的辛勤付出和耐心宣教,对中西医结合治疗效果十分称赞,向身边有相同困扰的朋友同事推荐。医疗团队后期跟踪随访,患者体现很好的依从性,配合医生住院时期交代的各项事宜,后期恢复良好,现在已经能与家人一同外出旅游,享受天伦之乐,社交活动也较前增加,生活质量明显得到提高。

案例二:

患者甲,男,53岁。因"意识不清10分钟"由"120"送入急诊。患者当日因"发热1天"在私人诊所就诊,查体:体温38.8℃,脉搏90次/min,呼吸18次/min,血压130/80mmHg,血氧饱和度100%。咽部充血,双侧扁桃体Ⅰ度肿大,未见脓点。心肺听诊无异常。否认既往病史,否认药物、食物过敏史。诊所诊断为:发热,急性扁桃体炎。静脉滴注注射用头孢哌酮钠舒巴坦钠5分钟后,患者周身皮肤突然出现红疹伴瘙痒,气促,嘴唇发绀,随后意识不清,呼之不应,诊所医务人员考虑过敏性休克,立即停药,予以肾上腺素抢救,并立即呼叫"120",10分钟后急救人员到达,见患者开始出现四肢湿冷,二便失禁,双瞳孔散大等表现,心率、血压进行性下降,立即予吸氧,注射肾上腺素、地塞米松等药物抢救,并迅速送至医院急诊,心电监测提示患者心率逐渐下降至0次/分,血压无法测出,血氧饱和度为0,呼吸微弱,血气分析提示酸中毒,血乳酸高达7.54mmol/L,医护人员紧急气管插管辅助通气,持续予心肺复苏,肾上腺素、多巴胺、阿托品等药物抗休克治疗,参附注射液回阳救逆、益气固脱,生脉注射液益气养阴、复脉固脱,并积极进行液体复苏,纠正酸中毒,经抢救患者恢复自主心率(110~140)次/min,血压142/88mmHg,血氧饱和度逐渐升至100%。当晚9点,患者神志转清,各项生命体征基本稳定,倦怠乏力,余无不适。次日予以脱机锻炼5小时后,再次复查血气分析正常,综合评估患者病情后,予以拔除气管插管,后续监护观察治疗,结合中药汤剂及艾灸气海、关元、百会、涌泉、足三里,益气固脱,醒神回厥,1周后患者各项指标基本恢复正常,症状好转。

出院时患者表示没想到只是"静滴"竟然导致这么严重的后果,感到十分后怕。劫后余生的患者十分感谢医疗团队对他的救治。主治医生叮嘱患者,用药安全非常重要,头孢哌酮舒巴坦是常用的抗感染药物,但是部分患者容易出现发热、皮疹及胃肠道不适等过敏反应,出于对自身的健康负责,患者应主动告知医生药物过敏史,以避免此类严重的过敏反应。

本例患者院前静脉使用头孢哌酮钠舒巴坦钠后出现重度过敏性休克导致呼吸心搏骤停,当出现过敏性休克时,医务人员第一时间采取了有效的抢救措施,后续配合高级生命支持尽最大努力挽救患者生命。中医方面,根据症状体征本例患者诊断为厥证,属急危重症。治疗上及时使用参附注射液、生脉注射液回阳固脱配合抗休克治疗,后期注重中药口服、艾灸等治疗以促进患者恢复,属于治病求本之法。医护人员抢救过程中沉着冷静,操作高效,患者及家属也十分信任医护人员,积极配合治疗。

【案例来源】

案例一:广东省中医院心血管科。

案例二:广州医科大学附属中医医院同德围分院。

【解析】

本案例体现中西医结合在治疗心血管疾病方面的重要作用,尤其是中医在救治急危重症的独特优势,彰显中医专业自信,思政元素包括厘清医患责任义务、救死扶伤的职业精神、中医药文化自信方面。

1. 本案例明确医患责任义务,慢病管理重义务,急病救治重责任,团结协作保健康的重要性。

医患双方是为了达成解决病痛共同目的的战友,两者需要团结协作。在此过程中,扮演的角色不同,需要明确各自的责任与义务。由于医患双方的知识背景不一样,临床工作中,患者往往对自身的义务并不清楚,需要医生的健康宣教与合理引导。面对慢性疾病,应注重"三分治、七分养",需要患者定期复诊、遵医嘱规范用药、合理膳食、改良生活习惯,此时,患者履行维护健康、配合治疗的义务就显得更加重要。面对急性病症,病情常常迅速变化,按照知情告知流程与患者及家属充分沟通后,患方往往不知所措,甚至延误病情,此时,医者就应尽力保障患者生命权、健康权,在符合医疗规范的前提下,勇敢担当,沉着应对,合理临床决策。案例一中,患者存在慢性心功能不全表现,治疗康复疗程较长,在诊疗过程中谨遵医嘱、对医生的信任、对积极宣传夸赞,体现了患者履行了维护健康、配合治疗、尊医重卫的义务。案例二中,临床医师应注意使用药物时必须熟练掌握药物的适应证、禁忌证、不良反应及药物的相互作用,用药前应详尽了解患者有无药物过敏史,在不明情况下使用抗生素做好皮试,使用过程中关注患者生命体征,对突发事件合理应对。医患双方互相履行责任义务,团结协作,共同维护生命健康。

2. 本案例体现了提高仁心仁德修养,树立救死扶伤职业精神,坚守生命至上信念的重要性。

案例一中,老年慢性病患者长期受病魔折磨,易出现心理障碍,医护人员将心比心地注重患者的身心健康,严谨细致地制订个体化治疗方案,定期回访患者身体情况等体现医护人员以患者的健康为本、全心全意为患者考虑的仁心仁德。案例二中,医护人员对过敏性休克及呼吸心搏骤停及时判断,迅速准确有效地做出反应,是挽救患者生命的关键。虽然患者预后潜在不良,但医者仍全力救治,密切关注患者病情变化,是患者能转危为安的原因。

3. 本案例充分发挥中医药在心血管疾病中的重要作用,恪守文化自信。

　　心血管疾病是老年人常见病,通常为慢性疾病,但是急性事件的发生率也不低,无论是慢性调养,还是急症救治,中医药都有其用武之地。针对慢性心血管疾病,中西医结合心脏康复将传统康复理念的精髓引入现代康复治疗体系中,突出"未病先防、既病防变"的治疗优势,结合中医具有优势的特色项目如中医药、坐式八段锦、针灸、耳针等,对冠心病的二级预防具有重大意义,为晚期冠心病患者带来希望。然而,中医并不只是"慢郎中",中医经典中早已有对急症的研究,中医辨证论治在抢救过敏性休克及呼吸心搏骤停等急危重症患者中有西医不可替代的优势,如参附注射液可提高心肺复苏的成功率,减少复苏后多脏器功能衰竭的发生率,挽救患者生命。因此,应树立文化自信,充分利用好中医药这个宝库,更好地为临床服务。

【案例 10】

案例一:

　　陆某,女,49 岁,工人。因"水肿 5 个月,加重 2 周"就诊。

　　患者 5 个月前开始出现颜面部和双下肢水肿,患者未予重视。近 2 周水肿蔓延到全身,时常感到胸闷气喘,精力不佳,迫使患者就诊。入院后检查尿常规示尿蛋白(++++),24 小时尿量 300ml,24 小时尿蛋白定量(6 000～10 000)mg/24h,血浆白蛋白 23g/L,血肌酐 158μmol/L,多项免疫方面指标异常,医生评估后诊断为"系统性红斑狼疮合并急性肾衰竭"。完善肾穿刺检查后,病理类型提示为狼疮性肾炎(Ⅳ),弥漫性球性增殖性病变,诊断明确。医护团队评估患者因未得到及时救治,已并发了心功能不全、胸腔积液、肺部感染,且血小板数量下降明显,面临大出血的风险。面对凶险的病情,以及出血、血栓等风险,接诊医护团队先后予大剂量激素冲击治疗、丙种球蛋白、升血小板药物、环磷酰胺等方案治疗 20 余天后水肿改善不显。于是在原有治疗基础上,配合免疫球蛋白免疫封闭治疗和中医药治疗。1 个月后,患者病情开始好转,小便量逐渐增多,血肌酐逐渐下降。2 个月后,患者的精力明显好转,水肿已经完全消退,贫血恢复正常,血浆白蛋白水平接近正常,24 小时尿蛋白定量降至 700mg/24h,体重也减轻了 10kg。

　　在疾病前期治疗中,因为危重的病情和治疗的难度,患者身心状态很差,一度有过放弃的念头,医护团队耐心地鼓励她要有信心战胜疾病,不要轻易放弃;治疗过程中,患者食欲欠佳,一度不愿再服用中药,医护团队告诉患者中医中药有增效减毒的作用,同时能扶助人体正气,补益机体,预防感染,于是患者听从建议坚持服用中药联合西药治疗,最终取得了满意的疗效。

案例二:

　　成某,女,78 岁。因"突发昏迷 1 小时"就诊。

　　患者 1 小时前出现深昏迷,面色苍白,无发热,汗出多,左下肢肿胀,皮色正常,按之质硬,四肢肘膝关节以下触之皮温低,小便短少。入院前 3 日未进食也未排大便。有脑梗死、肾功能不全病史,卧床 1 个月余。抢救过程中见患者血压进行性下降,心电图提示室性心动过速,下肢血管彩超提示左下肢深浅静脉血栓形成,头颅+胸部 CT 示:右侧基底节区脑软化灶;脑萎缩;双肺下叶支气管感染。血液检查提示血常规异常,尿素及肌酐水平升高,凝血功能差,B 型钠尿肽前体水平升高。

　　医生诊断患者为心源性休克,并存在下肢静脉血栓、肾功能不全及肺部感染等。西医治疗予多巴胺纠正休克状态、抗感染、溶栓治疗、留置胃管及对症支持治疗。然而在多巴胺持续静脉滴注的情况下,患者血压控制欠佳,骤升骤降情况反复出现,配合参附注射液、生脉注射液持续静脉滴注,仍不能维持稳定血压。因此医生将患者的病情充分告知患者家属,让他们做好心理准备。患者家属倍感焦急,情绪低落。医护人员便根据自己丰富的临床经验,应用医患沟通技巧宽慰安抚,让家属们能够配合医护人员的工作。

随后结合中医望闻问切,观察患者舌淡红、无苔,脉沉细,四诊合参,中医诊断为厥证,证属阳虚寒凝证。医疗团队根据患者的病情想到了李可的破格救心汤,本方的思路来源于《伤寒杂病论》中少阴病主方四逆汤,在急危重症方面收效显著。与家属详细沟通后给予患者破格救心汤随证加减的颗粒剂鼻饲治疗,为防止患者呕吐,看护人员予其频频少量喂服,昼夜连进 2 剂。24 小时后,患者面色逐渐红润,血压逐渐稳定,气息均匀,嗜睡状态,心率血压较前稳定,以前方继服,并减少多巴胺用量。患者各项生命指征逐步稳定,意识渐清,精神状态好转,能简单回答问题,左下肢肿胀减轻。后续考虑患者久病虚寒,遂予理中汤加减以调理阴阳、巩固疗效。最后患者病情好转,脱离危险,平安出院。

李可在急危重症抢救方面十分有建树,他生前大部分时间奔波于缺医少药的山村,应用纯中医成功抢救放弃治疗的危重患者若干例。在那个时期患者病情危急,用药煎药常常存在困难,如遇患者不能进食就犯了难,但现在国家昌盛,时代进步了,患者的病情可以实时监测,有精密的检查仪器可以帮助诊断,昏迷的患者可以鼻饲用药,中药颗粒剂型快捷方便。李可留下的许多宝贵急救经验如破格救心汤,仍在临床发挥宝贵的价值,值得当今的中医人学以致用。

【案例来源】

案例一:嘉兴市中医医院。

案例二:山东省淄博市中医医院。

【解析】

本案例是中西医结合救治急危重症的临床案例,体现中西医结合治疗救治急危重症的强大优势,思政元素主要包括树立职业精神、敬佑生命、医德修养及坚守中医药文化自信方面。

1. 敬佑生命、救死扶伤是危急重症救治过程中不可或缺的职业精神。

在急危重症面前始终保持敬畏生命,以人为本的初心,为患者创造生的希望,时刻注重提高医生诊治危急重症的水平,体现医者崇高的职业精神。面对病情复杂的患者时,医护团队应鼓励患者树立战胜病魔的信心,不可轻易放弃,体现对生命的敬佑。如何有效防止危急重症的产生,以及一旦发生后应如何正确处理,加强急危重症的科普,也是职业精神的体现。

2. 关注患者病情变化,及时和患者家属沟通,并顾及家属情绪变化,鼓励医患配合,体现医德修养。

3. 发扬中医药文化自信,古为今用,西为中用。目前许多急重症的治疗方面,都离不开中医药的参与。中医学博大精深、源远流长,可以协调西药提高疗效、缩短起效时间,降低西药的副作用,同时能扶助人体正气,有补益机体、固本祛邪、预防感染等优点。中西医结合,取长补短治疗急重症方为良策,是坚定中医药专业自信的表现。李可在中医经典的基础上创制破格救心汤,并于临床应用中取得奇效,他一生的努力证明了中医药在急症中的价值。在如今现代化的医疗环境下,利用先进的医疗手段,充分挖掘中医药这个伟大宝库,坚持古为今用,西为中用,中西医结合在临床急救上可以发挥出极大优势。

【案例 11】

案例一:

李某,女,65 岁。因"四肢反复出现瘀斑瘀点 2 年"就诊。

患者 2 年前被发现血小板较少,完善检查后诊断为"慢性免疫性血小板减少症",曾使用糖皮质激素和丙种球蛋白治疗,停药后复发。1 个月前患者查血小板计数示数值低至个位数,再次服用激素治疗。刻下症见患者情绪低落,乏力、舌质淡红、舌苔黄腻、脉沉缓;查体可见四肢散在瘀点瘀斑;血小板计数 $20×10^9$/L,四肢可见散在出血点,偶有齿龈出血。患者对使用激素类药物治疗持怀疑态度。

面对情绪低落的患者,接诊医护团队对患者进行了心理疏导,并给予相应健康指导。接诊医护团队告知患者可以使用中药治疗免疫性血小板减少症,既往有不少中西医结合治疗效果较好的临床病例。经过充分的医患沟通,患者认识到慢性免疫性血小板减少症病机十分复杂,能够接受罹患疾病的结果,并且坚定要坚持中西医治疗的信心,积极配合医院开展药物治疗。

接诊医护团队考虑患者长期使用激素影响脾胃功能,脾胃运化失常,痰湿内阻,日久生热,寒热错杂,故舌苔黄腻。患者乏力、舌淡红,脉沉,此乃患者脾肾阳虚的外在表现,故当标本兼治,给予半夏泻心汤联合益气通阳汤,14 剂,每日 1 剂,水煎服;同时告诉患者正在使用的 4 粒激素类药物暂时不变。2 周后复诊,患者反馈身上再无新发的出血点,齿龈未再出血。此时患者舌苔黄腻明显改善,嘱患者激素用量不变,仅给予益气通阳汤温通经脉,补肾健脾,14 剂,每日 1 剂,水煎服,再诊时血小板计数数值已升至 $36×10^9$/L,此时嘱患者逐渐减停激素。激素减量过程中血小板计数仍能平稳上升,经过 4 个月的逐渐减量直至停用激素。激素减停后仅使用中药治疗半年后血小板计数水平恢复正常,随访 1 年未复发。

案例二:

袁某,女,66 岁。因"夜尿频数明显 2 年,易汗出 1 年"就诊。

近 2 年患者夜尿频数并逐渐加重;近 1 年又出现汗出频繁。患者平素情绪波动明显,焦虑急躁,虽有自主运动,但行动僵硬不稳,震颤明显,需家人协助才能完成日常生活需求。追问病史得知患者 9 年前开始出现肢体颤动,行动逐渐迟缓,当时医院诊断为"帕金森病"。目前服用盐酸普拉克索片每日 3 次,每次 0.25mg;盐酸司来吉兰片每日 1 次,每次 5mg;多巴丝肼片每日 3 次,每次 0.125mg 治疗,收效甚微。就诊时患者诉白天尿少,夜间每小时 1 次;自汗、盗汗,伴汗出身冷,需频繁换衣保暖;喜叹息,语言生硬,晨起下肢乏力,时有口苦。神情淡漠,肢体颤动,下肢静脉曲张,伴轻度水肿,下肢皮肤偏暗。舌偏大偏紫,有浅裂痕,左脉弱右脉滑,沉取弦紧。

医患沟通时,接诊医护团队发现患者及陪同家属经历多年的就医失望,认为帕金森病治疗恢复已然无望,患者行动缓慢且不稳,无法独立完成日常活动,近 2 年夜尿频数,家属亦陪同彻夜难寐,严重困扰着患者和家属。因此家属期望值较低,只希望能改善夜尿频数、汗出过多的问题。接诊医护团队面对失去治疗信心的患者和家属,迅速进行心理疏导,举例说明中西医结合治疗有效果较为理想的临床病例,建议可以重拾信心,尝试中西医结合方法治疗帕金森病,并给予了相应的健康指导。耐心而细致的沟通,促使患者愿意积极配合医院开展中西医治疗。

根据患者病史资料,接诊医生考虑患者当属气虚为本,兼有气滞夹瘀证。选方以补中益气汤合柴胡龙骨牡蛎汤加用活血化瘀、搜风通络之品。服用两周中药,患者和家属惊喜发现患者汗出、肢体僵硬、颤动明显好转,活动较前顺畅,夜尿减少,自己基本可以满足日常生活需求。患者和家属情绪得到了极大的安抚,也坚定了中西医治疗的决心。通过持续的规范治疗,患者肢体僵硬、颤动的临床症状大幅改善,生活可以自理,也可以承担一些简单的家务劳动。患者及家属对治疗效果十分满意,并真诚感谢医生在诊疗中的付出。

【案例来源】

案例一:中国中医科学院。

案例二:江苏省中医院普内科。

【解析】

本案例是体现中西医结合治疗慢性免疫性血小板减少症、帕金森病等疑难病的典型案例,思政元素主要包括医德修养、协同合作、社会责任、文化自信方面。

1. 对于情绪低落缺乏信心的患者需要给予人文关怀,体现了为人民服务的医德修养。慢性免疫性血小板减少症、帕金森病伴随症状多,加之患者长期受疾病折磨,易出现心理障碍,久治不愈导致生活自理能力下降更会使患者及家属产生焦虑抑郁的情绪,医护人员温暖贴心的心理疏导、关注患者的身心健康,体现仁爱精神。"仁"是中华传统美德"仁义礼智信"五常之首,是传统美德的核心,也是医者最基本的道德精神和行为规范。医者仁心、大爱无疆,医务工作者全心全意为人民健康服务,不仅治疗患者的身体疾病,而且治疗患者的心灵疾病。

2. 本案例采用中西医结合治疗、良好的医患合作体现协作合作精神。

中西医结合治疗是体现学科协作、团队合作的重要形式,早期就诊经历使得患者及家属对西药持排斥态度,医生在评估病情后,仍考虑使用中西医结合治疗,并就此与患者展开沟通,医患双方良好沟通对疾病诊疗起到了正向作用。在疑难病的治疗中,中医与西医协同配合,发挥各自优势,为疾病的治疗提供全面系统的支持,并获得良好疗效。医护合作、医患良好配合等,提高了诊治效率。

3. 发挥中医药作用及特色,坚定中医药文化自信。中医药文化博大精深、源远流长,是中华文明的瑰宝,是中国人民的智慧结晶。慢性免疫性血小板减少症需要长期服用激素,帕金森病用药通常对神经系统有较明显的副作用,中西医结合治疗可以缩短病程,提高疗效,并降低西药的副作用,对改善患者生活质量有重要意义。案例中,中医药的可靠疗效是坚定中医文化自信的很好体现。

【案例 12】

案例一:

王某,男,65 岁。因"阵发性腹痛、腹泻 1 个月,伴有便血 1 周"就诊。

患者于 1 个月前无明显诱因出现腹痛,为阵发性全腹痛,以左下腹为主,伴有腹泻,每日 8~10 次,以水样便为主,呈"腹痛—排便—便后缓解"规律。当地医院行肠镜检查显示:溃疡性结肠炎。1 周前症状加重,伴有血便,无发热、寒战,门诊以"溃疡性结肠炎"收入院,病程中体重下降 10kg。患者腹部膨隆,腹软,左下腹部压痛,肠鸣音 5 次/min,双下肢无浮肿。理化检查:C 反应蛋白 60.29mgL;血红蛋白 106g/L。给予患者盐酸左氧氟沙星等静脉滴注,美沙拉秦缓释颗粒等口服。结合中医治疗,给予芍药汤加味水煎内服。采取以上治疗 1 周后患者病情明显好转,复查 C 反应蛋白恢复正常,停止静脉用药,继续口服美沙拉秦缓释颗粒和中药巩固疗效。治疗 2 周后患者病情稳定,临床症状基本消失。

患者年龄较大,对疾病不了解,而且非常担心疾病进展,需要医护人员耐心讲解疾病情况以及日常饮食等注意事项,分析治疗方案。溃疡性结肠炎是一种病程迁延,易反复发作,影响患者生存质量的疾病。因此,医护团队对患者进行了疾病相关知识的介绍,帮助患者了解疾病,理解治疗方案,又对其进行健康指导,科普如何在生活中通过控制饮食和生活作息避免疾病复发。采用中西医结合的方法治疗,后续疗养过程也采用中药为主的方式,更有助于患者恢复健康。

案例二:

王某,女,62 岁。因"间断性胃胀痛 10 余年"就诊。

患者患慢性胃炎 10 余年,病情时好时坏,经常服用胃药,进食辛辣、生冷食物就会出现胃胀痛。近来因家事繁多,心情压抑,胃胀痛较前更甚,伴嗳气、恶心、反酸,大便稀,日行 3~4 次,自觉肠鸣音活跃,已经严重影响了日常生活,遂到长春中医药大学附属医院肝脾胃科就诊。

经医生检查后发现,患者舌淡、苔白滑,脉滑无力。胃镜显示:慢性浅表性胃炎伴糜烂。中医辨证为脾胃不和、脾虚水饮内停。西医诊断为功能性消化不良。由于患者有慢性胃炎 10 余年,病情时好时坏,经常服用胃药,如今再次入院,不免对于治疗和用药产生了消极情绪。主管医生了解到情况后,首先为患者细心讲解了疾病的情况,告知慢性胃炎是中老年人常见的一种慢性消化系统疾病,具有病程长、易发作的特点,目前中西医结合方法对于消化系统疾病有着显著的效果,能有效改善症状,不必过分担心困扰。

科室医生予以生姜泻心汤,每日 2 次早、晚服用;口服马来酸曲美布汀片,每次 100mg,每日 3 次。经过 1 周的治疗,患者胃胀较前明显减轻,大便成形,胁痛肠鸣均减轻。后依前法调理 3 月余,饮食、二便均恢复至正常,体力如常,复查胃镜示病灶基本消失,病获痊愈。

本案例患者患胃病 10 余年,病程较长,经常发作,对患者的生活造成很大困扰,加之一直未能根治,也容易导致患者对治疗产生抵触情绪。因此医护人员首先选择为患者讲解病情及治疗方案,增强患者对于治愈疾病的信心。选用以中药为主,中西医结合治疗的方法,从根本上解决患者脾胃功能差的问题,帮助患者恢复健康。

【案例来源】

长春中医药大学附属医院肝脾胃科。

【解析】

本案例体现针对慢性疾病制定科学严谨治疗方案和对患者进行健康宣教的必要性,体现了医护的仁爱之心和高尚的职业精神,思政元素主要包括医者仁爱善良、爱伤意识和职业使命感等。

1. 善良仁爱是中医行医治病必备的职业素养。"仁"是中华传统美德"仁、义、礼、智、信"五常之首,是传统美德的核心,在我国源远流长,是我国最基本的道德精神和行为规范。孙思邈《大医精诚》中讲:"凡大医治病,必当安神定志,无欲无求,先发大慈恻隐之心,誓愿普救含灵之苦。"真正品德医术俱优的医生要具备仁爱之心,也就是爱伤意识,决心拯救人类的痛苦,竭尽所能、全心全意地去治疗每一位患者,把解决患者的痛苦作为自己的职责。大爱无疆,彰显医者根植于全人类生命健康的深厚情怀和道德信仰,铸就医者崇高的理想人格。

2. 发扬中医是传承中华优秀传统文化具体体现方式之一。文化兴则国运兴,文化强则民族强。中医药文化作为中华优秀传统文化的载体,赋予了中华优秀传统文化一种独特的"中国味道"。中医药无论在治疗疾病还是养生预防的过程中都发挥着重要作用,中医养生能够根据人体生命活动变化规律,通过各种方法来调摄身心,养护生命、预防疾病,从而达到增进健康、延年益寿的目的,围绕着"天人相应""形神合一"开展。弘扬中医药,让更多人了解中医药,是一种传承中国优秀传统文化的实践方式。

【案例 13】

案例一:

曾某,男,58 岁。因"胃脘部胀痛 2 年,加重 1 个月"就诊。

患者两年前开始常常进食后出现胃脘部胀痛伴有反酸呃逆,大便溏泻,每日 2~3 次,最近 1 个月情况加重,胃脘部胀痛,伴有反酸,喜温喜按,且每晚夜间刺痛甚,影响睡眠,导致身体疲惫,精神不佳,影响日常生活,遂到医院脾胃科就诊。

接诊医生检查后发现,患者舌淡,苔白水滑,脉弦滑,且胃镜检查显示胃部多发溃疡、慢性糜烂性胃炎,有渗血,幽门螺杆菌检测呈阳性。胃溃疡是中老年人常见的一种慢性消化系统疾病,具有病程长、易反复发作等特点,严重影响着患者的身体健康和生活质量。西医治疗胃溃疡疗程长,疗效不够理想,中药联合西药治疗胃溃疡既可增强抗幽门螺杆菌效果,又可减少西药毒副作用,缩短疗程,因此在临床中十分适用。在治疗前,医生细心讲解了疾病的情况,还叮嘱患者在日常生活饮食方面的注意事项。与患者沟通后,患者表明对自身所患疾病情况基本了解,也愿意服用中药,相信医生判断。针对其病情,医生决定采用中西医结合的疗法,并制订了以下治疗方案。

医生予以七味白术散加减结合抗幽门螺杆菌治疗,以健脾祛湿、活血止痛、杀灭细菌。七味白术散记载于钱乙《小儿药证直诀》,该方随证化裁,可用治湿阻脾胃、反复呼吸道感染、小儿厌食、慢性泄泻、慢性胃炎、慢性肠炎、消化性溃疡等病症,临床效果显著。患者症状为胃脘部胀痛、泛酸、大便溏泻,舌苔水滑,中医辨证为脾虚湿阻,胃失和降,故给予该方治疗。患者夜间自觉胃脘刺痛,考虑有瘀血存在,加用白及、三七粉活血生肌,治疗溃疡疗效更佳。

1周后患者前来复诊,其间谨遵医嘱,忌食辛辣刺激,每日按时服药,明显感到胃脘部反酸、胀痛减轻,睡眠有改善,但偶有夜间刺痛、喜温喜按。舌淡,苔白腻,脉弦。医生考虑到患者年纪较大,身体较虚弱,且患有糖尿病,高血压等基础疾病,遂决定上方加山药15g、砂仁10g、蒲公英15g,7剂,水煎服以补脾养胃、清热化湿。服药2周后,诸症明显好转,无特殊不适,大便稍溏。用参苓白术散善后。经过1个月的调理,患者恢复良好,症状基本消失。

案例二:

李某,男,54岁。因"胃脘痛反复发作2年"就诊。

患者2年前进食生冷之后出现胃脘痛,当时诊断为慢性浅表性胃炎伴糜烂并住院进行治疗,症状好转后出院。7日前,患者聚餐饮酒后再度出现胃脘部胀痛,口苦,呕吐,伴胸骨疼痛、咳嗽剧烈等症状,严重影响生活,遂来到长春中医药大学附属医院(吉林省中医院)肝脾胃科就诊。

医生检查后发现,患者因"胃食管反流病"导致胃脘痛、胸骨后烧灼感、口苦、呕吐、胸骨疼痛、咳嗽、舌红、苔黄腻、脉滑数,并通过中医辨证为痞满湿热阻胃证。胃镜示反流性食管炎,浅表性胃炎伴糜烂。针对病情,科室决定选用中西医结合的疗法,并制订了详细的治疗方案。

接诊医生先对患者予以如下治疗:泻心汤合连朴饮,日两次早晚服用;注射用兰索拉唑30mg兑入0.9%氯化钠注射液100ml每日1次静脉滴注,以抑酸、保护胃黏膜。经过几天治疗,患者胃脘部、口苦等不适减轻,但咳嗽,胸骨疼痛症状仍在。在此期间患者心理压力较大,时常怀疑自己患有严重的肺部疾病,导致情绪低落,食欲不佳,昼夜难安。

医护人员了解到李某的担忧后,给予患者密切的关注和心理疏导,并为患者讲解反流性食管炎也会造成一定程度的胸骨疼痛和咳嗽,同时为患者安排肺部CT检查,排除肺部疾病的可能,结果显示肺部未见明显异常。对中西医结合治疗反流性食管炎的用药方案也一一进行讲解,焦虑的患者也认识到了胃食管反流病是临床常见病,大多数患者预后都很好,不用过度担忧。只要保持良好的心态,通过规范的用药和正确的养生保健,不久后就可以恢复正常生活了。经过医护人员的细心讲解与开导,患者状态明显好转,1周后感觉胃脘部不适消失,胸骨后烧灼感、口苦、呕吐、咳嗽、胸痛等情况随之好转,患者恢复良好,顺利出院。

【案例来源】

案例一:广东省中医药大学附属医院肝脾胃科。

案例二:长春中医药大学附属医院(吉林省中医院)肝脾胃科。

【解析】

以上案例是肝脾胃科采用中西医结合治疗效果显著的典型案例。体现了中西医结合治疗方案对脾胃疾病诊疗的重要作用,思政元素主要包括爱国主义、大医精诚、协同合作、专业自信、人文素养等方面。

1. 大医精诚是医者的使命担当。在治疗过程中,医生"竭尽全力除人类之病痛,助健康之完美",尽力为患者减轻病痛,体现了大医精诚。中医人在治疗过程中要坚定信念,增强中医文化自信,发挥中医优势特长。明确西医与中医药治疗不是矛盾对立,而是可以优势互补的。在西医治疗基础上结合中医进行治疗,不仅能够提高疾病的治愈率,还有效降低了药物的副作用,降低了病情复发的可能性。只有中医人自己相信中医,使用中医,才能真正助力中医药传向世界,共同消除疾病。目前,中西医结合方法在消化系统疾病临床治疗中得到广泛的应用,其治疗优势在于复发率低、副作用小、安全性与有效性显著等,能有效改善患者临床症状,降低不良反应发生率。

2. 中西医结合体现了医者科学探索精神。病案中客观体现了中医内治法与西医学结合治疗带来的临床效果,中西医协同合作治疗,尽力为患者除病痛。发挥中医特色与特长,标本兼治,及时根据患者症状变化,随时调整遣方用药,发挥中医人严谨的科学精神。有效降低疾病复发率的同时,更坚定了患者对于中医药专业的信心,也提高了中医人学习中医药的浓厚兴趣,有利于夯实中医学基础。

3. 医者的爱伤意识与高尚的医德是医者重要的职业素养。在治疗的过程中,医护人员始终秉持着人文素养与职业素养,与患者和谐沟通,站在患者的角度为患者排忧解难,尊重患者自身意愿。具有同理心,视患者如亲人,在治疗时关心患者,对患者的身体和心理痛苦感同身受,尽力减轻患者的身体上痛苦和心理上对疾病的恐惧焦虑。这些都体现了医者强烈的爱伤意识与高尚的医德。医患相互尊重、相互信任才是战胜疾病的法宝。

【案例 14】

案例一:

张某,女,72 岁。因"四肢末端麻木 5 年,加重 8 个月"就诊。

患者于 5 年前因血糖控制不佳出现四肢末端麻木,诊断为"2 型糖尿病性周围神经病",给予降糖药物(具体用药用量不详)、门冬胰岛素注射液三餐前各 10U、甘精胰岛素注射液睡前 24U 使用至今;8 个月前病情加重,3 天前出现视物模糊,于某眼科医院检查发现眼底出血,1 天前于长春中医药大学附属医院内分泌科门诊就诊,四肢末端麻木,口干渴,视物模糊,睡眠可,夜尿 1～2 次,空腹血糖 8.2mmol/L,BMI 22.66kg/m³,体重正常。双侧足背动脉搏动减弱,双下肢痛觉、触觉减退,10g 尼龙丝试验(+),诊断为"2 型糖尿病性周围神经病",调整治疗方案为门冬胰岛素注射液三餐前各 12U 注射,甘精胰岛素注射液睡前 28U 注射,消渴降脂胶囊 1.2g 每日 3 次口服以益气养阴、化瘀泄浊,中药方剂六味地黄丸加味口服。

治疗 2 周后以上症状减轻,复查血糖 6.8mmol/L。告诫患者适当运动,注意饮食,调节情志,监测血糖,加强糖尿病教育。并要求按时随诊。

2 型糖尿病目前尚无根治方法,患病人群以老年人居多。2 型糖尿病患者胰岛素分泌功能减退,并发症可逐渐累及眼、肾、心脏、血管、神经等,导致机体多项功能障碍,严重影响患者生活及工作。因此,接诊医护团队对于这位患者的诊治主要围绕着改善症状、减少并发症的发生、提升生活质量、延长患者生命来进行。根据患者的病因进行中西医结合治疗,并针对主要症状给予药物以减轻痛苦,对于患者在治疗过程中提出的疑惑耐心回答并解决,督促患者监测血糖指标变化,加强糖尿病的科普教育,从日常饮食、生活方式等方面进行指导,帮助患者更好地控制血糖,减轻疾病带来的困扰。

通过医护人员的专业治疗、护理和指导,患者积极配合,病情出现了很大程度减轻,血糖控制在较好的范围内,眼部病变和周围神经病变症状明显改善,生活质量大大提升。

案例二:

李某,男,58岁。因"口渴10余年"就诊。

患者患糖尿病10余年,平时口服二甲双胍、格列齐特、阿卡波糖等控制血糖,空腹血糖一直在12mmol/L以上,自述每日口渴,饮水不解渴。近日来患者自觉口渴,形体消瘦,头晕头痛,神疲乏力,手足麻木,来长春中医药大学附属医院内分泌科就诊。

现症见面色淡黄,形体消瘦,头晕头痛,神疲乏力,手足麻木,失眠多梦,口渴多饮,小便频数,色黄有泡沫,舌苔薄黄,脉细。西医诊断:糖尿病、糖尿病肾病、高血压、冠心病、糖尿病性周围神经病等。中医诊断:消渴病(脾肾两虚夹阴虚内热)。由于患者患病日久,胰岛功能较差,日常使用口服药空腹血糖仍在12mmol/L以上,因此科室医生想尝试中西医结合的方法来治疗患者的糖尿病。

医生予以知柏地黄汤,日两次早晚服用;予以二甲双胍,于餐前30分钟口服。1周后,患者血糖降至7.6mmol/L,原方加减继续治疗1个月,后予知柏地黄丸善后,随访1年血糖一直在6.2~6.6mmol/L。

我国是全球糖尿病患者人数最多的国家,本案例中的患者患糖尿病10余年,对于疾病有所了解,平素血糖控制不佳,现阶段已经出现多种并发症,对正常生活产生较大影响,因此医生选择以中药为主,配合西医治疗方法来帮助患者治疗疾病。患者脾肾阴虚,方用知柏地黄汤滋补脾肾之阴,从根本上治疗疾病,起到了满意的效果。

【案例来源】

长春中医药大学附属医院内分泌科。

【解析】

本案例是糖尿病人群,尤其是中老年患者群体治疗成功的典型案例,体现了中西医结合治疗对糖尿病诊疗的重要作用,思政元素主要包括敬佑生命、大爱无疆、专业自信方面。

1. 敬畏生命是医者的基本素养。许多慢性疾病给患者带来长期的折磨,中老年患者身体较弱,患有慢性疾病时容易产生危险,医生要给予足够的重视。热爱生命是幸福之本;同情生命是道德之本;敬畏生命是信仰之本。医生本就是一种关于热爱和信仰的职业,要坚持医者生命至上、爱护生命的价值观念,铸就医者崇高的人文精神。

2. 大爱无疆是医者精神的核心素养。大爱无疆,彰显医者根植于全人类生命健康的深厚情怀和道德信仰,铸就医者崇高的理想人格。医生最大的责任不是只医治疾病,而是肯定人的价值,以患者为中心。

3. 坚定中医专业自信是中医工作者的动力之源。中医药文化是中华优秀传统文化的重要组成部分,是中医药学发生发展过程中形成的精神财富和物质形态,是中华民族几千年来认识生命、维护健康、防治疾病的思想和方法体系,是中医药服务的内在精神和思想基础。在许多疾病的治疗过程中,中西医结合疗法都起到了十分可观的疗效,这更是中医药自信最有力的支撑。

第二节　外科疾病临床诊疗案例集

【案例1】

王某,男,36岁,因"腹痛3小时"就诊。

患者在与朋友喝酒之后突然觉得肚子疼,因为疼痛不是很严重没有在意,晚上回家之后疼痛加重,无法平卧,家人很快将患者送到辽宁中医药大学附属医院中西医结合外科,张静生教授迅速赶来,通过详细问诊及查体后,完善血常规及腹部CT检查,该患者有消化道溃疡病史,明确诊断为"上消化道穿孔",收入中西医结合外科住院。入院时上腹部疼痛症状略好转,无恶心呕吐,无呕血及黑便,有胃溃疡病史,未系统治疗。张静生教授看过患者,目前上腹部疼痛,疼痛无明显进行性加重表现,腹部体征局限,腹部CT检查可见膈下少量气体,考虑患者为年轻男性,症状有好转趋势,无急诊手术指征,给予保守治疗,包括禁食禁水、持续胃肠减压、抗炎、抑制胃酸分泌等西医治疗方案。

张静生教授带着学生来探望患者,细心地询问患者症状,观舌诊脉,引经据典,查房后开出药方,方用经典方剂大柴胡汤化裁,通过胃管注入,同时予电针针刺中脘、内关、足三里等穴位治疗,通腑行气,缓急止痛。3天后张静生教授根据患者病情变化更方。继续口服中药3天后,患者腹痛症状完全缓解,更改方药加快溃疡愈合,住院10天后,患者病情达到临床治愈,顺利出院。

出院时张静生教授还不忘嘱咐患者注意身体,解答了患者疑问,从饮食、情绪调理等方面给出了专业指导。患者对中医医生的治疗十分满意,对中医又增添了一份信任。

【病案来源】

辽宁中医药大学附属医院中西医结合外科。

【解析】

本案例是中医治疗急症的典型案例,体现了中西医结合治疗在急症方面的优越性,也体现了国医大师张静生教授的高超医术和高尚品德。思政元素主要包括仁爱之心、继承创新。

1. 国医大师张静生教授对待疾病见解独到,有丰富的临床经验及理论知识支撑,在治疗该患者时体现张静生教授仁爱之心,未盲目选择手术治疗,通过中西医结合方法治疗疾病,减少患者痛苦。

2. 张静生教授反复强调,中医经典是中华民族文化的瑰宝,是中医传承和发展的源泉,是中医基础理论的根基。张静生教授常借经典告诫后学:知其要者,一言而终,不知其要,流散无穷。中医药能生生不息数千年,至今还能够存在并不断发展,最重要的原因是临床效果。中医药能受到广大患者欢迎,也是因为其临床疗效显著。传承岐黄薪火,弘扬国医精髓。体现了中医药文化继承创新的重要性。

【案例2】

"感谢你们像家人一样为我考虑,能有现在的乳房轮廓,还能保住乳头,真是太好了。"这句话是陈女士在接受中西医结合治疗后对医疗组表达的感谢。

32岁的陈女士,因右侧乳房红肿疼痛,曾辗转多家医院进行抗炎治疗,病情都未好转,乳房的疼痛日益加剧。陈女士因乳房疼痛,夜间难以入睡,在某日晨起时发现右乳破溃,于是来到辽宁中医药大学附属医院就诊。经检查后发现破溃处可见皮下组织,周边皮色红,触诊有波动感,皮温高,质硬,乳晕旁可触及一肿块,超声下可见脓腔形成,脓肿病灶壁厚,考虑患者当前病情处于浆细胞性乳腺炎成脓期可能性大。经过沟通交流后,医生了解到患者不愿接受大范围手术切除的治疗方案,是由于担心区段切除术会对乳腺外观造成影响。也正因为这个原因,患者之前仅在急诊进行静脉滴注治疗,希望可以通过抗炎缓解症状,治愈疾病。但近几日随着病情的逐渐加重,患者的不安情绪也日益增加。

针对患者病情,医疗组紧急讨论了多种治疗方案,考虑到患者年轻,需要保留乳头及乳腺的哺乳功能,最终选择了尽可能保护患者乳腺外形的中西医结合治疗方案,积极治疗病情,待病情好转后配合中药调理体质。中西医结合外科主任高允海对患者讲:"针对目前这个情况,乳腺内部形成脓腔,并且局部破溃,手术是必须要做的。我们可以把切口做得尽可能小,采用在超声引导下定位脓肿最低处做直径为 0.5cm 的小口穿刺引流的微创小切口手术方式,清除脓腔内的坏死组织,并在乳房皮肤破溃处清创引流。术后外用康复新液纱布湿敷破溃处以去腐生肌,并配合使用红光、可见光等理疗措施,加速病灶的恢复速度,促进皮肤缺损生长,减少渗出,缓解水肿和疼痛带来不适。"高主任耐心地为患者讲解了治疗方案后,又细致地为其勾画出了直径为 0.5cm 的切口的具体大小。患者紧张焦虑的情绪得到缓解,并最终决定接受手术治疗。

经过两周的治疗后,患者右乳破溃恢复良好,达临床治愈标准出院。出院前,高主任叮嘱患者调畅情志,并予中药汤剂(柴胡桂枝干姜汤加减)以理气化痰,化瘀散结,通调肝经,通过化解根本病因来避免浆细胞性乳腺炎复发。

【案例来源】
辽宁中医药大学附属医院中西医结合外科。

【解析】
浆细胞性乳腺炎病程长,临床表现复杂多变且易反复发作,临床治疗中应充分发挥中西医结合治疗的优势,治愈疾病,避免复发。本案例体现了专业自信、敬佑生命、医者仁心的思政元素。

1. 这一病例中采用中西医结合的方法治疗浆细胞性乳腺炎,最大限度维护了患者乳腺外形的美观,配合外用药物及理疗加速患者恢复,术后采用中药调理体质,降低复发率,充分发挥了中西医结合治疗疾病的优势。临床工作中应当坚定专业自信,为患者提供最佳的治疗方案。

2. 医学的价值不仅体现在解除病痛的技术层面上,更体现在抚慰和减轻患者精神痛苦的人文关怀之中。医生眼里不能只有疾病,忽视患者的情绪,在提供技术救助的同时,也要站在患者的角度考虑问题,关心、安慰、鼓励患者,使患者感到舒适。医疗事业的目标是治疗疾病,内在要求是对生命保持关爱之情,所以敬佑生命成为传统医德的重要原则。

3. 身为医生,需要推己及人,理解患者的身体痛苦、心理紧张及因病程过长带来的烦恼,医患应在相互理解和信任的基础上共同努力。医者仁心是医生自古以来的操守,作为一名医者应当保持一颗仁爱之心,在行医这条路上将"医者受之于天,惠之于民"贯彻到底,成为一名为人民鞠躬尽瘁的医务工作者。

【案例 3】

李某,男,40 岁。因"腹部突发绞痛 8 小时,伴排尿减少"就诊。

患者因腹部绞痛、尿少来到了辽宁中医药大学附属医院,希望能够通过中医治法解决自己的病痛。经过一系列检查,查明了患者是患了输尿管结石,结石直径约有 6mm,于是找到了泌尿外科的贺瑞麟主任医师,贺主任行医数十载,对于中医排石治法有一套自己独特方法,效果甚佳。

贺瑞麟主任医师带着学生细心地询问患者的症状结合现有的检查检验结果,望闻问切,四诊合参,一边诊疗一边引导学生分析病情,患者除上述症状外,还有小便涩痛血尿、小腹拘紧等症状,同时舌红苔薄黄,脉弦,此乃湿热内蕴证。他对学生说,《古今医统大全》有提到"热在肿中,煎熬日积,轻则凝如脂膏,甚则结为砂石"。贺瑞麟主任医师还询问了患者的职业,得知是货车司机。贺瑞麟主任医师又说,货车司机长期久坐,作息不规律,饮水少,不爱运动,这都是尿路结石的诱发因素。于是结合患者情况,使用一种中西医结合的治疗方法——"总攻排石疗法",患者腹痛难忍,遂开展治疗;首先让患者喝了500ml 水,服用50mg 氢氯噻嗪,增加尿液量,为排出结石做准备;15 分钟后予辽宁中医药大学附属医院制剂"尿路排石汤"300ml 口服,以促进结石排出;15 分钟后再让患者喝了500ml 水,同时推按经络,电针刺激双侧三阴交;再予0.5mg 阿托品和20mg 呋塞米口服,之后让患者做些跳跃运动以及拍打腹部腰部等动作。此方法的原理是在一定时间内运用中西医结合治疗措施促进输尿管蠕动,增加尿液排出,通过强烈利尿冲洗,同时开闸放水以达排石的目的。

在医生与患者的共同努力下,患者腹痛很快缓解,再通过超声检查发现结石已经排出。贺瑞麟主任医师在患者临走时还不忘嘱咐,要多喝水,多运动,多吃蔬菜,别太累着自己,对患者的疑问和误区进行解释,从日常饮食、锻炼方式及情绪调整都给予了指导,让患者了解到民间相传的一些预防和治疗方法是不正确的。患者对于治疗效果非常满意,对中医更加信任。

【病案来源】

辽宁中医药大学附属医院中西医结合外科。

【解析】

以上案例是采用中西医治疗,效果显著的典型案例,贺瑞麟主任医师所用排石方法传承传统的中药口服、针灸刺激,又辅以西医治疗促进排出结石,体现了贺瑞麟主任医师高超的医术与仁心仁术。思政元素主要包括传承有序,继承创新,以人为本。

1. 贺瑞麟主任医师在治疗过程中将临床与教学相结合,为患者解除病痛的同时不忘引经据典,教导学生,为国家培养下一代的优秀中医人才,为传承中医尽心尽责。贺主任传承了中医对尿路结石的传统治疗方法,同时也与时俱进进行改进。通过贺主任治疗方法带来的临床疗效,提高大家对中医的学习兴趣,坚定自己的学习信念,传承贺主任治疗方法与治疗思路,发展中医学。体现传承有序的理念。

2. 贺瑞麟主任医师传承前人经典方药和治疗经验又与现代西医治疗方法相结合,发展中西医结合治疗,治疗效率更高,不良反应更小,患者满意度高,医学生要学习贺主任在中医上开拓创新的精神,为当代中医药发展贡献新活力。体现继承创新的精神。

3. 贺瑞麟主任医师关注患者身体情况,嘱咐患者注意身体,对患者的关心不只在治疗中,也在宣传日常预防与保养中。作为医生不应只关注患者的疾病,还应注意患者的饮食起居,可以更好地了解发病原因,指导临床治疗;也可让患者感到温暖,更愿意配合医生展开治疗,提高患者信任度。体现了中医"以人为本"的人文关怀。

【案例 4】

李某,女,41 岁,因"小腹胀痛伴腰痛反复发作10 余天"就诊。

患者近10 天小腹胀痛伴腰痛反复发作,疼痛发作时坐卧不安、无法忍受。近来多次就诊于当地医院急诊科,急诊科查超声诊断为"右侧输尿管末端结石并右肾积水,左肾多发结石",予常规西医对症止痛治疗。患者患有肾结石3 年,因担心手术住院治疗会耽误工作,一直未系统治疗,近期反复发作心理压力很大,甚则影响睡眠,出现失眠、多梦等症状,自觉焦虑、苦恼。因听闻中医治疗结石有独特的方法,患者就诊于辽宁中医药大学附属医院,希望尽可能行保守治疗,国医大师张静生教授耐心询问患者的症状、安抚患者焦虑的情绪,结合望闻问切,决定为其施行针灸合并中药汤剂排石的治疗方案,患者对此治疗方案非常认同,并对治疗效果报以期待。张静生教授选择肾俞-膀胱俞、肾俞-中极、合谷、外关、水道、三阴交、关元、足三里等穴位为其施针,随后患者遵医嘱回家继续服用中药汤剂,处方为:金钱草50g,瞿麦20g,石韦20g,茼麻子25g,牛膝15g,赤芍15g,萹蓄15g,炒鸡内金15g,炒王不留行20g,盐车前子15g,白茅根15g,醋乳香15g。因考虑到患者近期失眠多梦,张静生教授又额外加入郁金15g及五味子15g。患者遵医嘱每周复诊,服药2周疼痛未曾发作,服药期间睡眠也有所改善。3周后复查彩超:右侧输尿管结石及右肾积水消失,左肾多发结石改变为左侧输尿管末端结石。彩超可见结石在逐步向体外排出,张静生教授的治疗方案无疑是确实有效的,患者对这种治疗方案的接受度也非常高。服药期间,张静生教授亲自指导患者进行蹦跳、拍打腹及后腰部等运动,并定期监督,患者积极配合治疗。服药1个月后,患者复查超声发现泌尿系统均未见结石。

张静生教授结合患者诉求,在治愈疾病的基础上,尽可能为患者提供可接受的治疗方案,同时结合患者情绪、睡眠等方面综合治疗。在张静生教授的鼓励及督促下,患者可以坚持治疗并积极配合。通过系统治疗,患者的病情明显好转,取得了满意的治疗成效。中西医结合治疗为医患提供了治疗疾病的新方向,提供了更多治疗方案。

【案例来源】

辽宁中医药大学附属医院中西医结合外科。

【解析】

泌尿系统结石是临床常见疾病,具有反复发作、慢性迁延的特点。此病案合理运用中西医手段,结合多种方式,取得良好治疗效果,主治医生也深获患者敬意。本案例体现了医生极高的医德修养及人文素养。医生秉大爱之心,尽全力除患者之病痛,仁心仁术为患者服务,力求为患者设计最佳治疗方案。思政元素主要包括医德修养、专业自信方面。

1.《东医宝鉴》中说:"欲治其疾,先治其心,必正其心。"因此治疗过程中,张静生教授关注患者的情志,亲自指导患者适当运动,设身处地为患者着想,改善了患者失眠症状,提高患者生活质量,用最有效的方法积极为患者解决问题。医生注重人文关怀,尽量关注患者各方面需求,着力于患者身心健康的发展,体现医生高尚的医德修养。

2. 中医药排石在结石的治疗中具有非常显著的效果,而且具有价格低廉、使用方便以及安全性高的优点,对促进结石的排出具有非常重要的临床意义,值得学习推广。学习总结名老中医专家的诊治经验,对新生代医务工作者的成长大有裨益。中医药为我国瑰宝,是中华民族传统文化,在很多疾病治疗上有独特见解,应坚定专业自信,努力传承和发展中医。

【案例5】

抗击新型冠状病毒疫情期间某日晚上10时许,忙碌了一天的援沪医疗队队员们准备坐车回营地休息,此时方舱医院中76岁的邓奶奶突然感觉腹部剧烈疼痛并伴有腹胀,严重时会呕吐,经护士询问,邓奶奶说很长时间没有排便。当时援沪医疗队的医生应用了一些内科治疗,症状有所改善,但没有解决邓奶奶的疼痛,这时专家会诊小组赶忙返仓,经过进一步的一系列检查,中西医结合外科专业的孟主任判断可能是肠梗阻发作。

医疗小组经过四诊合参、辨证施治,讨论后开出极具个性化的专家组会诊处方,治法为理气活血、通腑祛瘀,药用柴胡、枳壳、白芍、当归、川芎、大黄、厚朴、桃仁等。果断运用中医药治疗手段对症治疗,经过口服中药后,仅仅过了数个小时,邓奶奶从几天大便不通到大便恢复正常,腹痛腹胀和呕吐的情况也有所改观,服药7天后,邓奶奶的各项指标恢复正常水平,梗阻症状也完全消除。专家会诊小组齐心协力,共克时艰,帮助患者度过难关。

【案例来源】

辽宁中医药大学附属医院援沪医疗队(诊治于上海方舱医院)中西医结合外科。

【解析】

此案例是外科系统疾病中采用中西医结合治疗效果显著的典型案例。运用理气活血、通腑祛瘀的治法,当日晚上服中药后,再配合西药的辅助使用,夜里即排气排便。体现了中西医结合外科对急性病发作诊疗的重要作用,思政元素主要包括讲仁爱、专业自信、团结协作、积极参与国家重大卫生事件方面。

1. 在治疗疾病的同时,也要关心患者的心理,重点体现坚持以人民为中心,以解除患者痛苦为前提,把人民的利益摆在首位;疫情无情,人间有爱,加强对患者的关注关爱,让患者感到切实的关怀,感受到身与心共同的治愈,体现讲仁爱的理念。

2. 运用中医药治疗危重急症,激发学习中医药的动力,时刻保持发展中医药事业的活力,坚定学习中医药、从事中医药的信念,为求帮助患者解除痛苦而不懈奋斗,坚定中医药专业自信。

3. 运用中医与西医结合的方法治疗危重急症,病案中也体现了中西医结合团结协作的精神,内科与外科合作,让患者得到最充分的治疗,在团结中取长补短,在奋斗中突破创新。

4. 援沪医疗队在方舱进行重症急诊治疗,病案中客观评价中医中药对外科疾病带来的临床效果,当出现疫情时,中医药的治疗效果尤为重要,在抗击新型冠状病毒肺炎疫情援沪行动过程中大放光彩,在重大公共医疗事务的处理中扮演了尤为重要的角色,体现了中医药参与处置国家重大公共卫生事件的积极作用。

【案例6】

张某,女,57岁,以"全腹持续性胀痛1天"为主诉于急诊入院。

入院时患者全腹胀痛,发热,伴恶心呕吐,排气排便困难,急诊医师描述患者表情痛苦,烦躁难耐,查体:体温36.8℃,血压143/110mmHg,全腹压痛,无反跳痛及肌紧张,平素身体肥胖,喜食肥腻厚味,有急性胰腺炎反复发作病史,急诊辅助检查提示:白细胞计数 $8.3×10^9$/L,中性粒细胞比例77.9%,血淀粉酶94U/L,尿淀粉酶532U/L,血甘油三酯水平高达11.9mmol/L,高脂血症性急性胰腺炎诊断明确,由急诊转入中西医结合外科进行后续治疗。入科后予患者止痛、抗炎、抑酸、抑酶合并理气、中药外敷等相关处置。症状缓解后,患者声泪俱下地表示疾病带来的痛苦已经严重影响她的正常生活,伴随而来的心理压力也使其难以入眠,反复发作的病痛折磨几乎耗尽了她与疾病抗争的信念。中西医结合外科高主任带领的医疗团队立刻确诊,治愈疾病,协助患者建立治疗信念,防止再复发是当下的治疗重点。

高脂血症性急性胰腺炎作为当代特有生活模式下所产生的新病症,如何既立足于中医经典理论,又兼顾新病症特点形成创新中医治疗方案成为亟待研究的重点。高主任带领中西医结合外科医师立即着手对各代名医大家对于该病所属中医范畴治疗理念进行总结与分析,讨论认为本病多由膏粱厚味引起,酿痰生浊,痰浊内盛,瘀阻经脉,阻碍脏腑气机,以致痰瘀互结、腑气不通而发病。病因不除反复发作则成必然,各位医师经讨论后决定将"六腑以通为用,以降为顺"与"病痰饮者,以温药和之"相结合,在西医常规治疗的基础上创新性地使用温通法中药方剂(大柴胡汤合苓桂术甘汤),考虑到患者因焦虑等情志因素所导致的失眠状况较重,辨证后认为该患者不寐由肝郁内热所致,增加中药(酸枣仁、川芎等)疏肝解郁、清泄内热。治疗方案确定后,高主任与患者交代当前病情以及后续中西医结合标本兼治的创新治疗方案后,患者重新树立起战胜疾病的信心并要求尽快采用新方案进行治疗。创新疗法启动7天后,患者腹部症状全部消失,精神状态良好,复查实验室理化检查结果提示血、尿淀粉酶指标基本正常,血脂指标明显下降,达临床治愈出院。

患者出院后坚持服用辽宁中医药大学附属医院中西医结合外科汤药进行治疗,半年后复查,血脂基本正常,其间高脂血症性急性胰腺炎无复发。在中西医结合创新治疗方案的帮助下,患者终于走出了病痛折磨的阴影,重新回归到正常健康的生活。

【案例来源】

辽宁中医药大学附属医院中西医结合外科。

【解析】

本病例展示了中西医结合成功治疗高脂血症性急性胰腺炎的典型案例,体现了创新治疗方案对于当代特有生活模式下产生的新病症高脂血症性急性胰腺炎的治疗效果。创新的中西医结合治疗达到了标本兼治的目的,对于降低胰腺炎的重症转化率、复发率、病死率方面具有显著效果。本案例思政元素主要包括医德修养、专业自信以及中华民族伟大创造精神。

1. 病例中医者秉承着生命至上的理念,拯救患者于病痛,在病例治疗过程中全体医生设身处地为患者着想,帮助患者缓解痛苦,治愈疾病,提高患者生活质量,展示了中医人善待病患、敬佑生命的医德修养。

2. 将中医经典作为治疗方案确立的理论基础,体现了传统中医药文化临床应用的巨大成效。中医药文化作为中国传统优秀文化的载体,是中华民族的瑰宝和宝贵的精神财富,引用中医经典作为中医创新治疗的基础,取得了显著疗效,坚定了中医药专业自信。

3. 案例展示了中西医结合创新性治疗所发挥的疗效,提示当代中医人要把创新作为发展的第一动力。中医药的传承创新发展的方向要与时俱进,在汲取古人经典名方的基础上,还要结合现代人群新的病症特点,是中医药走向现代化、国际化的必由之路。广大中医人要承担自己肩上的重大责任,牢记国家嘱托,扎实做好中医药的传承与创新,传承中华民族伟大的创造精神,为健康中国做出更大贡献。

【案例7】

上海新型冠状病毒感染疫情来势汹汹之时,政府迅速建立了方舱医院,辽宁中医药大学附属医院紧急集结了援沪医疗队,来到上海方舱医院,以最快速度开展了方舱医院内的医疗工作。

患者方某,男,76岁,平时独居,进到方舱医院时就与别人状态不太一样,医护人员关切地询问后得知,该患者老伴去世很久了,儿子在外地上班,疫情来了,老人自己也没什么获得新闻的途径,被拉来方舱医院隔离治疗,他觉得很恐慌。医护人员耐心地跟患者解释了疫情的实况,安慰他在方舱医院可以得到更及时有效的治疗,患者听后情绪舒缓了很多。住进方舱医院接受治疗后医护人员考虑到良好的情志对治疗疾病的积极影响,便时常和该患者聊家常,帮他跟儿子视频通话,因此患者情绪一直都保持得不错,治疗过程也都十分顺利。

某天凌晨3点,该患者在方舱医院内突发腹痛,自述腹部隐隐作痛,辗转反侧,难以继续入眠。防疫专家组成员孟大夫接到通知后立刻进行一系列消毒准备工作,以最快的速度赶到患者床旁询问病情,问诊发现患者有胆囊结石病史,几年前因为右上腹隐痛去医院做过检查,当时超声报告显示胆囊结石,但症状不重,患者并未在意,一直未予系统治疗。患者当天晚上腹痛较前剧烈,查体发现患者右上腹部压痛明显,墨菲征弱阳性,急查血常规发现白细胞计数达 $10.2×10^9$/L,中性粒细胞百分比达 75%,结合病史、体征和理化检查,大夫判断患者是胆囊结石伴胆囊炎急性发作。

孟大夫选择了中西医结合保守治疗的方法,结合患者平素体质,给患者开了大柴胡汤化裁方对证治疗,针对腹痛的症状配合中医传统疗法针刺内关、足三里,止痛散贴敷上脘、中脘、神阙、章门、期门。并同时给患者口服莫西沙星抗感染治疗,一直留守在方舱里密切观察患者的病情变化。患者按照处方口服中药及西药后,不到 1 天的时间,腹痛的症状得到了明显缓解。患者对医护人员表示十分感激。

【案例来源】

辽宁中医药大学附属医院援沪医疗队方舱医院。

【解析】

本案例是中医药参与应对紧急情况的典型案例,体现了中西医结合治疗对于紧急情况的参与能力与责任。思政元素主要包括医护的仁爱之心、专业自信、中医药的社会责任。

1.《大医精诚》道:"见彼苦恼,若己有之,深心凄怆,勿避险巇、昼夜、寒暑、饥渴、疲劳,一心赴救,无作功夫形迹之心,如此可为苍生大医。"案例中体现了医护工作者对患者的关爱,情绪体贴,医护人员不仅以专业的能力尽力救治患者的疾病,更用心关切患者情绪,体现了中医调理情志对治疗疾病的积极作用,展现了医务人员对患者的关切和仁爱之心。

2. 中西医结合治疗,应细致地结合患者自身平素情况,重视情志对于疾病治疗、康复的影响,将患者体质因素融合进治疗方案中,体现了中西医结合治疗疾病的特色,治疗效果显著。

3. 习近平总书记指出,中西医结合、中西药并用,是疫情防控的一大特点,也是中医药传承精华、守正创新的生动实践。疫情发生以来,中医药独特作用得到充分发挥,为疫情防控工作贡献力量。体现了中医药对于参与国家公共事务的责任与能力。

【案例 8】

王某,男,83 岁。因"摔倒后腰背疼痛伴活动受限 2 周"就诊。

患者 2 周前在家如厕时不慎摔倒后出现腰背部疼痛伴活动受限,卧床后症状缓解,站立及活动后症状加重。经询问病史,结合患者症状、体征、影像学资料,诊断为"胸 11、腰 1、腰 2 椎体压缩性骨折"。针对高龄患者多节段的椎体压缩骨折,治疗旨在减轻疼痛、恢复功能、避免并发症的发生,医生做出充分的考虑后,选择最合理的方案,予以"胸 11、腰 1、腰 2 椎体经皮椎体成形术"治疗。术后通过辨证论治予以中药复元活血汤加减以舒筋活血通络,促进患者快速康复,指导患者行踝泵肌功能锻炼、深呼吸运动及腰背肌功能锻炼,协助患者佩戴支具下地和上床,同时针对骨质疏松症治疗,以达"治病求本"的目的。

面对患者及家属的手术恐惧心理,医疗小组与患者及家属做出积极的沟通,患者年龄较大,应避免长期卧床,如果行保守治疗,需要卧床时间较长,容易引起肺炎、尿路感染、压疮、心脑血管疾病以及下肢深静脉血栓形成等并发症,原发的内科疾病也可能会加重,此手术是在局部麻醉下进行的一项微创手术,整个医疗小组具有丰富的经验及很高的成功率,通过此手术可以尽快地缓解疼痛及恢复活动。通过沟通使患者及家属消除了恐惧心理及建立了战胜疾病的信心。

通过术前充分评估、术中精准操作及术后快速康复,患者出院 1 周后门诊复诊。复诊时患者诉腰背疼痛消失。医生再次指导患者适度功能锻炼,预防再次跌倒。患者经过中西医结合治疗取得满意效果。

【案例来源】

天津中医药大学第一附属医院骨伤科。

【解析】

本案例是中西医结合治疗高龄患者椎体压缩性骨折的典型案例,体现了中西医并重的治疗优势。思政元素包括社会责任、医学人文关怀、团队协作精神、中医药自信。

1. 高龄人群,预防跌倒,健康科普,体现社会责任感。跌倒是我国伤害死亡的第四位原因,在 65 岁以上的老年人中则为首位。跌倒严重影响老年人身心健康水平和生活质量,而针对高龄老人预防跌倒健康教育不足等问题,作为医生有责任进行预防跌倒科普宣教,履行社会责任。

2. 诊治患者,为患者解惑,体现医学人文关怀。手术患者常因为环境改变、担心后遗症、疾病认知匮乏、术后康复时间持久等因素而产生焦虑、抑郁,往往会抵抗合理的诊疗工作,所以医生要树立“以患者为中心”的服务观念,把“人文关怀”融入工作中,做有温度的医疗工作者,消除患者顾虑,帮助患者建立战胜疾病的信心。

3. 诊疗方案,医护合作,体现团队合作精神。临床工作中,医生发挥核心作用,提供医疗服务,三级医师对病情进行全面了解及评估,制定诊疗方案,护士负责患者日常生活功能的观察,评估康复效果并进行反馈,医护精诚合作体现团队合作精神。

4. 运用中药汤剂促进术后康复,体现中医药自信。中医药是中华民族传统文化的瑰宝之一,手术恢复椎体结构,中医药可以快速恢复气血功能,促进术后康复,病证结合,优势互补,树立了从事中医药事业坚定信念。

【案例 9】

李某,女,43 岁。因“腰骶部疼痛伴左下肢疼痛麻木 4 个月”就诊。

患者 4 个月前因劳累后出现腰骶部疼痛伴左下肢疼痛麻木,久行久站后症状加重。结合患者症状和体征,以“腰椎间盘突出症”诊断入院,入院后完善各项检查,明确诊断为“腰椎间盘突出症(L_5/S_1)”伴突出椎间盘的钙化,经过医疗小组的整体分析与讨论,行经皮椎间孔镜技术,并术后予以针灸及中药汤剂治疗,指导患者于床上行双侧直腿抬高及踝泵功能锻炼,并向患者讲述在日常生活及工作中预防腰椎间盘突出的方法以及腰部功能锻炼的方法。

临床医学的服务对象是患者,骨科治疗往往是通过手术及相关操作帮助患者减轻痛苦。而患者往往畏惧开刀,畏惧手术。面对患者及家属的手术恐惧心理,医疗小组与患者及家属做出积极的沟通,使患者及家属充分了解到此次手术方案与传统骨科手术的区别,传统的骨科手术需通过在腰部建立较长切口才能进行手术操作,俗称“开大刀”。患者会存留较长的伤口,术后切口疼痛剧烈、恢复慢、住院时间长等。而此手术是在局部麻醉下进行的一项微创手术,转天就可以下地,不需要长时间卧床,并且可以通过针灸及中药汤药快速康复,使患者对治疗方案充满信心。

患者出院后,经过 3 个月康复,已返回工作岗位,发来消息:“医生,我目前腰部疼痛及左下肢的疼痛麻木已经完全消失,感谢医生,记得当时因为这个疾病一直困扰着我,每天处在一种烦躁的状态,感觉要崩溃了,如今对生活充满了希望,感谢全体医护的帮助,我会继续注意生活及工作方式,加强功能锻炼。”

【案例来源】

天津中医药大学第一附属医院骨伤科。

【解析】

本案例主要涉及了两个方面的思政元素，一是"中医药文化自信"独显"中国味道"；二是"坚持以人民为中心"与"和谐、友善"的社会主义核心价值观。

1. "中医药文化自信"独显"中国味道"。本案例体现了中西医结合治疗腰椎间盘突出症的优势。针对腰椎间盘突出症疾病，如何选择安全、有效及能够快速解决患者痛苦的治疗方式是首要问题，椎间孔镜技术是最佳的选择，而对于围手术期的处理，中医的心理调护、针灸及汤药对手术成功及术后康复起到至关重要的作用。

2. "坚持以人民为中心"与"和谐、友善"社会主义核心价值观。医生在诊疗的过程中，不只是"医病"的过程，更是"医人"的过程，在本案例中，医疗小组"以患者为中心"，本着为患者服务、以患者健康为重的出发点，选择的治疗方案也体现了中医的"整体观"。

患者是疾病的生命载体，在与疾病的斗争中，医生和患者是"统一战线"上的战士，共同的敌人是疾病。"治病救人"的目的是"救人"。因此，临床医生在制订诊疗方案和决策时，永远要将救治患者作为立足点，这是对生命的敬畏，也是对职业的敬畏。所以，合格的医务工作者总是带着"关爱"、带着"温度"去帮助患者减轻痛苦，这才是医生真正的价值体现。

【案例 10】

张某，男，41 岁。因"外伤致左胁肋部疼痛 1 小时"就诊。

患者 1 个小时前因外伤后出现左胁肋部疼痛，自行外用云南白药气雾剂，症状未见缓解，自觉疼痛症状逐渐加重，并出现胸闷、憋气感，遂就诊于骨伤科急诊，就诊时患者双手按着左胁肋部并表现出痛苦面容。医生结合患者的症状与体征，考虑可能存在"血气胸"，通过沟通使患者慢慢放松紧张的情绪，并立即请来急诊外科及急诊内科会诊，同时紧急联系影像科，予以快速行胸部 X 线检查及胸部 CT 检查，3 个科室会诊后明确诊断为"左侧第 5 肋骨骨折，血气胸"。经分析讨论后，医生告知患者需住院进一步诊治，但患者表示此时没有足够的住院押金，急诊医生予以签字担保，快速办理了住院手续，当日便行左侧胸腔闭式引流术，并予抗感染治疗。住院期间，医生与护士每天都多次走到患者的床旁，询问患者的症状及观察引流的情况，结合患者的舌象、脉象等证素，通过中医辨证论治予以中药汤剂治疗。

通过中西医结合治疗方案的治疗，医护的精心治疗与护理，1 周后患者症状明显缓解，露出了久违的笑容。复查胸部 X 线检查后予以夹闭胸腔闭式引流管，留院观察 1 日后，患者无呼吸困难、气促等不适，拔除胸腔闭式引流管出院。医生与患者再次沟通，虽然存在"左侧的肋骨骨折"，但并未进入肺组织，所以针对肋骨骨折无需特殊的处理，只需要佩戴肋骨带，定期复诊即可。

2 周后，患者复诊时左胁肋部疼痛明显减轻，已无胸闷、憋气等不适，嘱患者继续佩戴肋骨带，并再次通过辨证论治予以中药汤剂继续治疗，患者对医生所采取的中西医结合治疗方案十分满意，对医护的热情服务表示感谢。

【案例来源】

天津中医药大学第一附属医院骨伤科。

【解析】

本案例为中西医结合治疗疾病取得满意疗效的典型案例，主要体现了两个方面的思政元素，一是体现多学科协作精神；二是体现"敬业与诚信"社会主义核心价值观。

1. 面对危急重症，多学科协作至关重要。面对危急重症患者，应尽早进行医学处理，否则可能会对患者产生重度伤害或导致死亡，在本案例中，以患者为中心，第一时间考虑患者可能为"血气胸",故请急会诊进行多学科诊治,多学科协作注重全面个体化治疗,提供一致性的诊断和选择最佳的治疗方案,减少诊断和治疗的等待时间,确保治疗的科学性。这种协作可以提高医生的综合诊治水平,减少了医源性的失误,有助于培养团队协作精神,创建团结文化氛围,提高医院的凝聚力。

2. 生命高于一切,践行"敬业、诚信"社会主义核心价值观。医生作为一种特殊的职业,担负着维护和促进人类健康的使命。敬业和诚信作为行医者最重要的医德品质,早在唐代孙思邈的《大医精诚》中就被强调。在本案例中,医生为患者担保办理了住院手续,并且,住院期间,医生与护士每天都多次前往患者床旁询问病情,体现了医疗工作者的敬业与诚信的核心价值观。因此,医生在职业生涯中,不仅在医疗技术上要逐渐达到顶尖水平,而且在面对无助的患者时还要有高度的责任心和高尚的道德情操,这是一个医生的医德原则和职业规范。只有具备高度责任心和高尚道德情操才能成为德才兼备的医学人才,担负起"救死扶伤,治病救人"的光荣使命,才能成为一个受人民群众尊敬和爱戴的医生。

【案例 11】

王某,女,64 岁。因"颈肩部疼痛伴头晕 2 天"就诊。

患者诉平时经常低头伏案,偶有颈部僵硬不适,但经过休息后症状缓解。2 天前患者低头伏案时间较长,出现颈肩部疼痛活动受限伴头晕,体位变换时头晕症状加重,经休息后症状较未见缓解,就诊于骨伤科,经医生询问病史、查体、影像学检查及鉴别诊断后,诊断为"混合型颈椎病",以"颈型颈椎病"及"椎动脉型颈椎病"为主。本着"急则治标,缓则治本"的原则,予以患者佩戴颈托制动及口服西药治疗,患者症状逐渐缓解后予以"醒脑开窍"法针刺及颈椎侧屈旋扳手法治疗。

患者针对此次出现的症状充满疑惑,虽然平时偶有颈部不适,但经过休息后均能缓解,为何此次不能缓解?面对患者的疑惑,医生给予了充分解释。颈椎病是临床常见病,与患者的生活方式有着密切关系,长时间低头伏案会导致椎动脉的血流速度减慢,继而出现脑部供血不足。并叮嘱患者平素应减少低头伏案动作,注意颈部保暖。告知患者颈椎的功能锻炼方法,鼓励患者进行日常的颈部锻炼。提醒患者一旦再次出现头晕,应第一时间排除脑部疾病,如果头晕与姿势变换有关,一定要提防跌倒造成骨折等风险。患者听过医生的解释与指导愿意继续积极配合治疗。

经过 2 周的治疗,患者颈部疼痛与头晕症状基本消失,并加强了颈椎病的自我预防意识,继续坚持颈部的功能锻炼,中西医结合的治疗效果令患者满意。

【案例来源】
天津中医药大学第一附属医院骨伤科。

【解析】
本案例主要涉及了两个方面的思政元素,一是"爱国"社会主义核心价值观;二是体现"传承精华、守正创新"理念。

1. 传统中医药体现"爱国与友善"社会主义核心价值观。本案例遵循了"急则治标,缓则治本"的原则,在急性期选择了口服西药,而在缓解期选择了针灸及中医手法治疗。针灸历史悠久,已走向世界,诠释了"民族的就是世界的"。2017 年,习近平主席在访问世界卫生组织期间出席赠送中医针灸铜人雕塑仪式,此举为全球健康送上了中华文化的智慧,这是一件让国人引以为傲的大事,可以激发中医人深深的爱国情怀。中医正骨手法作为中医药学的重要组成部分,蕴含着丰富的中华传统文化内涵和时代精神,在中华民族与疾病斗争中做出了重要的贡献,且延续至今,临床的安全性和有效性有助于增强医学生的职业能力、文化素养、爱国情怀,有助于价值观的培养和塑造。

2. 继承与发展,守"中医思维"之正,创"中医技术"之新。"醒脑开窍"针法是由石学敏院士经过多年的基础研究与临床研究所创,并提出了"针刺手法量学",科学衡量针刺手法,使传统针刺手法向规范化、剂量化、标准化发展,填补了针灸学发展的空白。"侧屈旋扳"手法是经过多年临床研究总结出的整合手法,融入了美式整脊技术与中式传统正骨手法,注重脊柱关节结构与功能的平衡,强调"整体观"与"平衡观"。在本案例中运用的针法与手法是新形势下的中医特色产物,坚守了学科核心理念,是"传承精华,守正创新"的完美体现。

【案例 12】

蒋某,女,63 岁。因"摔倒后左腕关节疼痛肿胀半小时"就诊。

2022 年第一场雪过后,蒋阿姨匆匆来到骨伤科门诊,说摔了一跤后左腕关节疼痛得厉害,就诊时腕关节已出现肿胀及活动受限,接诊医生看到患者如此的痛苦,内心做出了初步的诊断,并拿起一条三角巾将蒋阿姨的左前臂悬吊于胸前,此时,蒋阿姨的腕部疼痛略有减轻,医生与她进行沟通,使蒋阿姨紧张的情绪慢慢舒缓下来,行影像学检查,诊断为"桡骨远端骨折"。

蒋阿姨听到骨折了,又露出紧张的情绪,担心需要手术治疗,此时,接诊医生解释道:"这类骨折可以保守治疗,后期对腕关节的功能不会有大的影响,可以选择手法整复及小夹板固定,后期定期复诊就可以了。但是在整复过程中会出现短暂的疼痛加重,需要提前口服止痛药物。"蒋阿姨表示同意。在助手的配合下,医生一次性完成整复,影像表现骨折对位良好,并指导患者行手部的功能锻炼。

经过几次复诊后,患者骨折断端对位良好,手部已无明显肿胀,手指活动灵活,予以拆除夹板,并指导患者进行功能锻炼。后期蒋阿姨发来信息说:"腕关节已恢复正常,可以进行正常的日常活动。"

【案例来源】
天津中医药大学第一附属医院骨伤科。

【解析】
本案例是中西医结合治疗桡骨远端骨折取得佳效的典型案例,体现了两方面的思政元素,一是中医文化自信与专业自信蕴含着马克思主义唯物辩证法的观点;二是"良好医患沟通,注重人文关怀"与"和谐"社会主义核心价值观。

1. 中医文化蕴含着马克思主义唯物辩证法的观点。小夹板治疗骨折是中医骨伤科学的重大发明,至今在临床仍广为应用,同时也对世界骨科具有重要贡献,提升了中医文化自信及专业自信,中医治疗骨折的基本原则是"内外兼顾、筋骨并重、动静结合、医患合作",是中医整体观念、辨证论治和马克思主义哲学的对立统一规律在骨科领域的重要体现。骨折愈合之前,鼓励有利的动,限制不利的动,做到动静结合,蕴含着马克思主义唯物辩证法的观点,即"动与静""筋与骨""内与外""人与物"4 对矛盾,矛盾是普遍存在的,人生也是不断处理和缓解矛盾的过程。

2. 做好医患沟通,注重人文关怀,构建和谐社会。随着社会的进步、医学模式的转变,人们对医疗服务的要求日益提高,这对医疗技术和诊疗服务提出了更高的要求。医患沟通在整个医疗过程、诊疗服务中不可或缺。良好的医患沟通,是建立信任关系的前提,既可全面、客观地了解病情,又有助于快速、准确地诊断疾病。美国医师特鲁多的名言"有时去治愈,常常去帮助,总是去安慰"已穿越时空,化为永恒,值得每一位医务工作者共同铭记。当代医者应以平等真诚的态度对待每一位患者,做到多聆听、多关注、多解释、多思考、多协调,并给予他们情感关怀和必要的心理疏导,提升职业素质,强化"以患者为中心"的人文关怀。

【案例 13】

李某,女,52 岁。因"左髋关节疼痛伴活动受限 40 余年,加重 1 年"就诊。

患者自幼左髋关节疼痛伴活动受限,未系统治疗,1 年前无明显诱因出现左髋关节疼痛伴活动受限渐进性加重,明显影响生活及工作,门诊以"左侧先天性髋关节发育不良"诊断收入院诊治。医疗小组接诊患者后,详细询问病史,认真阅读相关的影像材料,完善相关检查,经过周密的分析与讨论,拟行"左髋关节全髋关节置换术",术后通过中医针灸及中药促进快速康复。患者家属对手术的顾虑很大,医疗小组医生耐心讲述手术的必要性、手术过程、术后康复相关问题以及手术可能的风险,并邀请麻醉科主任前来会诊,与护理部门共同商量围手术期的护理工作,多次和患者子女沟通,进行术前充分的心理疏导护理及健康宣教,告知围手术期患者的注意相关事项。家属看见科室医护人员为患者做了大量的准备工作,打消了顾虑,表示理解和接受手术前后的各种风险。

术后,医疗小组医生第一时间告知患者及家属手术非常成功,康复需要医患更加紧密地配合。此后,医生每天多次去查看患者,询问患者的状态,予以换药及查体。护士则指导患者患肢保持外展中立位,指导患者进行功能锻炼,出院前与患者家属进行沟通并告知日常监督锻炼对于康复效果的影响,嘱咐患者定期到院复诊,每个月为患者进行 1 次随访观察。

出院后,患者在家属的陪同下再次来到医院向全体医护人员表示感谢。

【案例来源】
天津中医药大学第一附属医院骨伤科。

【解析】
本案例是中西医结合治疗先天性髋关节发育不良获得佳效的典型案例,体现了中西医并重的治疗优势。思政元素主要体现在两个方面,一是"爱岗敬业,仁心仁术";二是"大爱无疆"铸就医者崇高理想人格。

1. 爱岗敬业,仁心仁术。作为医者,爱岗敬业就是为患者温馨服务,贴心照料,用真诚的微笑温暖每一位患者,努力为每一位患者排忧解难,面对患者渴求的目光,用行动诠释白衣天使的内涵,深切感悟病患的心灵,做到微笑多一点、问候多一点、语气柔和点、动作轻柔点。处处以患者为中心,对患者负责。当患者忍受着病痛的折磨前来就医时,医生就是他们的"救命稻草",应做到抚慰他们内心的烦躁、焦虑、恐惧、孤单、绝望的情绪,耐心地与其沟通,对待患者的疑问进行科学的解释和正确的指导,让患者接受配合治疗,战胜病魔,重新迎接美丽的生活。

2. "大爱无疆"是一种美德,是新时代医务人员的职业精神,坚守医学的使命和勇于责任担当,这背后必然依靠大爱无疆的职业理想。古今中外的医学大家,无不是急患者之所急,痛患者之所痛,一切从患者出发,一切以患者为中心。我国古代《备急千金要方》的作者孙思邈就认为,为医者要"先发大慈恻隐之心,若有疾厄来求救者,不得问其贵贱贫富、长幼妍媸、怨亲善友、华夷愚智",而应该"普同一等,皆如至亲之想",不得"自虑吉凶,护惜身命"。

【案例 14】

张某,女,20 岁。因"外伤致腰背部疼痛伴活动受限半小时"就诊。

　　患者是一名工厂的操作工,由于工作时发生火灾从二楼跳下,导致腰背部疼痛及活动受限,由"120"送到骨伤科急诊,面对高处坠落伤的患者,接诊医生给予快速查体,发现患者双下肢已出现功能丧失,做出积极的判断,患者可能存在脊髓损伤,立即请示医院开通绿色通道,并亲自陪同以快速完善各项检查,在诊疗的过程中请来其他科室进行会诊,并安抚患者家属的急躁情绪。

　　经骨科检查及多科室会诊后,患者明确诊断"胸10至腰1多节段骨折、急性脊髓损伤",面对如此年轻的急性脊髓损伤患者,接诊医生深知要与时间赛跑,必须早期治疗,预防及减少脊髓功能的进一步丧失,与患者家属充分地沟通并立即给予患者办理住院手续,与医疗小组的专家们共同对患者进行了急诊手术治疗。长达几个小时的手术后,看到患者平稳地躺到住院部的病床上,医生们才松了一口气,患者家属们紧张的情绪也逐渐缓解。

　　在患者住院期间,医生每天查房,针对患者每天的变化,积极调整治疗方案,通过术后康复、针灸、中药汤剂的治疗,患者的双下肢功能在逐渐恢复,患者出院后又找到专业的康复机构进行康复治疗。

【案例来源】

天津中医药大学第一附属医院骨伤科。

【解析】

本案例通过中西医结合的方法对患者进行了明确的诊断,在诊疗过程中体现了两方面的思政元素,一是甘于奉献铸就医者伟大的敬业精神;二是敬佑生命铸就医者崇高的人文精神。

　　1. 甘于奉献铸就医者伟大的敬业精神。"凡大医治病,必当安神定志,无欲无求,先发大慈恻隐之心,誓愿普救含灵之苦"。甘于奉献是新时代医务人员的职业精神,把患者的满意作为第一标准,体现医疗服务的"人性化",对住院患者,医生每天进行早、中、晚查房,对于特殊的患者会进行多次查房,不计较时间,力争在第一时间发现患者的病情变化,给予患者最大的帮助。

　　2. 敬佑生命铸就医者崇高的人文精神。"敬佑生命,救死扶伤",这是每一位医者的承诺,在本案中,面对如此年轻的患者,抢救生命是第一要务。钟南山院士曾说:"医生看的不是病,而是病人。"作为医生应该始终秉承救死扶伤的信念,坚守医者仁心的誓言,恪尽职守,兢兢业业,作风严谨,求真务实,时刻遵循"一切为了患者"的职业理念,时刻牢记职业赋予的神圣使命,为人民群众提供最大的支持和帮助。

第三节　妇科疾病临床诊疗案例集

【案例1】

　　田某,女,27岁,因"停经45天,阴道少量出血、腹部坠胀痛1天"就诊。

　　患者自诉既往月经规律,28~30天行经一次,经期5~6天。就诊时停经45天,曾于停经36天时自测尿β-人绒毛膜促性腺激素(β-hCG),结果为阳性。就诊前1天出现阴道少量出血、色黑,腹部坠胀痛。患者1年前曾因异位妊娠于其他医院行手术治疗。本次盆腔B超显示:右侧附件区22mm×16mm混合性包块,内见7mm直径囊性回声物(不排除异位妊娠);盆腔少量积液。血β-hCG 1 560mIU/mL。根据患者的临床表现、实验室检查结果,诊断:右侧输卵管妊娠(未破损型),建议住院进行治疗。

患者入院后仍有阴道间歇性出血,量时少时多,色暗红,伴下腹胀痛,食欲差,睡眠尚可。血压、脉搏、体温、呼吸等生命体征均平稳,腹部稍膨隆,腹肌稍紧张,右下腹压痛阳性,反跳痛阳性,左下腹压痛阴性,反跳痛阴性,移动性浊音阴性。患者因年纪较轻,有生育要求,加之1年前异位妊娠病史,对再次患病感到非常焦虑,认为手术治疗会损伤输卵管,影响生育功能,抵触手术治疗。

面对高度焦虑、紧张的患者,医护团队对其进行了耐心的解释与安慰。从异位妊娠的发病原因、危险因素、临床表现、治疗方法、预后以及健康生活方式等方面给予充分的解释与指导。并根据患者的具体情况,建议其进行中西医结合非手术疗法进行治疗。口服中药活血化瘀、消癥杀胚,服药期间嘱患者严格卧床休息,保持大便通畅,严密监测生命体征。服中药21剂后,患者阴道出血停止。复查B超显示:右侧附件区13mm×10mm混合性包块,血β-hCG<1.0mIU/ml,孕激素0.03ng/ml,盆腔积液0.5cm。认为患者符合出院要求,嘱其出院后继续口服中药加中药灌肠,促进盆腔包块吸收和生育功能的恢复。

【案例来源】

山西中医药大学附属医院妇科。

【解析】

本案例是输卵管妊娠非手术治疗的典型案例,体现了中医理论指导下,中西医结合疗法治疗本病的确切疗效与优势特色。思政元素主要包括医疗工作者的社会责任感,协同合作、实事求是的科学精神以及中医药疗效自信与理论自信等。

1. 手术疗法治疗输卵管妊娠存在着手术禁忌证、创伤性,并对女性再次生育存在负面影响,因此,深入研究非手术疗法,体现了医务工作者的社会责任感。

20世纪50年代,中、西医工作者历经多年艰苦攻关,总结出一套非手术治疗异位妊娠的系统方法。鉴于其重要的临床价值,1971年,全国开办了中西医结合治疗宫外孕学习班,把这一经验向全国进行推广;1978年,该疗法获得了全国科学技术大会重大贡献奖。2021年,中国中西医结合学会妇产科专业委员会发布的《输卵管妊娠中西医结合诊疗指南》中,宫外孕Ⅰ号方、Ⅱ号方仍然作为主方广泛运用于多种类型输卵管妊娠。

2. 本方法的研究过程体现了中、西医协同合作、实事求是的科学精神。山西省中医研究所所长李汉卿先生同山西医学院第一附属医院妇产科于载畿主任密切合作,在确保随时可以进行各种应急抢救的前提下,研究团队先从病情较为稳定的陈旧性异位妊娠患者开始尝试,获得一定经验后,进一步扩大治疗范围,此方法逐渐广泛应用于异位妊娠患者,治愈率达到了95%左右。

3. 本方法在"活血化瘀"理论指导下有重要的临床价值,体现了中医药疗效自信与理论自信。

本方法的优势在于简便、有效、价廉,有较好的远期疗效,无副反应。患者血β-hCG转阴时间、住院天数、输卵管妊娠包块消失时间、下腹痛消失时间均有所缩短,输卵管通畅率更高;发生副作用的可能性明显降低。除治疗输卵管妊娠外,本方法还可治疗多种属于气滞血瘀证范畴的疾病,对盆腔炎性疾病后遗症也有显著的疗效,亦对术后肠粘连,感染、血肿等疗效明显,对继发性痛经、不孕症等也有一定疗效,具有巨大的临床应用价值。

【案例2】

祖某,女,28岁,因"月经量少2年余"就诊。

患者自诉14岁月经初潮,平素月经规律,28~30天行经1次,经期5~6天,经量、经色、经质均比较正常,行经期间无明显不适。于2年前无明显诱因出现月经量逐渐减少,经期逐渐缩短,体重增加近10kg。目前30天左右行经1次,2~3天即净,量少色淡,经行期间伴有腰酸腰痛。

患者于半年前结婚,婚后即有生育计划,但一直未避孕而未孕。盆腔B超显示:子宫前位,大小约37.8mm×33.6mm×24.8mm,双侧卵巢内均可见直径小于9mm的滤泡12个以上,呈"车轮状"分布于卵巢皮质部,卵巢髓质回声增强。双侧卵巢符合多囊卵巢超声表现,在其他医院经进行"促排卵"治疗3个月仍未孕。后就诊于杜惠兰教授门诊,根据其病史、临床表现及实验室检查结果,西医诊断:多囊卵巢综合征;中医诊断:月经量少,证属脾肾亏虚、痰湿阻滞,治宜化痰除湿、益肾健脾。治疗4个月余后患者经量逐渐增多,经期4~5天,行经期间无明显不适。半年后妊娠,后剖宫产一健康男婴。

【案例来源】

管凤丽,孙莹,刘杨杰,等.杜惠兰小方治疗月经病经验探析[J].中国中医基础医学杂志,2022,28(8):1347-1350.

【解析】

本例患者是"多囊卵巢综合征"的典型病例,本病常在青春期后发病,表现为月经期逐渐延长、月经量逐渐减少,甚至出现闭经、不孕症等。因此,在治疗本病的过程中,除针对排卵功能障碍进行治疗外,中医学常常运用独特的理论基础从肾虚、痰湿、肝郁、血瘀等病机特点出发进行辨证论治,同时高度重视患者的情绪变化,对其进行心理治疗,往往能取得较为满意的治疗结果。

思政元素主要为医学人文精神的有机融入,引导学生在认识疾病的同时设身处地地理解患者,建立良好的医患关系,取得患者的信任。在临床课程中引入人文关怀教育,激发医学生树立"敬佑生命、救死扶伤、甘于奉献、大爱无疆"的精神追求。

本病患者如果为育龄期发病且有较为强烈的生育要求往往会产生焦虑、抑郁、自卑、紧张等负面情绪,从而增加了临床治疗难度。疾病发生的主体是人,医学实践的对象也是人,医患之间的关系,亦是医疗情景之下人与人之间的关系,医患之间信任的建立,需要有效沟通,而这种沟通正是基于有感情有温度的人文元素。在医学专业课程教育中潜移默化施以人文关怀,在医学生培养过程中给予其医学人文理论和实践的培训及熏陶,实现医学与人文的高度契合。

【案例3】

吴某,女,39岁,因"停经1年余"就诊。

患者自诉13岁初潮,平素月经比较规律,月经周期为26~28天,经期5天。月经量适中,色质尚可,行经无血块。1年前无明显诱因停经,停经前月经量少,色暗红,无血块,无痛经,经前伴有腰酸腰痛。妇科检查:外阴正常,阴道通畅,分泌物量中、色黄,宫颈光滑,宫颈无抬举痛,子宫体前位,活动性可,子宫体无压痛,两侧附件区无压痛。实验室检查:睾酮(T)0.114nmol/L,黄体生成素(LH)43.50IU/L,卵泡刺激素(FSH)138.1IU/L,泌乳素(PRL)201.2mIU/L,孕酮(P)0.744nmol/L,雌二醇(E₂)277.6pmol/L。盆腔B超示:子宫内膜厚0.6cm,盆腔见液性暗区,深约1.9cm,子宫、双附件区未见明显异常。西医诊断:早发性卵巢功能不全,继发性闭经。中医诊断:闭经,肾阴虚损型,治以补肾滋阴健脾。患者坚持治疗1个月后,无明显不适,性激素检查显示LH(15.3IU/L)、FSH(26.4IU/L)水平均较之前明显下降。随访6个月,患者重新建立基本规律的月经周期,月经周期20~35天,行经4天,其他无明显不适。

【案例来源】

陈春林,黄娟,余庆英,等.岭南罗氏妇科论治卵巢性闭经经验[J].中医杂志,2019,60(10):887-889.

【解析】

闭经是妇科常见病,近年来由早发性卵巢功能不全引起的闭经发病率呈逐年上升趋势,严重影响育龄期女性的生殖健康。本病西药治疗多使用性激素序贯疗法,疗程较长,副作用较多,对女性乳腺、代谢及心血管系统等方面均存在一定不利影响。闭经病因病机复杂,中医在本病的病因病机、辨证论治等方面均有比较完备的论述,治疗时多措并举、因人制宜、灵活施治,具有较为显著的特色及优势,是中医妇科学的优势病种之一。

本案例思政元素主要是中医药核心价值理念与社会主义核心价值观有机统一,将中医药"精诚仁和"的精神内核有效具象化,成为学生成长、成才的生动指南。"精诚仁和"是中医药理论之"魂",其反映的精神内核与社会主义核心价值观具有内在一致性。将中医文化价值观与"爱国、敬业、诚信、友善"的社会主义核心价值观融入教学过程中,在帮助医学生准确掌握疾病内涵的同时,引领其体会历代中、西医工作者对于闭经的病因病理、中医病因病机、临床诊断与治疗等精益求精、不断深入的研究与探索过程,使学生深刻理解敬畏生命、护佑健康的精神理念,促进社会主义核心价值观与中医药核心价值理念互融互通,落地生根。

【案例4】

王某,女,17岁,因"经期腹痛5年,加重1年"就诊。

患者15岁月经初潮,初潮1年后出现经行腹痛,因痛势不剧,未做治疗。1年前正值经期冒雨外出,为雨水所淋,腹痛加剧。之后每遇月经来潮腹痛,疼痛持续2~3天,经行第1天疼痛最为剧烈,得热可稍减,遇寒则加重。月经量少,色暗红,有血块。患者平素较常人怕冷,手足不温,饮食及睡眠可,二便正常。经行腹部剧痛时口服"止痛片"稍缓解,但本次月经来潮,小腹冷痛剧烈,服"止痛片"不能缓解,且出现恶心呕吐,甚至头晕的症状。西医诊断:原发性痛经;中医诊断:痛经,寒凝血瘀证。以温肾散寒,活血止痛中药口服治疗3个月经周期,同时嘱患者正确认识月经来潮、经期出现轻微的不适亦属正常现象,不必过度精神紧张等,注意经期与平时生活调摄,引导其形成良好的生活习惯。后随访3个月痛经未复发。

【案例来源】

山西中医药大学附属医院妇科。

【解析】

原发性痛经是临床较为常见的疾病,常见的患病人群为年轻未婚女性,患者常因剧烈疼痛对月经来潮产生恐惧、担忧的情绪,往往与"经前紧张综合征"相伴出现,反复发作,不断加重病情。最近一项对高校女大学生痛经发生率的调查结果显示:女大学生中原发性痛经的发生率为60.50%。目前,西医主要采用口服避孕药、前列腺合成酶抑制剂等进行治疗,虽起效较快,能够缓解疼痛,但长期疗效不尽如人意,且容易引起恶心、呕吐等消化系统症状。中医对于原发性痛经的治疗具有独特优势,以其临床远期疗效显著、复发率低、毒副作用不明显等优势在本病的治疗中起到了不可替代的作用。

本案例思政元素主要包括对患者的疼痛产生"共情",从"共情"能力引申到高尚的医德追求,以及中医药治疗痛经的理论优势与疗效自信。

1. "痛"是本病的基本特点,清代喻昌《医门法律·明问病之法》有云:"医,仁术也。仁人君子,必笃于情……则视人犹己,问其所苦,自无不到之处。"拓展古代名医关于医德的座右铭,深化学生对于儒家仁爱精神的理解,引申至"大医精诚"的为医之道,诸如立志专心,博学善思,知常达变等丰富的思想内涵。从"感同身受"到"医德为先、心忧天下""思变求新,敢为人先""执中致和,道法自然""兼容并举,中西汇通"等,既是中医药文化的精神特质,也是历代中医家高尚品德的折射,是医学生应该终身追求的精神境界。

"共情"指的是一种能深入他人主观世界,了解其感受的能力。从医患沟通的角度来说,良好的医患关系本身就具有治疗的功能,而共情是建立良好医患关系的必要条件之一。医学生应在医疗岗位与患者交流时,有能力进入患者的精神境界,感受患者内心世界,能将心比心地对待患者,体验对方的感受,并对患者的感情作出恰当的回应。

2. 从中医妇科学对于痛经的认识入手,引导学生认识历史上医家对痛经的认识是如何逐渐完善,最终形成较为完整、系统理论的。如《妇人大全良方》认为痛经的病因有寒、血结,《景岳全书·妇人规》记载痛经有虚实,《傅青主女科》进一步补充了肝肾亏损等证型。通过对中医学痛经认识历史沿革的了解,引导学生领悟、继承前人的经验,并且能在前人的经验上发展当前的理论成果,培养其学中医、爱中医、讲奉献的爱国情怀,提高学生的医德与医术水平,提升中医药自信,推动中医药事业的继承、创新和发展。

【案例5】

郑某,女,50岁,因"烘热汗出、心慌胸闷、头晕乏力3个月余"就诊。

患者自诉平素月经周期较规律,25~30天行经1次,经期4~5天,月经量中等,色暗红,无明显痛经。近半年来出现月经推迟,40~50天行经1次,经量尚可,经期无明显不适。近3个月出现烘热汗出、心慌胸闷、头晕乏力,曾于心内科就诊,血压、血糖无明显异常,甘油三酯水平偏高、心电图示T波低平。用药(具体药物不详)治疗效果不佳,遂接受心内科医师建议到妇科就诊。就诊时可见:潮热汗出,每日汗出6~9次,每次持续1~5分钟,自觉心慌胸闷、头晕乏力,周身怕冷。睡眠时间短,易醒,多梦,二便调。西医诊断:绝经综合征。中医诊断:绝经前后诸证(肾阴阳俱虚证);治法:阴阳并补,益精安神。依此法调治约2个月,诸症明显减轻,停药3个月未复发。

绝经前后诸证指妇女在绝经期前后,围绕月经紊乱或绝经,出现如潮热汗出、烦躁易怒、面红、眩晕耳鸣、心悸失眠、腰背酸楚、面浮肢肿、皮肤蚁行感、情志不宁等症状。绝经前后诸证,存在人群发生率高、症状表现多样、持续时间长、影响因素复杂等特点,给广大患者带来了很大的痛苦。

【案例来源】

山西中医药大学附属医院妇科。

【解析】

绝经综合征是围绝经期女性的常见、多发病,且躯体症状与心理症状兼有,加之患者、家庭、社会对其危害性了解不足,常常给患者造成很大的困扰。根据我国2018年人口统计资料,50岁以上的女性人口已超过2亿。绝经后期已经成为女性整个生命周期中最长的一个阶段。同时,随着生活水平的提高,绝经综合征对女性工作、学习、生活质量造成的影响已经受到广泛关注。

本案例思政元素主要为引导学生以关爱自己母亲为出发点,逐步引申为关爱患者,内化为岗位责任意识,以及对社会、对国家的深情大爱。

1. 通过"老吾老以及人之老"相关案例的引入,深化学生对于孝老爱亲的传统美德、儒家传统仁孝精神的理解,引申至向上向善、忠于祖国、忠于人民的价值观。

本科医学生的母亲多数正处于围绝经期的年龄阶段,以课堂提问激发学生对母亲的关怀、理解与爱,提高学生进一步探究母亲生理、心理变化背后的医学专业知识的积极性与主动性,适时引入儒家仁爱思想的重要论述"老吾老以及人之老,幼吾幼以及人之幼",将身为人子、发于自然的爱亲之心("孝"),转化为身为医者的"仁"心。

2. 对中国传统"仁孝"观的理解："孝"是"仁"的原点，"仁"则是由爱亲扩大至广大地域的人际关系，进而将仁爱之心扩大到爱一切事物，所谓"亲亲而仁民，仁民而爱物"，"黄花岗七十二烈士"之一的林觉民在其《与妻书》中引用此语，寄托其胸怀天下、"为天下人谋永福"的崇高理想，将仁爱思想融入更宏大更广阔的主题。

3. 以习近平总书记提出"幼有所育、学有所教、劳有所得、病有所医、老有所养、住有所居、弱有所扶"的社会愿景为着眼点，引导学生通过课堂学习、社会实践、文献阅读、个人体验等获得知识、感悟，深刻理解"仁孝观"对于中医、中医人的意义与价值，"健康中国"背景下应当赋予"仁孝观"新时代内涵，并将其升华为向上向善、孝老爱亲、忠于祖国、忠于人民的思想自觉，落实为医疗岗位上"博极医源，精勤不倦"的行动自觉。

【案例6】

吕某，女，26岁。因"孕3个月余，剧烈呕吐近1个月"就诊。

患者3个月前自测尿妊娠试验呈阳性，盆腔B超显示"宫内早孕"。近1个月出现剧烈呕吐，米水不进，进则即吐，甚则呕吐酸苦水，呈铁锈色，曾入院治疗2次，诊断为：妊娠剧吐合并酮症酸中毒。经西医药治疗数日病情不见缓解。中医诊断为：妊娠恶阻；西医诊断为：妊娠剧吐合并酮症酸中毒。以健脾和胃、降逆止呕之法进行治疗。并嘱患者注意饮食调摄，慎起居。服药后患者呕吐明显减轻，可以少量进食，睡眠好转。再进5剂后，患者诸症消失，基本恢复正常。

【案例来源】

韩延华，王雪莲，张雪芝，等. 韩氏妇科诊治妊娠恶阻之经验浅析[J]. 辽宁中医杂志，2017，44（2）：252-253.

【解析】

妊娠剧吐作为妇科常见妊娠病，影响孕妇的身体健康，妨碍妊娠的继续和胎儿的正常发育，甚则威胁孕妇生命，因此必须重视本病的预防与治疗。本案例思政元素包括建立良好和谐的医患关系和理解中医药"药食同源"的文化内涵。

1. 患者妊娠后，尤其是妊娠初期往往精神较为敏感、紧张，剧烈呕吐既造成生理不适，同时也对其心理造成负面影响，加重焦虑的情绪。在治疗本病过程中随时给予患者温暖和关爱，最大限度获取患者的理解与配合，体现了同情患者、关心患者，全心全意为患者服务的职业素养。

2. 治疗妊娠剧吐的常用方剂之一为"六君子汤"。方名为"君子"者，有深厚的中医药文化意味，正如清代著名医家柯琴所言："君得四辅则功力倍宣，四辅奉君则元气大振，相得而益彰矣。"孙思邈的《大医精诚》有云："若有疾厄来求救者，不得问其贵贱贫富，长幼妍媸，怨亲善友，华夷愚智，普同一等，皆如至亲之想。亦不得瞻前顾后，自虑吉凶，护惜身命。"这与"以人为本，全面、协调发展"的核心理念，与中医学所倡导的医德观念一脉相承，又赋予其鲜明的时代特点与国情内涵。

3. 治疗妊娠剧吐的常用方剂"香砂六君子汤"与"橘皮竹茹汤"符合中医药"药食同源"的用药理念。"药食同源"是妊娠病案例用药的重要特点。对于妊娠剧吐来说，其病机是"冲气上逆，胃失和降"，饮食难入，更应注意以食代药，少食多餐，使阴阳气血和调。通过"药食同源"的中医理论基础、文化传承脉络、文人掌故、民间故事等，将这一理论与实践支撑得丰富多彩、引人入胜，调动学生的学习积极性，提高学习效果。药食同源是中国传统医药文化的重要组成部分，在中国几千年的历史长河中薪火相传。随着人类物质生活的极大丰富，"药食同源"成为当代养生文化的理论依据之一，因此对其理论的文化价值进行探索和研究显得尤为重要。在此基础上,进一步引申至中国传统药膳的文化内涵,药膳源于我国传统饮食和中医食疗文化,是在中医学、烹饪学和营养学理论指导下,严格按药膳配方,将中药与某些具有药用价值的食物相配伍,采用我国独特的饮食烹调技术和现代科学方法制作而成的色、香、味、形兼具的美味食品。它"寓医于食",既将药物作为食物,又将食物赋以药用,药借食力,食助药威,两者相辅相成,相得益彰;既具有较高的营养价值,又可防病治病、保健强身、延年益寿。

【案例7】

安某,女,32岁,以"停经50天,腰困3天,阴道少量出血1天"为主诉来诊。

患者自诉平素月经规律,30天左右行经1次,经期3~4天,停经31天时自测尿妊娠试验阳性。就诊3天前出现腰困,1天前无明显诱因阴道出现少量出血,色淡红,无明显腹痛,伴纳呆食少,乏力,两膝酸软。患者曾于1年前自然流产一次。就诊时盆腔B超显示:子宫前位,大小为6.5cm×5.3cm×5.8cm,宫内可见一大小约1.9cm×2.0cm妊娠囊,周围可见少量液性暗区,其内可见卵黄囊,未见胎芽及原始心管搏动,双侧附件区未见明显异常。孕酮22.7ng/ml,血清β-hCG 36 240mIU/ml。西医诊断:先兆流产;中医诊断:胎动不安(脾肾两虚型)。以补肾健脾,益气养血安胎之法进行治疗,并嘱患者绝对卧床休息,放松心态,多食蔬菜水果,保持大便通畅。服药20余天后,盆腔B超显示:宫内可见胚胎,头臀径1.9cm,胎心搏动好。孕酮33.8ng/ml,血清β-hCG:62560mIU/ml。随访患者顺产一健康女婴。

【案例来源】

山西中医药大学附属医院妇科。

【解析】

近年来由于生活节奏的加快及生活方式的改变,女性先兆流产率逐渐上升,严重威胁妇女生殖健康,甚至造成了家庭矛盾与社会问题。因此,对本病进行合理、有效、安全的预防与治疗有着深远的医学及社会意义。

本案例思政元素主要包括生命教育和医学人文教育,培养学生人道主义精神,珍视生命、关爱患者的意识,引导学生体会生命诞生的神奇、可贵与伟大,尊重自己和他人的生命,提升其对生命的敬畏感。

1. 引导学生了解我国为保障母婴健康所做出的不懈努力。如为贫困地区危重孕产妇抢救开辟"绿色通道",不能因经济贫困而延误对孕产妇的治疗等。进一步拓展社会热点与专业知识的内在关联,如"十四五"规划、国家大健康战略、医疗改革政策等。"健康中国"战略要求把健康融入所有政策,加快转变健康领域发展方式,全方位、全周期维护和保障人民健康。使学生深刻理解国情、社情、党情,以及中国共产党全心全意为人民服务的根本宗旨,理解社会主义制度的优越性。让"健康中国"的理念在学生的思想当中落地生根,学生通过了解本学科的发展方向、动态,对国家需求进行认知与判断,培养职业志向,寻找职业需求与自我职业定位,让学生认识到个人发展与国家、社会的关系。

2. 讲授妊娠病的用药宜忌时,介绍"反应停事件"。以此告诫学生,妊娠期是胎儿生长发育的关键时期,此时的用药尤为重要,培养学生严谨的医学科研态度和高度的责任感。同时,让学生明白生命的宝贵,只有正确合理用药才能解除病痛。

3. 从传统医德要求来看,确立了"医乃仁术"的仁爱原则,要求医生尊重生命和尊重患者。医学是一种治病救人、解除疾病之术。受儒家重义轻利、舍生取义的理想人格的深刻影响,传统医德强调以医济世而非以医谋利,形成了重义轻利、廉洁行医的义利观。从妇产科发展历程来看,诸多优秀医家的事迹都可作为鲜活的思政教育案例,具有很好的示范和榜样作用。"万婴之母"林巧稚为妇产科事业奉献了毕生精力,在去世的前一天还坚守岗位,完成了 6 个婴儿的接生工作,林巧稚用自己的行动和成就完美地阐释了她一生的理想信念。这样的经典案例,不仅能够激发医学生向榜样看齐的意识,让他们不断学习进取、不忘初心、牢记使命,切实担负起救死扶伤的重任,还能够通过对少数不良医生恶劣行径的强烈谴责,坚定学生自身的职业操守,引导学生做德术并彰的好医生。

【案例 8】

吴某,42 岁,因"清宫术后全身酸痛、恶风 2 个月"就诊。

患者 2 月前自测尿妊娠试验结果呈阳性,无明显诱因突然出现阴道出血伴明显腹痛,出血量如月经量,遂至当地医院就诊,诊断为"难免流产",即行清宫术,术中出血较多。术后因天气较热,使用空调后出现恶风、全身酸痛、出汗,于当地医院检查排除风湿、类风湿性疾病,治疗(具体用药不详)无效,自觉明显较流产前怕冷。现症见:面色萎黄、精神抑郁、怕冷、恶风、多汗、周身乏力、身痛、颈项强痛,纳差,夜间睡眠时经常因疼痛醒来。实验室检查提示:类风湿因子阴性。盆腔 B 超:子宫前位,子宫大小约 57mm×46mm×32mm,双侧附件区未见明显异常,盆腔少量积液。中医诊断:产后身痛(气血两虚证)。以养护气血,滋阴潜阳,祛邪通络止痛法进行治疗。治疗 1 个月后随访,患者已无明显不适。

【案例来源】

李焱,翟凤霞.胡玉荃教授治疗产后风中综合征经验述要[J].时珍国医国药,2021,32(11):2757-2758.

【解析】

产后身痛俗称"产后风",表现为产妇在产褥期(包括流产后),出现肢体关节酸楚、疼痛、麻木、重着等症状,但常常无阳性的客观指标,与痹病有别。产后风中综合征不仅具有产后身痛的临床表现,还有情志异常的症状,严重影响了女性的生活质量。

本案例思政元素主要是培养医学生人文精神,厚植医学人文情怀,提高医学生的个人素质以及中医药在本病治疗过程的特色、优势。

1. 在授课过程中,将中国传统医德追求与古代与现代名师、名医相关案例、专业知识相结合,激发医学生从事专业的热情,提升其医德素养。《黄帝内经》中详细阐述了医生执业过程中的"五过""四德";汉代张仲景指出行医过程中要"仁心济世";唐代孙思邈提出"博极医源,精勤不倦"的医德修养观点;金元时期,由国家规定的医事管理和医药教育规范逐步完备;明代陈实功强调医者要戒除贪念等不良行为。与其他职业一样,中医药学的职业理想形象也随着社会进程展现着不同的时代风貌。在新型冠状病毒肺炎疫情防控战中,中医药医护人员用实际行动诠释了"不计报酬、无论生死"的大无畏精神,展示了生命至上的伦理精神、心怀至诚的道德修养、崇尚和谐的价值取向、医道精微的治学之道,为思政教育提供了丰厚的精神滋养。

2. 讲授中医药在本病中发挥的独特疗效,让学生感知中医药疗效与魅力,增强学生的文化自信、民族自信及民族自豪感,通过思政元素的渗透,使自觉地继承、弘扬、传播、创新中医药文化成为学生职业道路上努力奋发的内在驱动力。

【案例 9】

李某,女,32 岁,因"产后乳汁量少 4 日"就诊。

患者就诊时为剖宫产术后第 4 天,各项生命体征平稳。查体:手术创口愈合良好,轻度疼痛,但不敢翻身,食欲差;双乳柔软,泌乳通畅,乳汁量少,质地较清稀,婴儿需添加奶粉喂养;患者子宫复旧良好,子宫底于脐下三指可触及,无压痛;会阴无肿痛,恶露量少,无异味。

中医诊断:产后缺乳。辨证:脾虚肝郁,气血不足。治法:健脾益气,疏肝解郁,补血通乳。服用 7 剂中药后食欲增强,乳汁量增加,守方继续服药 14 剂。产后 42 天复查,患者自诉乳汁量多,乳汁质地正常,能够满足婴儿需要。

【案例来源】

山西中医药大学附属医院妇科。

【解析】

产后缺乳,即产后乳汁甚少或全无,不能满足婴儿的需要,多发生在产后半个月内,也可发生在整个哺乳期。近年来,由于产妇年龄趋于增高、剖宫产率上升、饮食结构不合理等因素,产后缺乳患者日益增多。本病既对产妇的身心产生负面影响,也在一定程度上导致家庭矛盾。

本案例思政元素为我国目前对于妇女儿童健康问题的关注及相关政策和产后病的中医药理论优势与技术优势。

1. 纯母乳喂养是 6 个月内婴儿的最佳喂养方式,对母婴均有益处。《中国儿童发展纲要(2011—2020 年)》明确要求,纯母乳喂养率达到 50% 以上。乳汁量不足是纯母乳喂养率低的主要原因之一,纯母乳喂养作为母婴保健的主要部分成为临床需要解决的重要问题。

2. 中医历代医家对该病的治疗以辨证论治为主,药食同用;基于“乳房乃宗经之所”的特点,注重引经药物的应用,配合针灸、按摩等疗法,尤其强调足厥阴肝经、足阳明胃经的补泻。治疗本病,从乳汁之源脾胃、气血着眼,重视脾胃,兼以疏肝经,通乳络,通补共施,“源头”与“道路”同调,随证化裁,临床疗效确切,副作用小,患者依从性好,充分体现了中医药的理论自信与技术自信。

【案例 10】

张某,女,29 岁,因“夫妻同居 2 年未避孕未孕”就诊。

患者诉 14 岁月经初潮,28 天左右行经 1 次,经期 5~7 天,经量偏少,色紫红,夹血块,伴痛经,腰酸较著,经前乳房胀痛,心烦失眠。基础体温测定显示:高温相时间偏短。月经周期第 3 天查性激素显示,雌二醇(E_2)37.00pg/ml,黄体生成素(LH)2.75mU/ml,卵泡刺激素(FSH)6.52mIU/ml,睾酮(T)0.41pg/ml,泌乳素(PRL)16.98ng/ml;月经周期第 23 天(排卵后 7 天)查血清孕酮(P)7.66pg/ml。盆腔 B 超显示:子宫及双侧附件未见明显异常。输卵管造影检查显示:双侧输卵管通畅。男方精液常规检查正常。西医诊断:原发性不孕症(黄体功能不足)。中医诊断:不孕症。证属肾阴阳两虚,兼心肝郁火、血瘀。国医大师夏桂成教授予以中医药进行周期性序贯治疗。经过治疗患者腰酸、怕冷、乳胀等症状明显改善,排卵期棉丝状带下显著增多,基础体温(BBT)高温相可维持 12~14 天。半年后就诊时测尿妊娠试验结果呈阳性,随访得知患者产一健康男婴。

【案例来源】

徐丹,周惠芳,洪艳丽,等. 国医大师夏桂成诊治黄体功能不全性不孕症经验[J]. 中华中医药杂志,2021,36(2):813-817.

【解析】

随着社会经济、生活方式及周围环境的改变,不孕症的发病率不断上升,其病因多样而复杂,是育龄期女性常见的难治性疾病之一。黄体功能不全是导致育龄期女性妊娠失败的主要原因。近年来,随着我国二孩政策的开放,更多较年长女性加入备孕群体,本病发病率随之上升,由于发病机制尚不明确,导致西医临床治疗存在一定困境。

本案例思政元素主要包括尊重患者、保护患者隐私,以及中医药治疗本病的特色与优势。

1. 为了解患者的生殖功能基本情况,常常需要检查女性生殖器官,询问病史常常涉及患者隐私。因此,教师在临床技能教学过程中,需要强化学生的医德教育及法律意识,培养学生尊重患者、保护患者隐私的观念。

本病患者需要进行妇科检查,检查过程中,医者动作须尽量轻柔,以减轻患者的恐惧、羞涩、疼痛不适感;还应对患者给予人文关怀,帮助其树立战胜疾病的信心。本病成因复杂,治疗周期长,往往见效较慢,因此与患者沟通要通俗易懂、耐心细致,应严格遵守医疗常规,强调团队协作精神,开展多学科、多科室密切合作。

2. 授课过程中注重提升学生的责任心与安全意识,强调遵守诊疗规范,确保医疗安全;适当列举,强化医学生对违反医疗原则、不当操作及言语、措辞不当等均可以引起医患纠纷的认识,促使其坚持不懈地学习最新的临床知识,尽可能避免临床出现失误。

3. 优秀的医学视频资料可以作为案例教学的重要资源之一。国医大师夏桂成、刘敏如治疗不孕症的案例,其高超的医术、高尚的医德具有强大的心灵震撼力,既能让学生感受到名师、名医高超的医术,增加学生的尊师之心,也能激发学生学习的动力,使其从中体会到悬壶济世的美德,并以此为榜样而积极效仿。

第四节　儿科系统临床诊疗案例

【案例1】

2021 年 3 月,3 岁的明明和爷爷在公园玩耍后频繁流清涕、咳嗽。翌日,一向食欲旺盛的明明却胃口不佳,测量体温为 38.7℃,家长赶忙带孩子至附近诊所,经输液、肌内注射治疗后体温降至 37.9℃。而后在家口服药物治疗,体温仍持续攀升,当晚,明明突然双眼上翻,四肢抖动、僵硬、呼之不应,3~5 分钟后缓解,家长急忙带孩子前往医院就诊。

时值深夜,医院的走廊人声鼎沸,众人七言八语地叫嚷,都希望医生能优先处理自家孩子的问题。明明的爷爷孤身一人坐在长椅上自责地掩面而泣。医生一边安抚家长情绪,一边检查患儿情况:孩子意识清醒,精神不佳,测量体温为 40.1℃,查体可见孩子咽部充血,扁桃体 I 度肿大,肺部听诊未见明显异常。血常规:白细胞计数 $3.7×10^9$/L、淋巴细胞计数 $9.3×10^9$/L;胸部 X 线检查未见异常。综合临床表现和实验室检查,诊断为热性惊厥、上呼吸道感染。立即予以降温急救为基础的综合干预治疗。经及时处理,明明的情况逐渐好转。家长松了一口气,追问道:"孩子的情况严重吗? 后续怎么治疗啊? 需不需要用头孢?"

医生解释道,这就是咱们常说的"感冒",中医认为感冒有三大兼夹证:夹痰、夹滞、夹惊。明明就是感冒夹惊,现在孩子的情况正在好转,根据明明的情况,后续予银翘散合镇惊丸加减,联合物理降温,同时配合中药足浴、穴位贴敷、小儿推拿等中医外治疗法。头孢是抗生素类药物,实验室检查结果提示孩子为病毒性感冒,盲目输液反而可能导致抗生素耐药性产生。

家长怀疑道:"用中药能行吗? 我家孩子再抽了怎么办?"医生耐心解释,对于明明来说,中药复方不仅能够随证灵活加减,而且能起到既病防变的作用,已经在中药汤剂里加入止惊药物。此外,穴位贴敷在临床上也有非常不错的反响,小儿推拿对明明胃口的恢复及体温的控制也有非常不错的效果。

听罢,家长终于放下心来,虚心向医生请教:"孩子正在上幼儿园,冬天流行性感冒多发,身为家长,我们该怎么办呢? 感冒之后还能继续上学吗?"

医生答复道,要学会区分各种感冒,采用相应治疗方案。总体来看,流行性感冒更易引起高热、四肢酸楚、头痛等全身表现。普通感冒的症状多为咳嗽、鼻塞、流涕等。身为家长,要以身作则,引导孩子均衡饮食、适度运动,提高孩子的抵抗力,敦促他们养成"勤洗手,讲卫生"的好习惯。一般情况下,症状较轻的普通感冒是可以继续上学的,若症状较重则要及时就医。

一番交谈后,家长诚恳道谢。遵循医生的指导,明明很快恢复健康,爷爷终于露出了久违的笑容,家长也更加信服中医大夫了。

【案例来源】

河南中医药大学第一附属医院儿科。

【解析】

本案例包含的思政元素主要有以下三个方面。

1. 锐意创新,发挥中医药文化优势。在儿科常见病的诊疗中,中医药具有独特的优势,中医外治法的多样化发展、不同剂型的选择无不体现中医药现代化取得的发展。作为热爱中医药事业的年轻一代,应利用现代化手段发展中医药技术,发挥中医药优势。

2. 悬壶济世,指顾从容。医生是集感性与理性为一体的职业,既要心怀救死扶伤的理想,甘于奉献,又要有冷静自持的理智,以及千钧一发之际让问题迎刃而解的能力,仁心仁术,精诚乃至。

3. 以人为本,强化沟通。儿科医生时常会面对表达能力不足的患儿以及过度焦虑紧张的家长,这就需要医生善于倾听及解释,从实际出发,主动真诚地沟通,安抚家长的情绪,只有融洽的医患关系才能取得更好的疗效。

【案例2】

2岁的洛洛突然发热,体温迅速升至39.1℃,随后出现剧烈咳嗽、咳黄色痰及胸痛等症状,洛洛爸妈立刻带着孩子来到河南中医药大学第一附属医院儿科就诊,医生发现洛洛面部及口周发红,咳吐黄黏痰,呼吸时鼻翼煽动,舌红、苔黄厚,脉滑数,血常规检查结果示白细胞水平上升,胸部X线检查结果示肺部存在炎性浸润阴影,诊为肺炎喘嗽病,痰热闭肺证。医生坚持"中西医并重、中西医结合、中西药并用",充分发挥诊疗特色,利用中医药独特优势,望闻问切,四诊合参。治疗上予清热化痰方加减,在服用药物后不久,孩子临床症状有了明显的缓解。

然而,03:00孩子突然出现呼吸、心率加快,极度烦躁不安以及颜面、眼睑和双下肢水肿。值班医生知道这是肺炎合并心衰的表现,赶紧联系其他大夫把洛洛送进了抢救室抢救。经过数个小时的不懈努力,孩子终于转危为安,暂时逃离了死神的魔爪。窗外天空蔚蓝,阳光明媚,而守候在洛洛病床前的妈妈却觉得浑身如坠冰窖,痛彻心扉。孩子的情绪也十分沮丧,时不时发脾气,不按时吃药和接受治疗,医生在得知情况后,第一时间耐心地安抚患儿及家长情绪,并积极鼓励他们,只要齐心协力,就没有过不去的难关。在医生的积极鼓励下,洛洛爸妈逐渐有了信心,洛洛也不再随意发脾气了,按时吃药,听医生的话配合治疗。经过1个多月的中西医结合治疗,洛洛终于恢复了健康,顺利出院,第二天洛洛家长特意带着孩子来到医院,为医生们送去表达自己一家感激之情的锦旗。

【案例来源】

河南中医药大学第一附属医院儿科。

【解析】

本案例包含的思政元素主要有以下两个方面。

1. 诚心加细心,一心为患者。救死扶伤,解除患者痛苦,维护患者健康,是医务工作者的神圣职责,除了要有过硬的业务技术外,还要有一颗全心全意为人民服务的心,这是成为一名合格医生基本必备的条件。从孩子入院治疗以来,医护人员就细心耐心为患儿诊治护理,让本来焦急万分的家长心里悬着的石头落了下来,尽管孩子的病情突然出现了变化,但好在医生及时发现,及时予以治疗,才没有进一步恶化。诚挚的爱心和高度的责任心,挽回了一条孩童鲜活的生命,这样的医务工作者,又怎能不受爱戴和尊敬呢?

2. 坚定中医药文化自信,传承和创新中医药发展。"人命至重,有贵千金,一方济之,德逾于此"。中医药文化传承千年,历久弥新,是中国古代科学的瑰宝,凝聚着千年以来的医者仁术和智慧方案。本例肺炎合并心衰病案在诊疗时集中西医之长,对症选用,优势互补,在诊断和治疗层面均取得了"1+1>2"的效果。纵观中医学的发展,从秦汉时期《黄帝内经》的奠基、金元时期进一步发展到明清时期繁荣,近当代以来的传承创新,中医学者从来不死死捧着老祖宗的金饭碗,而是添饭加筷,"传承不泥古,创新不离宗",坚定不移地弘扬中医药传统文化,把这一宝贵财富继承好、发展好、利用好。

【案例 3】

2021 年 10 月,1 岁的朋朋开始发热、咳嗽。妈妈喂了点小儿感冒颗粒后发现,孩子的体温不降反升,快要到达 40℃,并出现呕吐,大便次数增多。朋朋哭闹不止,进食喝水都成问题。父母以为是吃坏了肚子,急忙就近带着孩子去了小区里的诊所。在静脉滴注头孢曲松钠之后,朋朋的症状缓解了一些,看上去似乎已经恢复如常。第二天早上,妈妈拆开朋朋的尿布发现,大便很黄、很稀、量很多,以为是昨晚冻着了肚子,将蒙脱石散给朋朋喂下后便去处理其他事。可很快朋朋大便次数增多,大便由一开始的黄色水样变成像蛋花汤一样,气味腥臭,还带有少量的黏液,妈妈感觉到不太对劲。细数 1 天之内,朋朋竟大便了 10 余次,小便仅 2 次,一向活泼的朋朋今日尤为安静,并有些精神不足。带着疑惑,父母抱着惏惏的朋朋来到医院就诊。

医院里,医生看着朋朋干燥的皮肤,眼窝凹陷,手脚发凉,体重较生病前下降了 2kg,立即联系团队将朋朋送入儿科重症监护病房进行抢救治疗。一番检查后,团队在朋朋的大便内发现大量轮状形态的病毒,酶联免疫吸附试验检测轮状病毒特异性抗原显示阳性,西医诊断为"腹泻病、中度脱水、代谢性酸中毒、低钾血症",立刻给予静脉补液、补钾治疗,配合服用双歧杆菌、嗜乳酸杆菌、蒙脱石散调节肠道菌群,保护肠黏膜。期间用去乳糖配方奶粉喂养,待腹泻停止后改为正常饮食。结合朋朋泻下急迫、量多气臭等症状,四诊合参,中医辨证为"湿热泻",以"清肠解热,化湿止泻"为治疗原则,予葛根黄芩黄连汤加减治疗,同时在中脘穴、神阙穴、命门穴予以止泻贴,配合分阴阳、清大肠、清小肠等推拿疗法进行调护。

一系列的病情发展让朋朋的父母又惊又怕,本以为自家孩子是普通腹泻,却因为疏忽差点害了孩子的性命。医生团队及时疏解父母的情绪,向他们科普:轮状病毒是秋、冬季小儿腹泻最常见的病原,故又称秋季腹泻。经粪-口传播,临床表现为急性胃肠炎,可导致严重的腹泻,有时候甚至会导致患儿因为脱水而导致死亡。平时要注意孩子的饮食卫生,合理喂养,加强户外运动,提高免疫力。经过医生团队近半月的治疗,朋朋恢复了往日的活力,父母也终于喜笑颜开。现在,朋朋正茁壮成长,父母现身说法,积极帮助医院开展院外宣教,越来越多的家长了解到轮状病毒的危害性,细心耐心地呵护儿童成长。

【案例来源】
河南中医药大学第一附属医院儿科。

【解析】
本案例包含的思政元素主要有以下三个方面。

1. 明辨是非,杜微慎防。成人饮入过多的食物尚会腹痛,何况小儿脾胃功能并未健全,脏腑娇嫩,稍不留意便会带来无法想象的伤害。本例作为反面案例提醒着广大父母:切不可肆意妄为,随心所欲,哺育孩子时须得慎始敬终,细心抚养。

2. 千年传承,中医养生。无论是中药、穴位贴敷还是针灸推拿都是中医文化中被交口称誉的重要组成部分,都是一代代传下来的祖国瑰宝,应大力传承并弘扬,坚定中医药文化自信,以中医养护己身,调养精神,抵御外邪侵袭。

3. 不遗余力,守望相助。病后,朋朋的父母选择将自己的经历分享出去,以免更多的患儿失治误治,也让更多的医护工作者在行医时提高了警惕。若人人如此,互帮互助,弘扬社会主义精神,世界将变得更加温暖。

【案例4】

2022年8月,5岁的小宇不复之前的活泼灵动,反倒是恹恹的,食量变小了,就算是最爱的牛乳也不过浅啜几口后便置之不理了,家长以为孩子"苦夏",便自行购买健胃消食的药物给孩子服用,可是小宇的情况非但没有好转,反而出现了大便不调的症状,家长急携患儿至河南中医药大学第一附属医院儿科就诊。入院时,患儿精神不振,面色发黄,经过全面检查,医生发现小宇的血常规提示中度贫血,血红蛋白80g/L,红细胞计数2.50×10^{12}/L;外周血红细胞呈小细胞低色素性改变:平均红细胞体积(MCV)75fl,平均血红蛋白含量(MCH)20pg,平均血红蛋白浓度(MCHC)27g/L。铁代谢检查示血清铁蛋白10μg/L,提示缺铁。医生综合临床表现和实验室检查,诊断为"营养性缺铁性贫血"。

家长非常疑惑,一度怀疑医院诊断错误,毕竟小宇妈妈在孕期就非常重视摄入各类营养,虽然没有坚持母乳喂养孩子,但家里购置的奶粉都是颇有口碑的产品。断奶后,小宇的日常饮食更是样样精细,皆是参照国外饮食习惯,以肉蛋奶等高营养食物为主,怎么还会出现营养的问题呢?

医生解释道,人体中的铁主要来源于两个方面,一是自身存储,二是饮食摄入。足月儿从母体获得的铁,只能满足其出生后4~5个月的需求。随着孩子快速地生长发育,机体对铁的需求量增加,自身存储的铁含量就不够用了,在喂养孩子时就要及时添加含铁丰富的辅食,满足其生长发育需求。乳制品中的含铁量较低,其中丰富的钙也会抑制肠道对铁的吸收作用。虽说蛋黄、精瘦肉中富含铁,但是小孩子的脾胃功能尚未发育成熟,不易消化肉蛋奶类食物,如小宇这般饮食,自然会埋下疾病的隐患。

经过大夫的细致解答,家长暂时放下了心中的疑虑。医生以健脾开胃、益气养血为治疗原则,使用六君子汤加减合补铁剂治疗。经过系统治疗,小宇的情况明显好转。此外,医生为小宇制定了推拿方案,每日推补脾经,推三关,揉足三里、血海,摩腹,捏脊。治疗时,小宇的妈妈会在一旁学习。家长不再坚持之前的饮食结构,将小宇的膳食转变成以五谷五蔬为主,高蛋白、高营养为辅的均衡饮食。

经过一段时间的调养,现在的小宇机敏聪慧,身形丰润,再不见当初病恹恹的模样了。

【案例来源】

河南中医药大学第一附属医院儿科。

【解析】

本案例包含的思政元素主要有三个方面。

1. 以人为本,经世济民。国家富强、社会安定、人民富足安康是每个人心目中的最深切的祈盼,也是国民的奋斗目标。经过数十年的不懈努力,现如今鲜见"衣不蔽体,食不果腹"的情况。国家的综合国力在不断提升,人民的生活质量得到明显改善,正向着美好的生活前行。

2. 均衡膳食,健康生活。本案例中,小宇父母坚持的以肉蛋奶为主的高营养喂养方式反倒埋下了疾病的隐患。常言道:过犹不及。健康生活的前提是均衡的饮食结构。正如《黄帝内经》提出的"谷肉果菜,食养尽之",既提倡杂食,又强调节制,是我国传统饮食文化的智慧体现。

3. 中医疗养,惠利民众。中医的疗养之道惠及民众生活的方方面面,大到疫情防控、疾病治疗,小到调理身心、美容养生,再到膳食指导、饮食疗补,无不成效斐然。

【案例 5】

2020 年 5 月,5 岁的宁宁,发热 1 天,伴咽喉疼痛,体温最高 39.0℃,口服退热药体温下降后又升高,至当地社区门诊治疗,予头孢克洛干混悬剂、小儿柴桂退热颗粒、蒲地蓝消炎口服液口服 1 天,患儿仍发热,且躯干颜面出现红色皮疹,家长十分害怕,担心药物过敏,急至儿科发热门诊就诊。值班医生经过详细问诊,患儿既往无药物食物过敏史,近期除上述药物外无特殊用药史,患儿无明显咳喘腹痛腹泻,查体见咽红,扁桃体Ⅰ度肿大,有脓点,面部及躯干散在弥漫性猩红色皮疹,杨梅舌,苔黄厚,饮食尚可,大便干,小便黄。家长一边配合医生诊察,一边焦急地询问,我的孩子是过敏吗？大夫一边解释病情一边给孩子开了血常规及 C 反应蛋白(C-reactive protein,CRP)检查,并向带教学生解释发热皮疹临床中需要和哪些疾病鉴别,考虑本患儿发热 1 天后出现皮疹,无眼泪汪汪,无麻疹黏膜斑,结合其皮疹特点,不符合麻疹的发热 3 天后出现皮疹、热盛疹出的特征,排除麻疹。本患儿皮疹形态无疱疹,无结痂,无丘疹,不符合水痘湿邪为患的病机特征,皮疹无瘙痒,无向心性分布,皮疹并不累及黏膜,排除水痘。该患儿乃 5 岁学龄儿童,病程较短,排除幼儿急疹。结合患儿病程短,热程短,热势高,排除风疹诊断。患儿无结膜充血,无口唇干燥皲裂,无一过性颈部淋巴结肿大,无手足硬肿,无指端脱皮,排除川崎病。考虑该患儿既往无头孢过敏史,小儿柴桂退热颗粒、蒲地蓝消炎口服液乃其既往常用药,暂不考虑过敏因素。患儿皮疹以面部躯干为主,下肢较少,无腹痛,无关节痛,不考虑紫癜。

化验结果显示白细胞计数 19.87×10⁹/L,中性粒细胞比例 87%,CRP 67mg/L,异性淋巴细胞比例正常,再次查体发现宁宁皮肤出现贫血性皮肤划痕,摸起来像鸡皮疙瘩,有砂纸样感觉,结合化验结果,排除传染性单核细胞增多症,最后诊断为猩红热。中医辨病为丹痧,证型为温热时邪,由表入里,燔灼气营,属于热证,实证。以清营泄热,凉血解毒透疹为法遣方用药,考虑合并细菌感染,予头孢克洛口服,并告知宁宁母亲,孩子皮疹不是过敏所致,并嘱其居家休息 1 周,安心养病,该病有一定传染性,尽量不接触其他儿童。

【案例来源】
河南中医药大学第一附属医院儿科。

【解析】
本案例包含的思政元素主要有三个方面。

1. 批判的、实事求是的学习态度。老师引导学生进行疾病的鉴别诊断、善于思考体现了批判的、实事求是的学习态度,培养了学生自主学习的能力。

2. 以学生为中心、以患者为中心。在临床带教中,尊重患者的认知,并积极引导,在妈妈怀疑孩子是否过敏时,医生并未完全否认,而是对疾病一步步剖析,尊重家属,时刻体现以人为本。

3. 遵守相关法律,防止传染病传播是患者的义务。在疾病治疗过程中,患者有配合治疗和维护健康的责任。本案例中,患者罹患的猩红热属于传染病,我国传染病防治法于 1989 年制定,并根据需要适时修订。《中华人民共和国传染病防治法》的制定是为了预防、控制和消除传染病的发生与流行,保障人体健康和公共卫生。该案例居家隔离,既是对自身健康的负责,也是对他人健康的负责,还是符合传染病防治法要求的合理措施。

【案例6】

10天前7岁的小胡受凉后出现发热、流涕等感冒症状,至当地诊所就诊,予药物口服后感冒症状缓解,后小胡的双腿出现了针尖样大小的红疹,当时小胡的爸爸妈妈发现后并未重视,次日小胡放学回家后双下肢布满了密集的红疹,这时小胡的爸爸妈妈才意识到小胡可能是生病了,遂到当地医院就诊。当地医生并未诊断出小胡患的是过敏性紫癜,认为是一般的皮疹,建议小胡口服维生素C、氯雷他定及芦丁片等观察,后小胡回家后按照医生的建议坚持口服药物,可是红疹不但没有减轻,反而越出越多,有的部分逐渐连接呈片状,此时小胡腹部亦出现阵发性疼痛。爸爸妈妈带着小胡再次来到当地的医院,医生看到小胡的情况后建议前往上级医院就诊。

河南中医药大学第一附属医院接诊医生看到小胡出现典型对称性皮疹及阵发性腹痛等症状,考虑诊断"过敏性紫癜",但是需要与系统性红斑狼疮、抗中性粒细胞胞浆抗体相关性血管炎、免疫性血小板减少等疾病相鉴别,须做进一步的检查明确诊断,且紫癜容易并发肾脏损伤,需要检查尿液确定有无合并肾损伤。在医生耐心的讲解下,小胡的爸爸妈妈表示同意治疗方案并按照医生的建议进行相关的检查。鉴于孩子目前腹痛阵发,医生建议予激素及西咪替丁缓解消化道症状,小胡的爸爸妈妈听说过激素的危害,于是表示拒绝,医生团队耐心地和小胡的爸爸妈妈进行沟通,并告诉他们激素仅仅短期服用,不会对小胡产生太大的副作用,小胡的爸爸妈妈才同意使用激素治疗。当天夜里小胡的腹痛即得到缓解,次日检查结果出来后接诊团队排除了其他疾病,诊断为"过敏性紫癜"。医生观察其皮肤出现紫癜较多,色鲜红,大便干结,舌质红,苔黄厚,脉滑数,认为其属于"紫癜病"的"血热妄行证",予犀角地黄汤(犀角已禁用,用水牛角代)加减治疗。由于小胡以前没喝过中药,拒绝口服中药,于是接诊医生耐心劝慰小胡要做一个能吃苦的好孩子,在医生耐心细致的劝慰下,小胡坚持服药,并配合中药熏洗、推拿等治疗,住院1周后小胡的皮疹明显减轻,腹痛未再反复,想要出院口服药物巩固治疗,医生团队告诉小胡的爸爸妈妈该病容易反复,需要定期复诊,坚持口服中药,在医生耐心的指导下,小胡的爸爸妈妈带着小胡定期复诊,医生对小胡的药方进行辨证加减,小胡坚持口服中药治疗2个月,皮疹及腹痛未见反复,遂停用药物。

【案例来源】
河南中医药大学第一附属医院儿科。

【解析】
本案例是中医治疗儿童过敏性疾病取得佳效的典型案例,思政元素主要包括中西医结合、兼容并包的医疗思想;善于沟通、耐心细致的医护修养;以及严谨求实、认真负责的治学态度。

1. 中西医结合、兼容并包的医疗思想。本案例中接诊医生采用中西医结合的治疗方法,患儿前期腹痛,接诊医生予激素等西药治疗,患儿的腹痛症状很快得到缓解;后期坚持口服中药治疗,紫癜及腹痛未见反复,中西医结合治疗取得了良好的治疗效果,中西医结合、兼容并包,才能提高临床疗效。

2. 善于沟通、耐心细致的医护修养。本案例中接诊医生团队就激素副作用的问题和患儿家属进行耐心细致的沟通,得到患儿家属的知情同意,后又劝慰鼓励患儿口服中药坚持治疗,充分取得患儿家属的信任,才使患儿后期定期复诊,直至疾病痊愈。医护人员只有具有善于沟通、耐心细致的修养,才能取得患者信任,提升患者依从性。

3. 严谨求实、认真负责的治学态度。该病初期漏诊、误诊,后河南中医药大学第一附属医院儿科医生结合患儿典型的临床症状及实验室检查,排除过敏性紫癜之外的其他疾病,确立过敏性紫癜的诊断,体现了严谨求实、认真负责的治学态度。

【案例 7】

2022 年 8 月,12 岁的小乐与父母一起驱车 7 小时从当地赶至郑州河南中医药大学第一附属医院就诊。见到接诊大夫后,小乐父母便泣不成声。是什么样的疾病使小乐父母如此激动,不远千里来求诊呢? 从二人断断续续的描述中医生了解到:小乐在 6 岁 7 个月时尿液检查就出现异常,家长没有重视。直到小乐脸颊黄胖、整日无精打采时,家长才警惕起来,匆忙带孩子前往医院。经查小乐的 24 小时尿蛋白总量为 3.6g/24h,白蛋白为 27g/24h,被诊断为"肾病综合征"。这无异于晴天霹雳,小乐父母十分揪心,辗转求医,尝试了各种方法,甚至偏听偏信"根治肾病"的虚假宣传,擅自停用激素,转而服用高价购买的"神药",将孩子推向"皮质醇危象"的险境。经过多方联手,紧急救治,才终于为孩子抢得生机。自此,家长严格遵循医嘱,但孩子的病情常有反复,一直以来,激素从未减停。看着孩子服药后大变的面庞、低矮的身高,夫妇二人再次失声痛哭起来。

大夫柔声安抚家长的情绪,耐心解释道:肾病综合征是儿童泌尿系统常见的疾病之一,复发是该病的常态,要以积极的心态,面对"复发"。而激素是治疗肾病综合征的首选,但长期使用激素会产生一定的副作用,如满月脸、毛发增多、身高受限等,这会影响孩子的生长发育和心理健康。河南中医药大学第一附属医院儿科专家提出了激素序贯治疗的方案,即根据激素特性,在不同的阶段进行辨证论治,既增加疗效,又减少副作用,还能调整患儿体质减少复发。从小乐以往的情况来看,孩子对激素反应敏感,只要积极治疗,预后大多良好,所以不需过分担忧。渐渐地,小乐父母的情绪恢复稳定,积极表示配合治疗。

经过中西医联合的治疗方案,小乐已停用激素 4 个月余且疾病未复发,个子长高了,人也精神了,性格也活泼起来。小乐父母十分开心,复诊后为表感谢,私下赠送接诊大夫价值 800 元的购物卡。大夫婉拒道:"用专业知识解除病痛是我从医的初心,对我来说,孩子们健康就是最大的礼物。"

【案例来源】
河南中医药大学第一附属医院儿科。

【解析】
本案例包含的思政元素主要有三个方面。

1. 实事求是,诚恳待人。本例属于儿童肾病常见的临床情况,肾病综合征极易复发,是现代研究的客观结果。医生需实事求是,专业且耐心地向患者及家属解释清楚。不可因"名声""金钱"等诱惑而夸大其词,给患者以无限希望,这样不仅会延误病情,还会出现如上述案例中的严重后果。

2. 努力提升,精益求精。现代医学发展迅速,治疗方案多种多样,医生需要与时俱进,在不断更新的医疗信息中学习新的知识,并运用专业知识与患者进行有效沟通,这样才能更好地为患者解惑。

3. 忠于本心,坚守初心。学医的目的是治病救人,这是医者的"本心",也是学医者的"初心",不可因金钱多少而将患者分等级治疗。通过医学知识治病救人并得到正常流程的报酬是个人自我价值的体现,而帮助他人走出病痛,救死扶伤则是医生社会价值的体现和精神层面的补充。

【案例 8】

小娟,女,7 岁 6 个月,因"发现双侧乳房增大半年"就诊。

学校里的老师发现,最近班内的好学生小娟学习成绩下滑严重,且常常低头驼背,与同学交流甚少。老师走访至家中,才发现小娟常年跟随爷爷奶奶生活。老年人溺爱孙女,经常买炸鸡汉堡回家,小娟也总爱拿着零花钱买小卖部里的"三无"零食。老师细心询问小娟得知,近半年来,小娟因为身高增长迅速以及胸部增大,受到了部分同学的嘲笑,内心极度自卑。老师打电话给小娟在外打工的父母,详述情况后也引起了父母的重视。父母带着小娟,来到了儿科就诊。医生检查发现,小娟双侧乳房可触及硬币大小的硬结,且出现了少许稀疏的阴毛。进一步检查后,结果提示小娟骨龄超过实际年龄 1 岁,LH/FSH 0.92,LH 峰值 10.79mIU/ml,B 超示子宫、卵巢体积增大,双侧卵巢较大,卵泡直径约 5mm,头颅 MRI 未见异常,诊断为"中枢性性早熟",医生给予促性腺激素释放激素类似物治疗。同时,结合小娟潮热盗汗、咽干口燥等症状,四诊合参,医生将其辨为阴虚火旺证,以"滋阴降火"为治疗原则,予知柏地黄丸加减治疗。

面对治疗费用,小娟的父母向医生提出了质疑:"小娟现在只是个子长得快和胸部发育,其他看起来都正常,有必要花钱治疗吗?"医生向家长耐心解释,中枢性性早熟是一种临床常见的儿童内分泌疾病,性早熟的主要危害是影响患儿最终身高,甚至会对患儿造成一些负面的心理影响,如自卑、焦虑、抑郁等。饮食习惯不良与父母陪伴缺失均是本病的诱发因素,发病后如果不及时干预,会对孩子造成终身的影响。经过医生的解释,小娟父母终于意识到问题的严重性,愿意积极配合医生的治疗方案。

后来,小娟定期来院接受治疗,结合中药汤剂,同时锻炼身体、健康饮食。经过几年的治疗,小娟的检查指标均已正常,生长发育也与同龄人步伐一致,逐渐阳光自信,学习成绩稳居前列。经过这次接诊,医护们意识到,大众对于儿童内分泌疾病的认知仍较局限。为了让全社会共同关注儿童的健康成长,儿科医护团队在繁忙的工作之余,定期开设公益科普讲座,呼吁家长密切关注儿童生长发育,讲座受到了家长们的广泛关注,现场座无虚席。

【案例来源】

河南中医药大学第一附属医院儿科。

【解析】

本案例的思政元素主要包括三个方面。

1. 家校联合,关注孩子身心发展。留守儿童问题映射出无数儿童在成长中缺乏父母关爱陪伴的社会现状。本例性早熟儿童就不仅出现了身体变化,心理健康也受到了影响。因此,家校应共同关注留守儿童的身心健康,及时沟通交流,加强心理疏导。

2. 安全饮食,提高"三无"食品辨别力。营养均衡、饮食健康是儿童生长发育良好的重要因素。国家卫生健康委曾发布有关学校食品安全与营养的规定,明确中小学设置小卖部应当依法取得许可,避免售卖高盐、高糖及高脂食物。在有关部门加大监管力度的同时,学校也应积极教育学生要明辨"三无"食品,保证饮食安全健康。

3. 儿医护佑,促进儿童健康成长。作为儿科医生,应当具备更多的爱心与同理心,对孩子细心救治,与家长耐心沟通。本例中的医护团队恪尽职守,臻于至善,繁忙之余积极开展公益科普讲座,引导儿童养成科学的生活习惯,提高社会对疾病的认知度,让孩子们在阳光下健康成长。

【案例 9】

2019 年 3 月,6 个月的平平发育明显迟于同龄儿,家长带孩子至河南中医药大学第一附属医院儿科就诊,入院时孩子不能独坐、翻身。在询问既往情况时平平家长的情绪非常激动。医生了解到,当时孕 37 周的李女士去医院门诊例行产前检查,结果提示胎儿窘迫,胎心只有 80 次/min,主治医生评估为严重胎儿窘迫,胎儿属于濒死儿,生命危在旦夕,当地人民医院手术室、产房、儿科联合开辟"绿色通道",用 22 分钟成功娩出婴儿。然而胎儿脐带紧紧绕颈 1 周,已经呈白色,几乎没有血流,出生后 Apgar 评分 1 分钟 2 分,血压 70/50mmHg,嗜睡、反应差,医护争分夺秒在 30 秒内完成器械选择和气管插管,配合进行 90 次心脏按压和 30 次正压通气,终于把孩子救回,然而孩子在出生 8 小时及 30 小时时各抽搐一次,均表现为全身强直性发作,持续 2~3 分钟缓解,诊断为"缺氧缺血性脑病",及时给予吸氧等对症治疗后情况好转,当时医生告知该病可能会引起永久性的脑损伤,导致患儿神经发育迟缓以及运动功能障碍,对患儿的生长发育造成影响。

专家团队了解情况后,诊断为痉挛型脑瘫,即是中医的"五硬五迟",并制定了一系列治疗计划:中药合促神经生长因子、脑活素治疗,配合中药熏蒸及推拿,解除肌肉痉挛,改善肌肉萎缩;辅以语言训练、听力训练及异常姿势、行为抑制等康复治疗。经过 1 个月的治疗,平平可以自主翻身,并且左手可主动简单抓握。专家团队也指出家长在孩子的康复中起到非常重要的作用,孩子依赖于与其生活在一起的家长,因此家长应学习正确的照顾脑瘫儿童的方法,并将其一点一滴地融入日常生活中。

自此以后,平平的母亲便辞去了工作,奔波于康复之路上,坚持每天为平平进行放松肌肉、扩大关节活动范围,训练站立等康复运动。康复之路坎坷难行,平平母亲几度崩溃,凭着一腔母爱咬牙坚持。

2021 年 6 月,医生在电话随访中了解到这个小小的家庭早已在 2 年的康复治疗中不堪重负,在专家的推荐下,平平成功报名了中国残疾人福利基金会"脑瘫儿童滋养计划",每月补贴费用 1 500 元,且获得一定的治疗帮扶。近年来,国家医保政策也将脑瘫儿童康复纳入居民门诊慢性病范围,报销比例 65%。这两项举措为这个家庭减轻了不小的负担。

后续随访得知在父母和医生的共同努力下,平平已经可以独立行走,并且和同龄儿一样进入幼儿园学习玩耍,这个小家也逐渐恢复了生机。

【案例来源】
河南中医药大学第一附属医院儿科。

【解析】
本案例包含的思政元素主要有三个方面。

1. 争分夺秒,挽救生命。在本病例中,医护人员采用快速、标准化的诊断方案为孕产妇提供快速、准确的评估和诊疗,减少危重孕产妇的确诊时间,降低孕产妇危险,尤其对于新生儿来说,尽早发现、及时处理可以有效改善新生儿不良预后,提高生活质量和就诊满意度。

2. 政策保障,维护患者基本权利。每一个患者都享有生命权、身体权、健康权,但由于经济水平的差异,少数患者得不到基本的医疗保障。新的医疗技术和药物的研发为患儿带来康复的希望,然而部分患者无法支付高昂的费用,从而延误治疗。面对上述问题,近年来医保不断增加可报销项目,报销比例也有所增加;社会基金积极落实党中央国务院有关扶贫工作精神,对全国贫困地区、弱势群体、困难家庭的脑瘫患儿实施医疗救助,帮助患儿得到及时规范治疗。党和政府尽力做到"一个也不能少",在维护患者权利方面不遗余力。

3. 以中国精神润泽中国情。本案例中,母亲多年如一日守护平平,不辞辛劳,始终陪伴在儿子的康复路上,正是这不懈地坚持鼓舞着平平,正是这如水般的母爱温暖着平平,指引其不断前行。尊老爱幼是中华民族的传统美德,爱护幼小,保护弱者,正是中国仁爱精神的体现。换个角度来看,每一个普通公民,又何尝不是被祖国母亲时刻保护着呢?

第五节　其他临床诊疗案例选

【案例 1】

张某,女,68 岁。因"双膝关节肿痛反复发作 1 年"就诊。

因自觉体弱,患者非常注意生活中的养生保健,以阅读养生类书籍、关注健康讲座为主,平时生活起居非常规律,饮食上遵循低盐、低脂、优质蛋白原则,远离油炸食品,坚持每天外出活动,练太极拳以锻炼身体,间断服用"提高免疫力"的保健品。近一年,患者每于上下楼梯和起蹲时,自觉膝关节酸软无力,之后又逐渐出现双膝关节交替肿痛,腕关节也间断会疼痛。风湿科就诊,检查结果:类风湿因子(RF)120IU/ml,抗环瓜氨酸肽抗体(anticyclic citrullinated peptide antibody,anti-CCP antibody)80RU/ml,红细胞沉降率(ESR)35mm/h,C 反应蛋白(CRP)20mg/L,诊断为"老年类风湿关节炎"。治疗给予口服雷公藤多苷片 20mg 每日 2 次,加局部的中药贴敷。并要求按时随诊。

患者出现症状后十分不解,首先对疾病诊断产生疑问,认为平日坚持保健,还特别注意关节保暖,加强锻炼,应该不容易罹患此病,同时,对药物说明书中描述的副作用十分抵触。

面对充满疑惑的患者,接诊医护团队进行了及时的健康指导。针对她的认识误区,以及以往患者们常见的疑问,从日常的饮食、锻炼方式的选择到如何调节情绪等都进行了健康指导;对如何根据中医体质进行养生保健向患者做了专项个案分析,又将关节导引术中的"通痹操"教予患者开展日常锻炼;同时,为了让患者接受用药,将中西医结合治疗类风湿关节炎药物方案对患者进行分析解释,患者逐渐意识到类风湿关节炎作为一种自身免疫性疾病机制十分复杂,能够接受罹患疾病的结果,知道只通过进食补品、锻炼身体,提高免疫力来预防和治疗风湿病的观念是不正确的,并且坚定要坚持中西医治疗的信心,积极配合医院开展药物治疗和功能锻炼。

通过规范用药,加上正确的养生保健锻炼,3 个月后,当医院再次对患者进行病情评估时,发现其关节肿痛等临床症状明显改善,加上情绪稳定,治疗配合,患者完全可以正常自理生活,中西医治疗结果让患者十分满意。

【案例来源】

北京中医药大学东方医院风湿科。

【解析】

本案例是老年人群慢病管理典型案例,体现中西医结合下的医养协同对老年慢性疾病诊疗的重要作用,思政元素主要包括社会责任、协同合作、专业自信方面。

1. 关注老年人养生保健需求,需要多方协同,体现社会责任感。针对老年慢性病患者,需要对其进行慢病管理,慢病管理有助于提高患者生活质量,降低医疗费用,减轻社会负担。在管理过程中,需要医护协作,需要医疗机构与社区机构及社会工作者相互协作,此外还需要患者本身及其家庭的配合,调动了广泛的社会资源,体现各类人群的社会责任感。老年慢性病患者自身如何配合慢性病管理,提高生活质量需要有效的慢病医学知识教育指导,采取线上或线下等不固定形式开展定期的健康教育和科普宣传指导是现实所需,也是社会责任感的体现。

2. 中医体质养生显现中医药在老年养生中的作用及特色,需要坚定中医专业自信。从老年人群的慢性疾病预防到慢性疾病管理方面,都离不开养生保健的参与。中医养生保健以中医理论为指导,通过调节饮食、调摄情志、调节身体各项功能等各种手段,达到减少疾病、控制病情、增进健康的目的。而以体质学说为指导,通过体质辨识进行"因人制宜"的养生,不仅凸显中医药学"辨体养生保健"的特色,更对维护患者的身心健康、提高生活质量有着重要意义。对于坚定中医自信是很好的展现。

【案例2】

张某,男,72岁。因"左足大趾反复肿痛10年,伴双膝关节肿痛反复发作2年,加重3天"就诊。

患者10年前开始出现间断左足大趾肿痛,可自行缓解,之后每年发作1次,2~3天可逐渐缓解。近2年发作频率增加,每2~3个月发作1次,发作时伴有发热,活动受限,疼痛剧烈。体检发现尿酸增高,最高620μmol/L。诊断为"痛风",建议低嘌呤饮食,戒酒,加用降尿酸药物治疗。因听说西药伤肝伤肾,未服用药物,发作时服用自行购买的某种进口"痛风药",关节肿痛可以缓解,平时服用某种药酒。3天前左足大趾及双膝肿痛再次加重,疼痛剧烈,不能下床,发热,情绪急躁。于门诊就诊,实验室检查示:C反应蛋白120mg/L,血尿酸580μmol/L,血肌酐140μmol/L。诊断为"急性痛风性关节炎、肾功能不全",关节超声示"双膝关节晶体性关节炎",收住入院。患者患糖尿病15年,血糖控制不理想;血脂异常;冠心病支架术后5年。

通过对患者的整体评估,其关节肿痛剧烈,情绪易怒,对治疗不能配合,医生制订了治疗方案。首先针对其关节肿痛给予关节局部中药外敷,消肿止痛,双膝关节腔穿刺注射复方倍他米松注射液7.5mg抗炎止痛等治疗,很快改善症状;同时邀请了多学科会诊,对糖尿病、冠心病、高脂血症以及痛风进行了综合的方案讨论,对饮食方案、代谢综合征的管理等进行了规范。对患者目前的病情进展情况,与患者及家属进行了全面的沟通;对痛风的危害,药物治疗的方案等进行了解释;患者对疾病也有了正确的认识。降尿酸、降糖、调节血脂等药物联合应用,患者血糖、尿酸及血肌酐等控制平稳,病情得到控制。

患者出院1个月后复查告知,通过规范用药,加上正确的养生保健锻炼,未再有关节肿痛发作,复查实验室指标也都达标。

【案例来源】

北京中医药大学东方医院风湿科。

【解析】

痛风作为目前高发病,对患者的生活质量影响较大,在治疗过程中,健康知识宣教和日常生活管理起着非常重要的作用。本案例思政元素主要包括科普教育、团队合作的重要性等方面。

1. 医养结合是疾病治疗的需求,科普宣教是治疗方案的重要组成部分之一。随着生活水平的逐年改善,大众对健康的需求也越来越高,"健康中国"的建设也应运而生。每个人都是自己健康的第一责任人,这就要求大众具备一定的医学知识。中医治未病思想源远流长,防重于治,利用医学科普宣传在人们心中播撒健康素养的种子,提升公众健康素养是保障居民健康最经济有效的措施。本案例通过科普教育宣传让患者认识到痛风的危害、正确的药物使用方法及其他合并的常见慢性疾病饮食养生方法,为患者后期的健康生活奠定了基础。作为临床医生,对于慢性疾病,不仅要关注疾病本身的治疗,更要关注如何帮助患者控制疾病诱发因素,加强康养,着力于防病,然后才是治病。投身于科普宣教,致力于医养结合,共筑健康中国。

2. 老年患者基础疾病较多,多学科协作要在医疗全程中体现。老年患者除了求诊的疾病外,往往合并高血压、糖尿病、高脂血症、心脏病等基础疾病,患者同时服用两三种药物,在制订治疗方案时需要考虑药物的相互作用,在患者肝肾功能不全时,应尽量选择对肝肾功能无损伤或损伤轻的药物,因此在疾病诊疗中,需要强调多学科协作的重要性。

3. 医患共情及职业道德的培养。正如《病患的意义》一书的作者图姆斯所言:"大夫,你只是在观察,而我在体验。"作为医者,要设身处地地从患者的角度来思考问题,想想患者所想,提高共情能力,体恤和减轻患者痛苦,提高患者生命质量。痛风是一种慢性病,需要长期的规范治疗。该患者来诊时多关节肿痛发作,给其带来极大的痛苦是需要及时解决的首要问题,需要医生具有医患共情能力,共情患者,尽心解除其痛苦也是医生职业道德的体现。

【案例3】

李某,男,42岁。因"胸部及腰背反复疼痛3年余"就诊。

患者3年前出现前胸部疼痛及腰背痛,疼痛时服用"止痛药"可稍缓解,劳累或饮酒后均可出现,反复就诊于心内科、骨科、疼痛科,均未发现明显的异常。曾在风湿科就诊,检测人白细胞抗原-B27(human leukocyte antigen,HLA-B27)为阴性。骶髂关节CT及MRI均未见明显异常,红细胞沉降率、C反应蛋白均正常,除外脊柱关节炎。患者否认银屑病和脊柱关节炎的家族史。患者诉既往胸部疼痛一般2~3天可逐渐缓解,近期发作频繁,因恐惧为"心肌梗死",反复就诊于急诊,现为明确诊断而收住入院。患者患高尿酸血症,尿酸最高达620μmol/L,未规律用药。曾有消化道出血。因反复就诊未有明确诊断,一度怀疑为"焦虑症",情绪不佳。

入院后再次完善了心电图、心脏彩超,胸部CT及血液学检查,排除了心脏疾病、感染以及肺部病变。血尿酸为720μmol/L,胸部CT及MRI提示,T4—T7异常信号。较高的血尿酸为诊断提供了线索,通过查阅文献、多学科讨论,最终诊断为胸椎处血尿酸沉积导致的痛风。

接诊团队根据中西医结合痛风专家共识以及诊疗指南,为患者制订了治疗方案,包括规范的低嘌呤饮食、生活起居调节、降尿酸药物的应用,以及中药化湿通络止痛的治疗。通过治疗,患者症状改善,出院后随诊,病情平稳。

【案例来源】

北京中医药大学东方医院风湿科。

【解析】

痛风已成为常见病、多发病,对于常见病多发病的诊疗,还要关注其临床少见、疑难表现的甄别。本案例的思政元素主要包括专业自信、自我学习能力等方面。

1. 专业自信。随着生活水平的提高,人们有更多机会摄入含高嘌呤的食物,痛风的发病率逐年升高,属临床常见病,因部分患者并不常规体检,常常因疼痛难忍首次就诊,往往选择骨科或疼痛科就诊,如果症状不典型,易被误诊或漏诊。该患者由于胸椎处血尿酸沉积而导致痛风,不属于痛风的多发部分,因此患者辗转于多家医院、多个学科,经过查阅文献和多学科讨论才最终得以明确诊断。尽管现代医学分科精细化趋势越来越明显有时给综合诊断带来影响,但是医学诊断技术亦随之不断更新,只要经过合理的分析、全面的检查,还是不难锁定痛风病的发病可能。此时,专业自信就显得尤为重要,一方面风湿科的疾病谱基本特点就是表现多变而隐匿,常常涉及多个系统,具有反复性,那么围绕常见的风湿类疾病进行相关检查就顺理成章了;另一方面,心内科、骨科、疼痛科的疾病也有其自身特点,根据病史特征很容易除外该科室常见的疾病,那么结合一些特殊检查,可以诊断。由此例可以看出,系统的临床思维是专业自信的来源。

2. 自我学习能力。无论是医学生还是教师，都有一个共同认识，患者不会按照教材的内容来生病，但只有经过临床的磨炼，才会对这个共识有深刻的体会。临床工作中时刻充满挑战，不只有疑难病、罕见病，常见病也有罕见症状，这就要求临床工作者处处留心，既要不断更新自我的专科知识储备，也要不断从患者身上学习常见病的差异表现。此外，还应注重交叉学科的涉猎，多学科融合诊疗。医学的知识在不断更新进步，医生应该有终身学习的心理准备。持续学习、思考是临床对于疑难、少见病诊疗应具有的素质和能力。该疾病的诊断，就是通过文献调研、学科讨论而最终明确的。

【案例 4】

王某，女，68 岁。因"口干、眼干 2 年，加重伴疲乏 3 个月"就诊。

患者 2 年前开始出现眼干，自用某种"润眼液"有改善，但时有反复，并逐渐出现眼痛、畏光等不适；曾就诊于眼科，诊断为"干眼症"，给予"滴眼液"治疗，有改善；同时患者口干，但不欲饮水，口中黏苦，常发口腔溃疡，反复的腮腺肿大，自认为"上火"，服用清热药能有所缓解，逐渐出现牙齿发黑，多发龋齿，频繁于口腔科就诊补牙；之后曾间断出现关节疼痛，主要累及双手关节，自行服用"止痛药"可缓解；3 个月前无明显诱因出现乏力、消瘦，自行购买某补品，服用后无明显改善，并出现午后低热，体温在 37.2～37.5℃，间断有干咳，外院查肺 CT 诊断"肺炎"，服用"抗生素"治疗，未见明显改善。遂来就诊，门诊检查，血常规示：白细胞计数 $2.45 \times 10^9/L$，红细胞计数及血小板计数均正常。红细胞沉降率 30mm/h，C 反应蛋白 30mg/L，收入病房住院。入院时患者口干，饮水不能解渴，进干食需就水，多发坏牙，眼干，畏光，分泌物较多，双手关节痛，晨僵大于 30 分钟，疲乏明显，纳差，眠差，小便调，大便黏腻不成形。既往体健，否认结核、肝炎等病史；母亲患类风湿关节炎。

患者收住入院后，考虑口干、眼干、关节痛，炎症指标高，完善风湿免疫相关检查；因发热、消瘦等，排查了感染、肿瘤等相关检查，检查结果显示，抗核抗体（1∶320）、抗 SS-A 抗体阳性、抗 RO-52 抗体阳性。同时唾液腺超声提示：颌下腺弥漫性损害。肿瘤及感染相关指标未见明显异常。唇腺病理学检查：可见灶性淋巴细胞浸润。根据 2012 年干燥综合征国际临床合作联盟制订的分类诊断标准，诊断为干燥综合征、白细胞减少、间质性肺炎。结合患者口干不欲饮、眼干，多分泌物，舌暗，苔腻，脉濡，中医诊断为燥痹，燥湿互结证。给予中药甘露饮加减治疗，同时联合醋酸泼尼松 15mg 每日 1 次，免疫调节剂硫酸羟氯喹 0.2g 每日 2 次、雷公藤多苷片 20mg 每日 2 次口服。患者症状改善，出院后随诊，激素逐渐减停，中药联合硫酸羟氯喹、雷公藤多苷片继续维持随诊，病情平稳。

【案例来源】
北京中医药大学东方医院风湿科。

【解析】
风湿免疫病多为累及多系统的慢性自身免疫性疾病，因其症状出现隐匿，不典型，且多为多系统受累，临床早诊早治有一定的难度。本案例思政元素主要包括中医治未病在预防保健中的优势、医学专业的重要性，以及中西医结合专业自信。

1. 医病非难，难在疑似之辨，要有钻研精神，才能专业地应对临床问题。该患者为多系统受累疾病，此类疾病常常因其症状不典型难以确诊，使患者辗转于不同的科室，不能得到及时的诊治。让患者得到早诊，从而早治，需要有扎实的专业知识为积淀。

医学是一门经验科学，需要不断地实践和探索，学习钻研。临床病例需要从细节入手，但更要有整体观,才能够看到全局。很多疑难病的诊治,就是得益于细节加全局的综合考虑,才能使疑似之辨了然于胸。也是提示医学学习需要专业、需要敬业,不断钻研,才能有精湛的技术帮助患者解决问题。

2. 中医预防医学的悠久历史以及优势所在,增强养生专业认同感。本病例展现了干燥综合征的疾病发展过程,患者从疾病起始的外分泌腺受累初始,到逐渐出现的多系统受累:发热、白细胞减少、间质性肺病。早期外分泌腺受累阶段,及时的治疗可以延缓疾病进展,正是中医养生医学中未病先防、既病防变、瘥后防复理念的体现。

医学正在从"疾病医学"向"健康医学"发展,从"注重治疗"向"注重预防"发展,预防、治疗并重是慢性病管理的重要方法,"治未病"对现代预防医学的发展有启迪作用。

3. 中西医结合,互补相协治疗特点,展现中医学的优势和专业自信心。免疫学是一门快速发展的学科,目前治疗免疫病,西医仍占据主流,对中医免疫病的预防及治疗来说是挑战,在该病的治疗方案中,目前多遵循西医指南,而中西医结合的治疗方案,正在免疫病等疑难疾病的治疗中展现优势和特色,中西医联合,能够在疾病的不同阶段,达到增效作用,这也有助于学生树立"人无我有、人有我新、人新我特"的中西医专业自信。

【案例 5】

林某,女,29 岁,因"月经反复推迟 10 年"就诊。

患者印象中从大学以来就一直月经推迟,经常间隔 1 个月来 1 次月经,有时候两三个月也不来月经,因除月经推迟之外无其他不适,未予重视。半年前,患者结婚了,虽然暂时还没有生育的计划,但开始关注生育的事情,听说月经不调会影响生育,所以有些担心。于是去西医妇科门诊看病,诊为"多囊卵巢综合征",医生让她减肥,同时开了点药给她。患者服药后觉得胃口很不好、时常恶心,没有坚持治疗。

最近,患者因为颈椎不舒服来针灸,治疗后很快有了明显好转,她很高兴,顺便问起:"沈医生,月经推迟能用针灸治疗吗?"沈医生说:"当然可以啊。"患者听了很高兴,但又有些将信将疑:"真的啊? 针灸还能调月经啊?"医生耐心地给她科普了相关的针灸知识。于是患者要求沈医生为她做了第一次针对月经推迟的针灸治疗。根据患者月经量中、色红、有血块,以及体型肥胖、面部痤疮、平素带下量多色白、嗜食甜食,大便不实等特征,结合仔细查体见患者中下腹部皮温明显较低,舌淡胖,边有齿痕,苔薄白,脉沉,辨为脾肾阳虚,痰湿瘀滞。沈医生取中极、关元、气海、归来、三阴交、合谷、足三里、丰隆等穴进行针刺,并于关元穴施灸,嘱患者每周 3 次进行治疗。2 周后,患者愁容满面地来了:"医生,今天都第 7 次了,怎么还没有来月经啊? 这回还是不准啊,已经 1 个半月没来月经了。"沈医生耐心地给她解释了月经病治疗的特殊性,3 个月经周期为一个疗程,安慰她不要焦急。

患者坚持治疗了 3 个疗程,月经推迟的情况逐渐改善了,恶心、纳差的情况也消失了,而且她发现自己变苗条了,带下量多的情况明显改善,脸上的痘痘也发得少了,特别开心。她不知道是可以结束治疗了,还是需要再巩固,这次门诊她问道:"医生,我这两个月月经都蛮正常了,还需要再继续治疗吗?""针灸效果蛮好的,就是每周来 3 次太麻烦了,上班不好一直请假,要是能更方便一些就好了。"沈医生针对她的情况和诉求,建议她进行埋线治疗,每次半小时完成,3~4 周复诊 1 次即可,患者欣然接受了这个方案。

1 年后的一天,患者来到沈医生的诊室,她笑容满面地说:"沈医生,我来看你啦。我这个月月经还没有来,已经好久没有这样啦。"接着她又欢快地笑起来"这次不是推迟,是怀孕了。"

【案例来源】

上海中医药大学附属曙光医院针灸科。

【解析】

本案例分享的是一则针灸治疗月经后期的成功病案,体现了针灸有效、不良反应小、治疗手段多样的特点。思政元素主要体现在文化自信、文化责任感、工匠精神以及医患沟通方面。

1. 针灸的适应证非常广泛,疗效确切,对内、外、妇、儿、五官等各科疾病都有确切的疗效,中医人应当坚定自信。

2. 中医学是中国的瑰宝,中医医生及医学生肩负了弘扬中医的重任。案例中患者一开始对针灸能够治疗月经病表示惊奇和疑惑,医生及时的科普增加了她对针灸的了解,也拓展了施治的平台,才有了这一则成功案例。中医从百姓中来,也要回到百姓中去,做好科普工作,增进百姓对中医的了解认识,是弘扬中医的重要一环,每一位中医人都当有这份责任心。

3. 疗效是立命之本,医生要具有工匠精神,不断精进医术。好的疗效才能得到患者的认可,案例中的患者从将信将疑到愿意尝试,再到坚持治疗,到最后欣然报喜,正是好医术带来的结果。不断学习、进步,保障疗效、提高疗效是每一个医生的追求和职责,也是中医得以弘扬的必要条件。

4. 好的医患沟通,是治疗的基础。案例中医生为患者科普针灸疾病谱、解释月经病治疗的疗程问题、认真听取患者的诉求给予个性化方案,保障了医疗的顺利进行。良好的医患沟通是提高患者依从性的关键因素,可以保障医疗工作的顺利进行。

【案例6】

王某,女,58岁。因"头痛2年,加重2周"就诊。

患者2年来间断头痛,疼痛部位以两颞侧为主,发作甚时全头作痛,呈紧箍沉重感,近2周因家事烦扰,心情不佳,头痛发作较前频繁,每日均有发作,每次持续半天,疼痛评分5~6分。既往体健,多次查头部CT均未见异常。前往首都医科大学附属北京中医医院针灸科就诊,刻下症见:头痛以双颞侧为主,呈紧箍胀感,心烦,易怒,眠差,纳可,二便调。查体:在双颞侧可触及条索,局部压痛明显,舌质暗,苔白,脉弦。西医诊断:紧张性头痛;中医诊断:头痛(气郁血瘀证)。予火针点刺联合毫针针刺疗法治疗,选穴:神庭、本神、角孙、率谷、天冲、阿是穴、合谷、三阴交、液门、太冲。具体操作方法:首先使用火针在局部触诊条索及压痛处进行点刺,深度2~3mm,立即出针,用消毒干棉球按压针孔以防出血;后行毫针刺法,使用0.3mm×40mm一次性针灸针,头部穴位采用帽状腱膜下针刺法,进针25~35mm后强捻转,液门透中渚、太冲透行间,合谷、三阴交为常规针刺法,留针30分钟,每周治疗2~3次。患者因头痛频繁发作影响日常生活,加之生活琐事等因素,导致焦虑情绪的产生,也因头痛频繁发作对疾病预后产生了一定的担忧和恐惧。

对于患者的疾病反复以及忧虑,接诊医护团队进行了详细了解,并进行了健康指导。针对患者对于病情反复以及疾病预后的担忧,从医学科普角度对患者进行疾病病情以及治疗方案告知,对疾病的一般发生发展以及预后等情况进行分析解释,让患者对疾病有一定的认知,减少患病的心理负担;针对患者的情绪问题,从生活起居作息、日常饮食及运动锻炼等方面指导患者进行情绪调节,帮助患者调养身心,降低情绪的不利影响;同时,为了加强治疗效果,将自身防护保养的重要性对患者进行分析解释,患者逐渐意识到自我调节保养对该疾病治疗的重要性,在积极配合针灸治疗的同时,也积极进行起居作息规律养成、适量运动锻炼、情绪调节等自我保养调护。

经治疗1次,患者头痛即有所缓解。通过积极针刺治疗,加上正确的防护保养锻炼,3次治疗后患者头痛完全消失,当接诊团队再次对患者进行病情评估时,发现其除了头痛症状明显缓解,睡眠还较前好转,患者对治疗效果信心十足,无明显焦虑情绪,积极配合治疗,自觉日常生活无明显影响,针刺治疗结果让患者十分满意。

【案例来源】

首都医科大学附属北京中医医院针灸科。

【解析】

本案例是针灸治疗紧张性头痛等疼痛类疾病取得佳效的典型案例,体现针灸治疗在疼痛类疾病中的重要作用,思政元素主要包括社会责任、协同合作、专业自信方面。

1. 医学科普、健康指导有现实需求,需要关注,体现社会责任感。患者对于疾病缺乏正确认识,患病后易产生心理负担;患者有自我调护养生的需求,但缺乏正确有效的指导,定期的医学科普宣传和针对性的健康指导可帮助患者减轻心理负担,学习养生知识。是现实所需,也是社会责任感的体现。

2. 医养深度结合在疾病管理中有现实意义,体现协同合作精神。"医养结合"以医疗为保障,以康复为支撑,边医边养、综合治疗;"医"主要是医疗技术上的服务,"养"包括生理和心理上的护理服务。疾病管理需要医患协同配合,医师提供安全有效的治疗方案,患者积极配合,同时医师为患者进行养生调护指导,更好地调理患者身心状态,医养深度结合,是体现医患协同合作的重要形式。

3. 中医调护显现中医药在治病养生中的作用及特色,坚定中医专业自信。疾病的治疗、预防等都离不开中医调护的参与。中医调护是指在中医理论指导下,运用中医情志调护、中药、针灸等一系列操作技术达到预防、调理和治疗效果的临床手段。以中医理论为指导,患者可通过规律起居作息、适量运动锻炼、饮食节制、调畅情志等进行自我保养调护,对促进患者身心健康,提高生活质量具有指导意义。针灸作为中医药学的重要外治技术之一,其有效性、安全性、广泛性、经济性以及易行性亦是有目共睹。现在针灸医家在继承前人理论及临床技能的基础上,大胆尝试和创新,坚持"以效为宗,优势技术组合"的理念,增加了针灸疗法的多样性,提高了针灸治疗的有效性,维护了患者的身心健康,改善了其生活生存质量。对于牢固树立专业自信是很好的展现。

【案例7】

于某,男,30岁。因"左眼睑闭合不全伴口角向右侧歪斜5天,左颜面部疱疹1天"就诊。

患者5天前因外感后晨起发现左眼睑不能闭合、口角向右侧歪斜,伴左耳后疼痛,遂于外院就诊,诊断为"面神经炎",予复合维生素B营养神经治疗,症状缓解不明显,并自觉症状逐渐加重,1天前左侧颜面部出现少量簇状疱疹,皮肤颜色淡红,伴有疼痛。就诊于首都医科大学附属北京中医医院,刻下症见:患者左眼睑闭合不全,口角向右侧歪斜,左耳后疼痛,左侧颜面部可见少量簇状疱疹,无听力下降,未见皮疹,头昏沉感,性急易怒,口干,纳可,眠安,小便黄,大便可。舌红,苔薄黄,脉数。查体:神清,语利,左侧额纹消失,左眼睑闭合不全,左侧鼻唇沟变浅,伸舌居中,鼓腮时漏气,余神经系统查体未见阳性体征。头部CT未见异常。西医诊断:痛性眼肌麻痹综合征;中医诊断:面瘫急性期(外感风热证、热伤经络证)。建议住院治疗,患者拒绝。门诊治疗予疱疹处点刺放血,维生素C、复合维生素B各0.3g,3次/d,醋酸泼尼松龙30mg,1次/d,连服5天。中药治以发散风热、祛邪通络,方药组成:金银花15g,连翘10g,黄芩15g,竹叶10g,牡丹皮10g,赤芍10g,桃仁10g,柴胡15g,龙胆草10g,胆南星10g,生地黄10g,全蝎6g,甘草20g。7剂,每日1剂,水煎服,早、晚各200ml。1周后复诊,患者耳后痛缓解,面色淡红,小便不黄,仍左眼睑闭合不全,口角向右侧歪斜。

舌淡红,苔薄白,脉弦。停激素及中药,予毫针针刺治疗,选穴:患侧阳白、鱼腰、攒竹、丝竹空、颊车、承泣、迎香、风池、翳风、听宫、合谷、太冲、百会,留针 30 分钟,每周 3 次。患者因面部出现疱疹对前期的疾病诊断及治疗方案产生疑虑,因疾病导致的面部改变影响日常形象,患者对疾病预后产生担忧,造成了一定的心理负担。

对于患者的质疑及思虑,接诊医护团队进行了及时的医学科普及心理疏导。针对患者对前期疾病诊断及治疗方案的质疑,从疾病的发生发展和临床症状表现、西医治疗药物方案等角度对患者进行医学科普;同时,为了减轻患者疑虑,医护团队就治疗方案以及中西医治疗的优势对患者进行分析解释,让患者对治疗方案产生一定信心并依从治疗安排,医护团队还就该疾病的日常防护保养锻炼以及情绪调节等进行了健康指导,以加快疾病的恢复。

通过积极中西医治疗,加上正确的防护保养锻炼,1 个月后,当接诊团队再次对患者进行病情评估时,发现其眼睑闭合不全、口角歪斜等症状明显缓解,面部肌肉恢复正常,加上情绪稳定,治疗配合,患者身心健康均得到改善,中西医治疗结果让患者十分满意。

【案例来源】
首都医科大学附属北京中医医院针灸科。

【解析】
本案例是针灸优势病种诊疗管理的典型案例,体现针灸治疗在面瘫等优势病种诊疗中的重要作用,思政元素主要包括社会责任、法治意识、专业自信方面。

1. 患者有医学科普、健康指导的现实需求,需要关注,医生给予满足体现了医生的社会责任感。患者因为专业原因对于疾病的认识不够,对于疾病的发生发展以及预后等存在一定的疑虑及担忧;患者有针对疾病的专业性防护保养锻炼的需求,但缺乏有效的指导,定期的医学科普宣传和针对性的健康教育是现实所需,也是医生社会责任感的体现。

2. 疾病管理需要医患双方协同合作,履行自身义务,体现法治意识。当患者对病情认识不清楚时,医师具有诊疗说明的义务,应当向患者说明病情以及采取的治疗措施;当患者对疾病认识不够、对日常防护保养有需求时,医师具有健康教育及健康指导义务,患者具有配合治疗的义务,患者按时进行诊疗,积极配合治疗方案。医患双方各自履行好双方义务,协同合作,才能取得更好的临床治疗效果,做好疾病管理工作。使用通俗易懂的语言向患者进行医学科普及健康指导。患者在疾病管理中亦有重要作用。

3. 中医药学在疾病治疗中的作用及优势,坚定中医专业自信。中医药学是在几千年的防病治病实践中形成的,以包容的胸怀,通过中西汇通、中西医结合吸取西医学先进理念,其理论不断丰富发展。中医药学以人为本的个体化诊疗模式,整体调节的理念与丰富多彩的治疗方法等疗效确切、优势凸显,在防病治病中具有不可替代的积极作用。针灸疗法在中医理论指导下运用针灸方法刺激人体经络腧穴而达到防治疾病的目的,是中医外治法的典型代表。现代针灸医家坚持"以效为宗,优势技术组合"的理念,根据患者就诊时的身心状态,选择不同的疗法进行综合治疗,以增强临床疗效,促进身心健康,提高生活质量。疾病的治疗、预防等都离不开中医调护的参与。以中医理论为指导,患者可通过避风寒、慎起居、畅情志、调饮食及适劳逸等进行自我保养调护,对促进患者疾病恢复、身心健康、生活质量提高等均具有指导意义。中医药学包含着中华民族几千年的健康养生理念及其实践经验,其临床有效性有目共睹,对于坚定专业自信具有较强的针对性和说服力。

【案例 8】

李某,男,29 岁,因"结婚 3 年未育子女"就诊。

患者结婚 3 年未育子女,当地医院检查结果显示精液中的精子数量仅 80 万个/ml,活动率明显下降,之后行体外受精-胚胎移植 1 次未获成功,由于经费昂贵,难以再次承受,故前来福建省人民医院针灸科治疗,诊断为"不育症(精宫虚寒证)",采取重用隔姜灸,结合针灸、梅花针、中药治疗的方式治疗。

在治疗期间,医护团队根据其中医体质,从日常饮食、运动及行为习惯上给出具体建议,并耐心向患者及家属解释不育症的病因,引导思考并更正其部分错误观念,对患者家庭氛围的改善起到一定正向作用,促进家庭和谐、美好发展。

经过 4 个月的治疗,患者后育一子,患者及家属感激不已。

【案例来源】

福建省人民医院针灸科。

【解析】

本案例是中医治疗男性青年不育症取得佳效的典型案例,体现针药结合的方案对生殖类疾病诊疗的重要作用,思政元素主要包括社会责任、协同合作、专业自信方面。

1. 不育症在当前社会环境下受到广泛关注,对本病的救治体现了医师的社会责任感。生育率降低是全社会共同关心的热点。医者父母心,能为每个家庭带来新生命,是患者之喜,也是医者之喜。家是最小国,国是最大家,能为国家带来新生命,是全社会之喜。

2. 不育症的治疗不仅体现协作精神,更表现出医者对患者的关爱。不育症的治疗不仅仅局限于夫妻一方,更需要双方,以及双方家庭共同配合。错误的观念、不良的家庭氛围对疾病的治疗百害而无一利。当局者迷,旁观者清。医疗工作者作为旁观者,可以从其他角度,给予适当的建议,在一定程度上可以促进患者家庭氛围和谐向好,不仅医身,更重医心。

3. 中医治疗不育症疗效显著,价格低廉,中医从业者需坚定专业自信。西医疗法辅助生殖价格高昂,并非所有家庭都能接受,且有失败可能性。中医疗法为无数家庭带来希望,中医从业者需要传承优秀诊疗技术及学术思想,并在此基础上发扬光大,造福全人类。

【案例 9】

刘某,男,56 岁,因"右侧口眼歪斜 5 个月余"就诊。

患者 5 个月前劳累、受风后出现右侧口眼歪斜,就诊于外院,诊断为"右侧周围性面神经麻痹",治疗 3 个月余疗效不显,其间逐渐出现右侧面部联带运动,为求进一步诊治就诊于福建省人民医院针灸科。肌电图提示"右侧面神经重度不全损伤"。

初就诊时,患者情绪消极,伴夜寐差。医者首先进行心理疏导,后给予浅针、穴位埋线结扎、耳穴综合治疗。1 周后,患者右侧面部板滞感明显改善,夜寐时间延长。续加予艾灸、药物罐等疗法连续治疗 1 个月余后,患者面瘫症状较前大幅好转,生活质量明显改善。随访患者 2 个月,其间病情逐渐好转,对治疗满意度极高。

【案例来源】

福建省人民医院针灸科。

【解析】

本案例是针灸治疗急性病后遗症取得佳效的典型案例,体现多种针灸疗法结合的方案在治疗面瘫后遗症方面的疗效,思政元素主要包括履行义务、以人为本、协同合作方面。

1. 患者久病疗效欠佳,病变影响容貌及生活质量,有消极心态属人之常情,密切关注和及时干预体现了履行义务、以人为本。周围性面瘫迁延至后遗症期，以口眼歪斜、面部联带运动等为主要表现，极大程度影响患者日常生活。患者病急乱投医、质疑医生、沮丧绝望等都是常见现象。医护团队以"仁"为团队思想核心和行动纲领，急患者之所急，及时疏导患者，解答疑问，定期随访，对改善医患关系、促进疾病恢复都起到正向作用，这既是医护人员关爱患者的心情，又是医护团队责任与义务的体现。

2. 多种疗法结合对疑难杂症的治疗起到积极作用，是针灸的重要治疗思路。穴位埋线结扎法极具中西医结合特色，但对术者的解剖学知识、临床技术、无菌操作要求颇高。各种方法"结合"展现出中华民族海纳百川的精神内核、对"求大同以宏志"的理解与向往、深厚的文化积淀，以及中华文明兼容并蓄的开放胸襟。

【案例 10】

庄某,女,29 岁。因"右侧口眼歪斜 2 天"就诊。

患者诉 2 天前开会时被右后方冷空调吹到受凉，出现右侧面部僵滞，当时未重视，昨日晨起觉右耳后疼痛，早饭时发现味觉减退，并有食物残留在右侧面颊，立即至西医医院神经内科就诊，头颅 CT 检查显示:未见明显异常，诊断为"周围性面神经麻痹"，给予泼尼松片、甲钴胺以及阿昔洛韦片治疗。患者内心非常焦急、害怕，听朋友说有人针灸治疗很快痊愈了，当天下午又赶至附近的二级医院中医科寻求针灸治疗。但治疗后觉右耳后疼痛加重，第二天晨起发现情况更重:右眼变小，口角向左侧歪斜，整个右侧面部活动不利，于是更加焦虑，同时觉得是不是昨天的针灸扎坏了，所以才更加严重。她生气懊恼了一整个上午，下午赶至三甲中医院针灸专科就诊。

就诊时患者情绪激动地说:"医生，是不是那家二级医院给我扎坏了呀，我本来还没这么严重的，扎完脸更瘫了。"张医生仔细地给她做了查体:右侧抬眉、皱眉无力，额纹变浅，右眼闭目露睛 2mm，Bell 征(+)，瞬目运动(+)，右侧耸鼻无力，咧嘴时右侧示齿减少，斜卵圆口征(+)，H-B 分级:Ⅴ，伸舌居中。医生又仔细地询问了之前针灸治疗的相关情况，然后耐心地向患者解释了她的病情:患者所患为周围性面神经麻痹中的贝尔面瘫，其特点是急性起病，1 周内为急性期，急性期内因炎性渗出、水肿压迫面神经，造成面神经麻痹，虽施以正确的治疗也难以避免症状进一步加重达到高峰;而早期针灸治疗有助于减轻炎性渗出，改善血液循环，减轻面神经损伤，是非常有意义的;针灸治疗主张分期施治，急性期以远道刺激为主，面部局部刺激宜少宜轻，所以根据所述前面的针灸是合理的。详细中肯的分析消解了患者心中的疑团。张医生进一步告诉患者，约 80% 的贝尔面瘫患者可以基本恢复，而早期积极的中西医结合治疗更有助于恢复，患者得到了极大的宽慰。接着张医生为患者施以了针灸治疗:取阳白(右)、颧髎(右)、地仓(右)、颊车(右)、翳风(右)等，面部腧穴轻刺激，并嘱咐她夜间佩戴眼罩，注意保护患侧闭合不全的眼睛，防止冷风吹患侧面耳部，保证睡眠，饮食清淡。5 日后，张医生调整了治疗方案，增加了患侧面部的局部取穴，加用了电针、皮肤针等治疗，并指导患者进行表情肌训练。患者一直规律地复诊。经过 6 周的治疗患者痊愈了，H-B 分级Ⅰ级，患者对治疗结果表示满意，同时非常感谢医生一直以来的宽慰鼓励。

【案例来源】
上海中医药大学附属曙光医院针灸科。

【解析】
本案例分享的是针灸科常见病面瘫的诊治经过，体现了诊疗常规在临床过程中的重要意义。其中的思政元素主要体现在法治意识、职业精神、人文关怀方面。

1. 遵守临床规范,进行诊疗说明是医生的义务。临床规范不仅是对医生的约束、对患者的保护,也是对医生的保护。案例中面对患者治疗后加重的质疑,规范的诊疗是最好的回答。而对诊疗进行必要的说明可减少医患的信息差,有助于减少医患矛盾。

2. 医生当不断加强临床业务能力,尽可能为患者提供全面周到的治疗方案。只有对疾病的病因病机、诊疗方案、调护要点、预后等有全面地掌握,才能为患者提供更好的治疗,所以对知识储备、临床技能的不断精进是医生必需的职业精神。案例中张医生为患者解释发病机制、疾病预后,综合运用针灸、康复、调护全面施治,取得满意疗效,得到患者认可。

3. 增强共情能力,注重人文关怀。医者仁心,临床中当想患者之所想、急患者之所急,关注患者的心理状况,给予必要的安慰、支持和鼓励,有助于取得良好的患者依从性,对疾病本身的治疗有所助益。案例中的面瘫,虽然无性命之忧,但对患者的社交、心理造成较大的影响,诊治过程中更应注意人文关怀。

【案例 11】

刘某,女,11 岁。因"咳喘 10 年"就诊。

患儿 1 岁时起每遇感冒咳喘即发,入冬加重,多次住院医治无效,以后无论冬夏遇凉喘即发作,呼吸急促,喉中痰鸣,不能平卧,甚则口唇发绀,四肢厥逆,发作次数逐年增加,反复发作,经久不愈。刻下症:面黄肌瘦,呼吸急促,喉中痰鸣,手足欠温,舌质淡红,舌苔薄白滑润,脉沉细无力。胸背部听诊均有明显哮鸣音。诊断:哮喘。治以宣肺化痰平喘。取穴:肺俞、大椎、风门。进针得气后,留针 15 分钟,留针期间行针 2~3 次,起针后用艾条灸 5~7 分钟。患儿自幼因咳喘反复发作多次就诊于当地医院,长年累月吃药治疗,因此对治疗十分抵触。患儿家属情绪焦虑,认为平时对患儿饮食起居十分注意,对于患儿的反复发病十分不解,并且对于针灸治疗哮喘的疗效仍抱有怀疑的态度。

面对抵触治疗的患儿及充满疑惑的患儿家属,接诊医师进行了及时有效的沟通。针对患儿病情,通过向患儿及家属耐心地解释病情,告知本病是一种顽固疾病,且易复发,详细说明中医对哮喘的认识及治疗方法,并举例分析针灸治疗此病的优势所在,增加他们对针灸治疗哮喘的了解,帮助患儿及家属树立信心和耐心,使其配合医生,按时治疗,达到预期的治疗效果。同时,认真聆听患儿及家属的倾诉,针对患儿及家属的疑问,从中医养生理念和方法、饮食的禁忌、生活起居上的防护及如何改善负面情绪等方面进行了健康指导;耐心与患儿及家属沟通解释,运用通俗易懂的言语说明此次治疗方案的选择,鼓励安慰患儿及家属以乐观的心态面对疾病,积极配合治疗。

通过第一次的针灸治疗,患儿咳喘即缓解,之后每日针灸治疗 1 次,10 次后哮喘控制,休息 1 周,改为隔日针灸 1 次,又巩固治疗 10 次。当年冬季,遇寒凉天气而哮喘未发作,感冒时仅感胸闷不适,呼吸不畅。次年又按前法治疗 20 次,第三年又针灸 10 次,哮喘再未发作。诊疗过程中,医生尽力尊重病儿及家属要求得到最适当治疗的权利,在细节上也注意保护其利益。

【案例来源】
河南中医药大学第三附属医院针灸科。

【解析】
本案例是针灸治疗呼吸系统疾病取得佳效的典型案例,体现针灸治疗在呼吸系统疾病治疗中的重要作用,思政元素主要包括社会责任、专业自信、法律意识、医德修养方面。

1. 患者对医学知识科普、健康指导有现实需求,需要关注,体现了医师的社会责任感。患顽固性疾病的人,尤其是年龄偏小的患者,常对治疗存在抵触情绪,患者家属由于各种顾虑,也极易出现焦虑、紧张等不良情绪,加重心理负担。因此,相关专业知识的介绍及健康生活的指导是必要的,也是医生社会责任感的体现。

2. 本案例体现了针刺在治疗内科、儿科疾病上的作用及优势,坚定了针灸专业自信。针灸作为中医学重要的组成部分,从古至今在治疗内外妇儿各科疾病及疑难杂症上都取得了显著的成效,为中医学的发展做出了极大的贡献。随着针灸理论的不断完善,针灸治疗广泛应用于临床,具有较高的安全性及有效性,针灸治疗不仅体现了中医的"辩证论治"的整体思想,而且针灸操作简便易行,安全性较高,副作用少,且根据患儿的不同情况,选取合适的治疗方法,使患儿易于接受,是值得推广的一种治疗方法。患儿第一次治疗后症状就较前有所改善,不仅大大增加了患儿对针灸疗法的信任,同时牢固树立了针灸专业自信。

3. 医者在此次的治疗中维护了患儿的权利,履行了自身的义务。医生经过向患儿及家属解释说明治疗方案,并与患儿及家属充分沟通交流后,尊重患儿及家属的意见,选择合适的治疗方式进行治疗,尽力尊重患儿要求得到最适当治疗的权利,重视保护患儿个人隐私,尽职尽责地为患儿治疗,取得了良好的疗效,是法律意识的体现。

4. 医者在此次治疗中体现了良好的医学素养,缜密的医疗思维敬业精神。面对患儿时,医者应认真聆听患儿及家属讲话,凭借过硬的专业素养和严密的诊疗思维,通过四诊合参制订出有效的诊治方案,展示规范的医护形象。用平等和善的态度对待患儿,采取轻松幽默的交流方式与患儿进行沟通,取得了患儿及家属的信任,第一次治疗结束后,患儿自觉症状较前减轻,大大增加了患儿治疗疾病的信心,更加积极地配合余下治疗,是医者敬业精神的体现。

【案例12】

张某,男,47岁。因"右肩关节疼痛1年,伴活动受限1周"就诊。

患者1年前无明显诱因出现右肩疼痛,活动受限,因当时痛可忍耐,故未及时就医,后症状持续加重。其间患者曾自行口服药物、贴敷舒筋活络类药膏缓解症状(具体治疗不详),疼痛稍有缓解但并未根治。1周前患者再次出现右肩疼痛加重,为求进一步系统治疗,遂来河南中医药大学第三附属医院针灸科门诊就诊。刻下症:肩关节附近压痛广泛,举臂至头困难,不能自主完成梳头、穿衣等动作,因痛失眠,饮食尚可,二便尚调,舌质淡,苔薄白,脉浮。辅助检查:肩关节MRI提示右侧盂肱关节及肩锁关节退行性病变;右肩关节部分骨局部骨质信号异常;右肩冈上及冈下肌腱部分变性或Ⅱ～Ⅲ度损伤,并旋转间隙软组织局部轻微肿胀可能;右肩周围部分滑囊少许积液;右肩肱二头肌长头肌腱鞘少许积液。查体:右肩部前屈30°、后伸15°、外展30°、外旋15°、内旋45°、上举120°。西医诊断:肩周炎。中医诊断:肩痹。治疗方法:嘱患者取俯卧位,选取穴位肩髃、肩髎、天宗、肩贞、阿是穴针刺,平补平泻,留针用肩关节艾灸箱对患者肩部进行透灸,灸40分钟,令其有热感向深处透达至肩关节内部。患者出现症状后十分不解,认为平日坚持运动锻炼,生活中特别注意肩关节的护理,寒冷天气格外重视肩部的保暖,应不会出现病情加重的情况,同时患者因为是第一次接受针灸治疗,对针灸甚至中医药的了解十分有限,对针刺治疗效果抱有一定的怀疑。

面对充满疑惑的患者,接诊医生耐心地将中医、针灸相关知识对患者进行科普;并通过中医的望、闻、问、切四诊,制订治疗方案,让患者对自己的身体状态有新的认识;介绍多个针灸实例让患者了解到针灸治疗肩周炎的安全性及有效性,让患者对治疗效果充满信心。此外,还通过向患者介绍中医的养生理念,日常饮食选择,指导传统功法的保健方法等,使患者逐渐意识到不正确的生活方式、运动方法对肩关节的损害,并且积极配合医院进行针灸治疗。

第一次治疗结束后,嘱患者活动肩关节,患者当即诉肩关节疼痛减轻。通过 1 周针刺治疗,加上坚持肩关节功能锻炼,患者诉肩关节已无疼痛感,活动基本无受限。患者不仅对此次的针灸治疗结果十分满意,并且对中国传统功法如八段锦、五禽戏产生了浓厚的兴趣,正在认真学习传统功法。

【案例来源】

河南中医药大学第三附属医院针灸科。

【解析】

本案例是针灸治疗优势病种取得佳效的典型案例,体现针灸治疗在颈肩腰腿痛等优势病种诊疗中的重要作用,思政元素主要包括社会责任、专业自信、家国情怀方面。

1. 患者有医学科普、健康指导的现实需求,需要关注,体现社会责任感。患者对疾病没有足够的认识,对中医的认识十分浅显,因此,医生采用通俗易懂的语言对疾病及中医相关知识进行介绍、进行正确的健康指导让患者充分理解是现实所需,也是社会责任感的体现。

2. 体现针灸在疾病治疗中的作用及优势,坚定针灸专业自信。针灸疗法作为中医中不可或缺的瑰宝,有着"简、效、便、廉"的特点,自 2010 年被评为人类非物质文化遗产以来,在国际上得到广泛应用和认可。针灸作为中医学一种独特的治疗方式,对于多种疾病都具有显著的疗效,尤其是在颈肩腰腿痛的治疗方面,具有极大的优势。从古到今,针灸临床治疗肩周炎的研究不断得到充实、发展,大大提高了临床的有效性和安全性,为患者祛除病痛,有助于牢固树立专业自信。

3. 中医药文化作为中华优秀传统文化的载体,体现了文化自信。中医药的起源和发展,都离不开中国传统哲学思想的影响,可以说其本身就是传统文化的载体和重要组成部分。经历数千年历史的沉淀,形成了特色鲜明的中医药理论体系,还在焕发着蓬勃的生机,"中医药学是中国古代科学的瑰宝,也是打开中华文明宝库的钥匙",中医药文化中处处蕴含着中华优秀传统文化,从侧面充分彰显了中华文化的精华之处。向患者介绍中医,宣传传统保健功法,体现了对中华优秀传统文化的自信。

【案例 13】

赵某,女,26 岁。因"间断头痛 3 年,加重 1 个月"就诊。

患者诉从 3 年前起每当熬夜、受寒或压力大时便出现间断头痛,疼痛剧烈难忍,不局限于一侧,呈搏动性,冬季发作较为频繁,一般每月头痛至少 1 次,每次持续 2~3 天,伴有恶心、呕吐、畏光、流泪,用暖水袋温敷休息后可缓解,曾多次就医,服用多种止痛药,效果欠佳。家族中姐姐妹妹同样患有头痛。1 个月前因临近考试复习熬夜,头痛加重,休息及吃药后仍不缓解,遂来上海中医药大学附属曙光医院针灸科就诊,胃纳欠佳,睡眠可,二便调,行经正常,舌苔白腻,脉滑。诊断为无先兆偏头痛,中医辨证为痰湿阻络。电针治疗取百会、太阳、风池、悬颅、率谷、合谷、血海等穴位。针刺得气后,于风池、率谷接通电针,电针 20 分钟,每周 2次。连续治疗 8 周。3 个月后针灸科医生进行了电话随访,患者自诉近 3 个月来头痛仅发作 2 次、每次发作时间缩短至 3~5 分钟,疼痛程度明显减轻,同时畏光、流泪等伴随症状消失,已经基本不影响正常的学习和生活。

患者前来就诊时,首先表现出了明显的焦虑,与医生交流过程中,不时流露出抑郁情绪,尤其是多次往返各大医院就医而不见效,各种辅助检查没有找到明确病因,使患者心情沮丧,丧失对治疗的信心。面对这种情况,接诊的针灸科医生首先耐心地对患者进行了心理安慰,然后细致地为患者讲解偏头痛的发病机制和常见症状。针对她多次就医的经历,对她进行了偏头痛疾病健康指导。坚定了患者要坚持中西医治疗的信心,使患者能够积极配合医生开展药物治疗和养生保健。

通过规范用药,加上正确的养生保健,3个月后,当医院再次对患者进行病情评估时,发现其头痛等临床症状明显改善,完全可以正常生活,中西医治疗结果让患者十分满意。

【案例来源】

上海中医药大学附属曙光医院针灸科。

【解析】

本案例是针灸治疗慢性疼痛类疾病有效的典型案例,体现了针灸对各种慢性疼痛的良好疗效。思政元素主要包括坚持以人民为中心的政治认同、敬佑生命的医德修养和中医专业自信方面。

1. 偏头痛严重影响日常生活、工作和学习,患者对疾病治疗、健康指导有现实需求,医生对患者进行施治、科普,体现了坚持以人民为中心的追求。偏头痛虽然常见,但难点在于易反复发作,患者在长期反复发病和就医的过程中,逐渐对治疗缺乏信心和耐心。面对患者的焦虑情绪,及时的心理安慰、健康教育和治疗指导是非常有必要的,帮助患者树立继续治疗的信心,并在疗程结束后随访,是坚持以人民为中心的社会责任感的体现。

2. 帮助患者树立坚持治疗的信心,并对治疗结果进行追踪,既是医生的责任,也体现了重视健康、敬佑生命的医德修养。针灸治疗偏头痛效果显著,但并不意味着患者疼痛好转即可放弃治疗,系统的周期治疗有助于巩固效果,降低复发的概率。同时,为了确保治疗效果,对患者进行随访是十分必要的。这也体现了医者以患者为重,重视健康、敬佑生命的品质。

3. 针灸是中医特色诊疗技术,坚持针灸能治好病、能治大病的信心,是中医学专业自信最真实的写照。偏头痛是反复发生并伴有多种神经系统表现的原发性头痛。临床以头部单侧或双侧搏动性疼痛为基本特征,呈中度以上疼痛。药物治疗效果往往随着病情多次复发而下降,甚至无效。针灸通过对相应穴位进行刺激,发挥活血通络、调气止痛等作用,治疗偏头痛效果明显。针刺能阻断痛觉冲动传导,明显减轻疼痛症状,减少头痛发作频率。针灸治疗偏头痛疗效稳固。对于反复发作的情况,继续治疗仍可见效。针灸具有双向调节作用,可调节头部血管舒缩功能,改善患者自主神经系统功能。使用针灸治疗偏头痛,体现了中医学的专业自信。对于维护患者身心健康,提高生活质量有着重要意义。同时也是坚定中医自信的良好展现。

【案例14】

刘某,男,38岁。因"颈部僵硬疼痛半年,加重1周"就诊。

患者长期伏案工作,半年前自觉颈项肌肉僵硬,劳累后颈部疼痛并出现右上肢放射痛,1周前因受寒后自觉颈项僵硬不舒,渐至酸痛,后牵涉至肩、背部,出现右上肢直达拇指、示指放射痛、麻木。遇寒冷、阴雨天时尤甚。舌质红,苔白腻,脉紧。遂来上海中医药大学附属曙光医院针灸科就诊。查体:颈5、颈6棘突旁压痛,椎间孔挤压试验、臂丛牵拉试验、颈拔伸试验均阳性。颈部磁共振检查见:颈椎退行性改变,颈5~6椎间盘向右侧突出,右侧椎间孔狭窄。初步诊断为神经根型颈椎病。针刺取颈部夹脊穴、大椎、风池、肩中俞、大杼。针刺得气后,于大椎、风池接通电针,电针20分钟,每周治疗2次。2周后复查,患者自诉颈部疼痛感明显缓解。

患者出现颈椎问题之后较为焦虑,先是对影像检查结果表示看不懂,同时因第一次接触针灸治疗,对针灸可能引起的疼痛较为担忧。面对充满疑惑的患者,针灸科接诊医师进行了及时的疾病教育和科普。向患者详细讲述颈椎病的发病过程:颈椎椎体是体积最小、强度最差、最灵活、活动频率最高、单位面积承重大、最容易劳损的椎体,由于年龄增长及各种急、慢性劳损,可导致颈椎间盘退行性病变。包括椎间盘弹性下降,纤维环膨出、破裂,颈椎间隙变窄等变化。久而久之,在椎体关节等部位出现骨质增生,韧带钙化、增厚,致使椎间孔和椎管狭窄,压迫相应的脊神经根,产生一系列颈椎病症状。同时医生还指出了患者颈椎磁共振胶片上的病灶,让患者更加清楚自己的问题所在。随后又向患者详细介绍了针灸治疗颈椎病的优势,解除患者对针灸治疗可能存在的抵触情绪。在针灸治疗结束后,医生又向患者介绍颈椎病的预防、日常注意事项及其他配合治疗方法。例如针灸治疗同时配合应用热疗、颈椎牵引、药物治疗以及推拿,则效果更好。注意在生活与工作中改变不良姿势及体位,必要时使用围领和颈托,均可起到制动保护颈椎、减少神经磨损、减轻椎间关节创伤性反应的作用,并有利于组织水肿的消退和巩固疗效。经过一系列的治疗,2 周后,患者颈部疼痛得到明显好转,对针灸科医生的诊疗技术十分满意。

【案例来源】

上海中医药大学附属曙光医院针灸科。

【解析】

本案例是针灸治疗常见病、多发病取得佳效的典型案例,体现针灸在优势病种中的优越疗效,中医学在治疗颈椎病方面的重要作用。思政元素主要包括坚持以人民为中心的政治认同、敬佑生命的医德修养和专业自信。

1. 患者的病痛需要及时解除,医生当急患者之所急。体现坚持以人民为中心的政治认同。患者对疾病和诊疗过程缺乏专业理解和有效的指导,定期的健康教育和科普宣传指导是医者"大医精诚"的职业要求,也是坚持以人民为中心的社会责任感的体现。

2. 疾病健康教育对患者有非常重要的现实意义,也能体现医者敬佑生命的医德修养。颈椎病是针灸科临床常见病,对于医生来说可能司空见惯,但对于患者,尤其是首诊的患者来说,对疾病一无所知是很正常的现象,尤其是当对疾病和治疗有疑虑时,难免会有许多问题。此时,作为医生应充分保持耐心,以患者为中心,时刻铭记生命至上、健康至上。敬佑生命,蕴涵医者生命至上、爱护生命的价值观念,铸就医者崇高的人文精神。

3. 针灸是中医特色诊疗技术,坚持针灸能治好病、能治大病的信心,是中医学专业自信最真实的写照。颈椎病的非手术治疗方法很多,但大多数有效疗法都离不开针灸的参与。针灸通过对相应穴位进行刺激,起到通络止痛等作用,改善患者颈部肌肉痉挛状态,促进局部血液循环,减轻炎症,缓解肢体酸胀疼痛。针灸对机体基本不造成损伤,见效快,患者接受度较高,并且费用低廉,无毒副作用,安全性高,疗效好。使用针灸治疗颈椎病,体现了中医学的专业自信。

【案例 15】

虞某,女,91 岁。因"右肩关节疼痛半月余"就诊。

患者自诉半个月前受凉后出现右侧肩关节疼痛伴活动受限,遇寒及劳累后症状加重,夜间痛甚,入睡困难,甚则彻夜难眠,且休息后不能明显缓解,无上肢麻木。查体:右肩关节周围广泛性压痛,以肩髎穴下方和肩贞穴附近压痛明显,右肩活动度:前屈50°、后伸10°、外展30°、内旋40°、外旋30°,无肌肉萎缩及肿胀,肌力及肌张力正常。舌暗,苔白,脉沉弦。辅助检查:右肩关节 CT 提示右肩关节未见明显异常。中医诊断:肩痹(风寒痹阻),治则:疏风散寒,通经活络。取穴为肩髎、肩前、臑俞、肩髃、外关、合谷、手三里、局部阿是穴。肩部的肩髎与肩前、臑俞与肩髃各接一对经皮电极,手部的合谷与外关接一对经皮电极。连续波、高频(2/100Hz)刺激30分钟,刺激强度以局部肌肉抽动,患者舒适为度,局部阿是穴加温针灸。按上述方法,每周治疗 3 次,治疗 3 周后,患者右肩关节疼痛消失,活动无碍,局部阿是穴压痛亦不明显。

本例为岐黄学者方剑乔教授临床验案,方教授认为肩部主要是手三阳经的循行部位,手少阳三焦经,沿上臂外侧,上行至肩部;手阳明大肠经,沿上臂外侧前缘上走肩端,经过肩峰前缘;手太阳小肠经,出肩解,绕肩胛,交肩上。肩髎是手少阳三焦经穴,肩髃是手阳明大肠经穴,臑俞是手太阳小肠经穴,因经络所过主治所及;腧穴所在,主治所在。故这些穴位对治疗肩周炎都有很好的临床疗效;肩前是经外奇穴,位于肱二头肌长头肌腱起止点,肩周炎患者往往在此处有明显压痛,甚至有条索状物结节。因此,方教授将肩髎、肩前、臑俞、肩髃作为治疗肩周炎的穴位主方,临床疗效极佳。

患者虞某因年事已高,就诊时由保姆轮椅推入,每次见患者来时,方剑乔教授总是从椅子上站起来,亲自将患者推送至床位边,并帮助患者做好针刺准备。据方剑乔教授介绍,患者是浙江中医药大学针灸教研室创始人之一,历任校针灸教研室、研究室、门诊部针灸科副主任,经络腧穴教研室主任,也曾是他的老师。对话中方教授亦尊称"虞老",并时常感念正是有像虞老这样拳拳仁心育桃李,俯首甘为孺子牛的老一辈默默付出,才使得浙江针灸弦歌不辍,薪火相传。

【案例来源】

浙江中医药大学附属第三医院针灸科。

【解析】

本案例展示了针灸治疗慢性疼痛性疾病的良好疗效,思政元素主要包括厚德仁爱、甘于奉献方面。

1. 感念师恩,有事弟子服其劳,体现厚德仁爱的优秀个人品格。接诊医生方剑乔教授为全国有名的针灸专家,患者为老一辈针灸名家,又为师生关系,二人共同谱写了一段针灸传承佳话。在接诊过程中,方教授从不自恃身份,而是以学生自居,亲侍左右,谨记师恩,对长者极尽尊重。学艺先学人,德馨艺自高,"水之积也不厚,则其负大舟也无力""地势坤,君子以厚德载物",德行是一个人的基础,只有敦厚的德行才能承载个人稳健的前行。

2. 广育桃李,精研方术,体现甘于奉献的职业品格。方剑乔教授历来是浙江中医药大学针灸学专业学生最喜欢的授课教师,曾获评首届浙江省师德标兵,培育了近 200 名硕博士研究生,可谓桃李满天下;虞老作为老一辈针灸名家,亦培育了诸如方剑乔等一批针灸专家,为浙江针灸传承做出卓越贡献。两位专家均在临床和教学领域耕耘数十载,如蜡烛般燃烧自己,照亮他人。作为医生,倾力护佑病患生命健康;作为教师,用心为学生传道授业解惑;完美阐释了甘于奉献的职业品格。

【案例 16】

王某,女,27 岁。因"夜间磨牙 20 余年"就诊。

患者自述夜间磨牙 20 余年,次数频繁,"咯吱"声尖锐刺耳,夜间闻之令人毛骨悚然,每次持续时间约 1 分钟,凌晨 3 点左右尤甚,且患者醒后不自知。此病幼时即有,次日无他不适,一直未予重视,至上大学住校后常影响他人,自觉歉意,甚至萌生自卑心态,遂多方求治,实验室检查排除肠内寄生虫病、微量元素及维生素缺乏等因素,经中西医治疗均未见明显改善。患者听闻针灸治疗疑难杂症或有奇效,抱着试一试的想法来针灸科就诊。沈卫东教授接诊,患者自诉自幼脾胃虚弱,饭后不易消化,偶有恶心,易腹泻,小便正常,大便常完谷不化。查体:形体偏瘦,语声高亢,精神兴奋,两侧胁肋部散布瘀络,舌淡胖大,有齿痕,苔薄白,脉弦细。中医诊断为龄齿(肝郁脾虚型),治拟疏肝健脾,取穴:脐胃穴(位于肚脐左上方,相当于时钟的 1~2 点方向 0.5~1 寸压痛点处)、中脘及双侧天枢、公孙、足三里、太冲。操作：脐胃穴直刺 20~30mm,公孙、太冲直刺 15~25mm,中脘、天枢、足三里直刺 25~30mm,进针后行平补平泻手法,得气后留针 30 分钟,每日 1 次。

患者诉在其他医生处从未听闻如此中医诊断名称。于是接诊团队进一步解释,"龃齿"又称齿龄、嘎齿,早在 1000 多年前,隋代的巢元方所著的《诸病源候论·牙齿病诸候》中就已提及该病,并详细论述了该病的病机,谓"龃齿者……由血气虚,风邪客于牙车筋脉之间,故因睡眠气息喘而邪动,引其筋脉,故上下齿相磨切有声,谓之龃齿"。中医认为此病多因胃热炽盛、风邪扰动人体经脉所致。结合患者自幼脾胃虚弱,饮食稍有不慎便腹泻,完谷不化,舌脉合参可知脾虚明显,虚则生风动齿。经解释后,患者对接诊团队的信任度明显增加。患者为年轻女患者,虽然苦龃齿日久,但以前无针刺经历,对针刺有惧怕心理,接诊团队充分解释针刺的操作过程,用形象的比喻使患者明白针刺可能产生的疼痛在一般人可接受范围内,最终患者坦然接受针刺治疗。治疗 3 次后,磨牙次数明显减少,声音较治疗前低微、柔和,频率减慢,且每次发作磨牙次数少于 10 下。患者信心大增,对针灸的奇效称赞不已。后续改为隔日治疗 1 次,又治疗 3 次后症状消失。

该案例龃齿发作严重时间为 03:00 左右,乃肝经旺时,查体见两侧胸胁部散在细小瘀络,说明患者平日精神亢奋,表面看似乐观开朗,实则内心纠结,就诊中表现亦为佐证。患者除脾胃虚弱外还兼有肝郁化火的表现,且肝火煎克脾土,脾虚症状进一步加重。治疗原则为补脾清肝,选穴以足太阴脾经、足阳明胃经为主,配合足厥阴肝经腧穴施治。例中特殊用穴"脐胃穴"是高树中教授治疗胃病的经验效穴,配以天枢、公孙、足三里等脾胃经腧穴,配合中脘同取,以求补益脾胃;太冲为肝经原穴,可疏肝解郁,息风止痉。诸穴同取,共奏补益脾胃、清泄肝火、息风止痉之功。随访 2 个月余,舍友述未再被磨牙声吵醒。

【案例来源】
上海中医药大学附属曙光医院针灸科。

【解析】
本案例是体现治疗临床杂症须博与专对立统一的典型案例,体现针灸辨经论治治疗少见病的重要作用,思政元素主要包括以人为本、热爱传统文化、突破陈规方面。

1. 因人制宜,体现以人为本的价值追求。患者受疾病困扰多年,辗转就诊无果,抱着尝试的心态来诊,本就缺乏治疗信心,且因性格存在多疑的倾向,接诊团队就病情条分缕析,引经据典,打消患者疑虑,增强治疗信心,为后续治疗奠定基础。议病乃中医传统,古已有之,喻昌在《寓意草》中强调"先议病,后用药",并制定了议病格式。接诊团队根据患者的实际情况,遵先贤要旨先议病,拟定治疗方案,取得多疑患者信任,为因人制宜指导思想下的接诊策略。另外,通过形象比喻,缓解患者对首次针刺的恐惧情绪,也是因人制宜的体现。始终围绕患者实际情况,采取对应诊治策略,体现了患者至上、以人为本的价值追求。

2. 深耕中医经典,体现热爱传统文化的爱国主义。《诸病源候论》为中医证候学专著,详载各科疾病的病因、病状。接诊医师沈卫东教授深受已故文献学研究名家李鼎教授影响,熟读《黄帝内经》《难经》,精研典籍,故而能在第一时间从渊博的知识储备中俯拾即得"龃齿"这类少见病症的相关病因病机,从而争取患者信任。习近平总书记强调"中医药学是中国古代科学的瑰宝,也是打开中华文明宝库的钥匙",就中医临床领域而言,深耕中医经典,从经典中找寻答案,更是解开疑难杂症之门的钥匙。

3. 巧借他山之石,体现敢于突破陈规的思想观念。作为杨氏针灸第三代传人,沈卫东教授赓续杨氏针灸"絮刺拔罐"的创新精神,传承海派中医"有容乃大""革故鼎新"的文化特征。本案例巧妙地将高树中教授治疗胃病的经验效穴"脐胃穴"纳入针灸处方,突破脾胃病用穴常规,他山之石,可以攻玉。沈卫东教授在临床中,博采众方,兼收并蓄,不拘泥于门户之见,体现了敢于突破陈规的思想观念。案中,根据经脉循行时间,四诊合参,实施精准的辨经论治,并在实践中取得良好效果,也体现了高超的专业水平。"无专精则不能成,无涉猎则不能通也",从此案中可以看到,博览经典,以便在接诊中迅速找到治疗方向,精研专业,从而应手取效,恰当地处理博学与精专两者对立统一的关系,是解决疑难杂症不可或缺的一环。

【案例 17】

王某,女,21 岁。因"腹痛伴发热 5 天"就诊。

患者 5 日前出现腹痛伴发热,呕吐 1 次,就近于社区医疗机构就诊,予退热及补液处理后症状无好转,遂转诊至某三甲医院,完善三大常规、肝肾功能、腹部 B 超、胸部 CT 等相关检查,结果提示,WBC $9 \times 10^9/L$,CRP 20mg/L,胸部 CT 及腹部 B 超无异常。考虑:急性胃肠炎。予解热止痉、补液、平衡电解质等处理后发热、呕吐等症好转,仍有腹痛,为求针灸治疗,家人搀扶来诊。刻下症见阵发性腹痛,钝痛,具体部位描述欠清,乏力,大便 5 日未解,痛苦貌,双手捂腹,面色㿠白,舌淡、苔薄,双关脉弦。诊断:腹痛(寒滞胃肠)。治疗方案:针刺,选穴为中脘、天枢、关元、足三里、上巨虚、内关、公孙,其中上巨虚穴予非接触式芒针沿足阳明胃经向上斜刺,余穴直刺,平补平泻;特定电磁波谱疗法照射胃脘部。另予甘油灌肠剂 2 支嘱必要时灌肠通便。

患者为年轻女性,对针刺有惧怕心理,接诊团队充分解释针刺的操作过程,用形象的比喻使患者明白针刺可能产生的疼痛在一般人可接受范围内,最终患者坦然接受针刺治疗。家属在陪诊过程中表现出明显的焦虑情绪,有强烈的倾诉欲望,反复询问患者的病情、不时询问患者的感觉。接诊团队注意到这一情况,主动上前与家属沟通,安抚其焦虑情绪,面对家属递过来的外院就诊病历资料,虽然已详细看过一遍,接诊团队仍未拒绝,一边翻阅一边向其解释异常指标所代表的临床意义,阐述疾病的可能进展。随着解释沟通的深入,患者家属心情逐渐平复。治疗过程中,患者针感强烈,留针约 20 分钟后诉自觉腹痛缓解,腹中肠鸣,似有便意。拔针后,嘱患者及家属,若次日仍不解大便,可予甘油灌肠剂灌肠以通便。患者拒绝使用,其家属已经理解通便的重要性,但是顾虑不会使用塞肛剂型药物,经耐心宣教仍不得法,遂请求接诊团队帮助其使用。用药后 5 分钟,患者急忙如厕,家属反馈排出大量宿便后患者觉浑身舒畅,腹痛若失。这正印证了《黄帝内经》所言:"得后与气,则快然如衰。"对此,患者家属连连称谢后进一步询问后续注意事项。接诊团队通过望诊,判断患者平素嗜食辛辣、贪凉饮冷,得到肯定回答后嘱其调整饮食习惯,适当补充电解质,加强营养,继续观察病情变化,不适随诊。

患者未再次就诊,1 周后电话随访,患者家属诉后续于社区卫生机构静脉补液后乏力好转,未再出现腹痛,身体已恢复正常。

【案例来源】

上海中医药大学附属曙光医院针灸科。

【解析】

本案例是体现治病与治人结合的医学人文关怀的典型案例,展现针灸应用于急性疼痛性疾病诊疗的重要作用,思政元素主要包括以人为本、爱岗敬业、敢于创新方面。

1. 治病与治人结合,体现以人为本的价值追求。患者从一开始的对针刺治疗恐惧、拒绝使用通便药物,到后来的——接受,最后满意而归,提示应该先治人,然后治病。腹痛为急诊科、消化内外科常见症状,患者及家属却辗转于不同医疗机构,一方面是由于家属情绪焦虑,急切希望病情好转,另一方面也因为患者家属对疾病的发展进程缺乏专业认知。接诊团队敏锐地捕捉到患者及家属的情绪状态,主动答疑解惑,为疾病诊疗的顺利实施奠定基础。临床工作中,对于家属的宣教显得格外重要。此案例中,通过与患者家属充分沟通,使得患者更配合治疗,在后续康养改良饮食习惯中也可发挥监管督导作用。"家是最小国,国是千万家",秉持患者至上的理念,让患者的社会属性回归家庭,从而以服务好每一个家庭的为切入点,共同促进健康中国,体现了患者至上、以人为本的价值追求。

2. 不厌其烦解释沟通,悉心指导用药方法,体现爱岗敬业的职业品格。职业属性要求医务工作者"急患者所急,想患者所想",在践行过程中,医生往往想当然地认为患者所急所想的是疾病快速康复,患者及其家属对于疾病应该存有一般认知,知道治疗有一个过程;然而,他们的急切与担忧往往来源于对当前病情和预后未知的恐惧。特鲁多的名言"有时去治愈,常常去帮助,总是去安慰"也强调解释沟通起到的安慰作用具有重要意义。中药处方有先煎、后下、另煎、兑服之别,西药也有各种剂型,使用方法繁多,处方笺承载的是医学语言,对部分患者而言,确有难度。悉心指导正确规范用药方法,有助于保障治疗质量,减少不良事件发生。换位思考,充分沟通,是医务人员的基本职业操守,体现爱岗敬业的职业品格。

3. 结合实际,运用特色针具针法,体现敢于创新的科学精神。芒针由古代"九针"中的"长针"发展而来,用较细而富有弹性的不锈钢丝制成,因形状细长如麦芒,故称芒针。《灵枢·九针论》曰:"八曰长针……主取深邪远痹者也。"本案例中患者腹痛属脏腑疾病,且辗转就诊未愈,符合芒针主治"深邪"范畴;又《素问·刺要论》指出:"病有浮沉,刺有浅深,各至其理,无过其道。"因此,对于本案,理当深刺。上巨虚乃大肠之下合穴,实证当泄,遂用非接触式芒针于上巨虚穴沿足阳明胃经向上斜刺,此非常规方法,却又理法严谨。非接触式芒针为接诊团队自主创新专利产品,克服了传统芒针针体细软不易进针、易污染的缺点。此外接诊团队还出版了《芒针疗法教程新编》专著,筹建了上海市针灸学会芒针专业委员会。接诊团队以芒针这一特色针法为突破口,实现了产、学、研的有机转化,应用于实际临床,体现敢于创新的科学精神。

【案例 18】

高某,女,60 岁。因"头部、双上肢震颤伴言语障碍 4 年余"就诊。

患者 4 年前无明显诱因出现高热,退热后出现头部及双上肢颤动并伴有言语不清,随后至瑞金医院被诊断为"原发性震颤",给予"扑米酮片"(每次口服 0.125g,每日 1 次)及"盐酸普萘洛尔片"(每次口服 5mg,每日 1 次)治疗,患者服药后出现剧烈呕吐,头晕等严重不良反应,遂停药,之后未再系统治疗,但症状未减,患者对于病情改善渐渐失去信心,家属遂陪同患者来上海中医药大学附属曙光医院针灸科寻求针灸治疗。刻下症见:双上肢意向性震颤,头部姿势性震颤,舌肌颤动,言语含糊不清,语句不连贯,紧张、疲劳时明显加重,指鼻不稳,纳可,二便调,寐欠安,舌淡,苔白,脉虚弦迟。医生耐心地为患者及其家属解释病情,详细地阐述治疗方法和手段以及预期疗效。

医生针刺取穴四神聪、印堂穴、曲池穴(双)、外关穴(双)、阳陵泉穴(双)、三阴交穴(双)、太冲穴(双),采用平补平泻手法,并使用红外线照射。治疗室内保持安静,留针 30 分钟,每周 3 次为 1 个疗程。嘱患者减少脑力、体力运动,注意休息。经过医生悉心治疗 4 个疗程后,患者自述症状有所减轻,头部及双上肢震颤次数、幅度较前减轻,言语发音较前清晰,语言可连贯成句。患者及其家属对于治疗结果非常满意,对病情改善重拾了信心,计划继续配合医生接受治疗。

【案例来源】

上海中医药大学附属曙光医院针灸科。

【解析】

本案例是中医针灸治疗难治性疾病取得佳效的典型案例,思政元素主要包括医者仁心、专业自信等方面。

1. 难治性疾病的诊疗需要关心和关爱,体现医者仁心。难治性疾病往往会给患者带来生理和心灵的创伤,容易对病情改善失去信心,更需要医者的关心和关爱。

2. 中医针灸对于神经系统难治性疾病具有较突出的疗效及特色,应坚定专业自信。中医针灸以中医理论为指导,通过调节阴阳、补虚泻实、调节身体各项平衡等方法,达到促进症状改善、促进机体全面健康的目的。中医特色针灸疗法副作用小,对全面提升患者的身心健康有着重要意义,使用针灸治疗难治性疾病并取得疗效展现了中医专业自信。

【案例 19】

汤某,女,40 岁。因"右侧上睑下垂半年余"就诊。

患者自述半年前无明显诱因出现右侧上睑下垂,于外院行疲劳试验及新斯的明试验确诊为重症肌无力,经药物(嗅吡斯的明 90mg/d)治疗,病情未见明显改善,遂来上海中医药大学附属曙光医院神经内科住院治疗,住院治疗 2 次后仍未见明显改善,故请针灸科会诊协同治疗。刻下症见:右侧眼睑上提无力,睁眼困难,右眼平视时睑缘遮黑睛 1/3,视物尚清,视物偶有头晕,视力正常,无头痛,四肢活动无异常。舌红,苔淡白,脉细弱。针灸科主任、主治医师、住院医师、规培医师遂进行了查房以及疑难病例讨论,经讨论制订了一套最适合该患者的治疗方案,患者遂转至针灸科住院治疗,治疗方案选用益气升阳、滋补肝肾、通络明目的治则治法,取患侧攒竹、丝竹空、阳白、鱼腰、四白、太阳;上星、百会、印堂、完骨(双)、足三里(双)、三阴交(双)、合谷(双)、太冲(双),采用平补平泻手法,留针 30 分钟,针刺后给予红外线照射患侧。每日 1 次,每周 3 次,两周为 1 个疗程。

按以上操作治疗 2 个疗程后,患者上睑下垂较前改善,头晕等症状消失。继续针刺 1 个疗程,患者平视时右上睑缘已不遮黑睛,眼睑运动基本正常。患者对于治疗结果很满意,遂决定出院后继续至针灸科门诊复诊。

【案例来源】

上海中医药大学附属曙光医院针灸科。

【解析】

本案例是中医针灸治疗疑难病取得疗效的典型案例,思政元素主要包括社会责任、协同合作等方面。

1. 疑难病的诊疗有一定的临床需求,关注疑难病需求体现了医师的社会责任感。重症肌无力全球患病率约为(150~250)/100 万,我国的患病率约为 0.68/10 万,30 岁和 50 岁左右呈现发病双峰,住院死亡率为 14.69‰,主要死亡原因包括呼吸衰竭、肺部感染等,因此,重症肌无力是一个亟待关注的疾病。本案例以及一些相关研究表明,针灸在治疗重症肌无力方面有一定疗效,但其具体的作用机制尚未十分明确,需要有志于此的同道进一步深入研究。

2. 疑难病的诊疗更需要协同合作精神。重症肌无力临床表现具有很大异质性,需要跟诸如运动神经元病、慢性炎性脱髓鞘性多发性神经病、代谢性肌病等鉴别,在临床实践中,须考虑患者的发病年龄、疾病严重程度、是否合并胸腺瘤、血清学特点、治疗并发症以及治疗费用等,合理选择糖皮质激素、免疫抑制剂、生物制剂或手术等治疗方案,尽量做到安全、有效、精准化治疗。由此可知,针对疑难病,无论是诊断还是治疗,都需要多学科、不同科室医护的协同配合,为患者提供更好的临床治疗方案,体现学科协作、团队合作精神。

第五章

思政元素解构

📌 思政目标

1. 理解本专业对本课程的科学精神、价值取向以及伦理规范的要求,潜移默化地提高学生的政治认同、家国情怀、文化素养、法治意识和医者精神。

2. 打造"带着热气"的课堂,通过生动的案例、鲜活的故事解构思政元素,使社会主义核心价值观润物无声地滋养学生的精神世界。

3. 推进现代信息技术在思政元素教学中的应用,综合运用线下课堂和线上课堂,引导学生把人生理想融入中华民族伟大复兴的历史进程。

第一节 政 治 认 同

【思政元素解构】

元素1：坚持中国共产党的领导

坚持中国共产党的领导,是历史的选择、人民的选择,是党和国家的根本所在、命脉所在,是全国各族人民的利益所系、命运所系。在庆祝中国共产党成立100周年大会上,习近平鲜明指出:"以史为鉴、开创未来,必须坚持中国共产党坚强领导。"中国共产党是领导我们事业的核心力量。中国人民和中华民族之所以能够扭转近代以后的历史命运、取得今天的伟大成就,最根本的是有中国共产党的坚强领导。在实现中华民族伟大复兴战略全局和面对世界百年未有之大变局的历史背景下,坚持中国共产党的坚强领导必须系统把握和深刻认识中国共产党在团结带领中国人民创造伟大成就中的重要历史地位。1921年,中国共产党成立,这改变了中国人民和中华民族的前途和命运,深刻影响了世界发展的趋势和格局。中国共产党没有自己特殊利益,这是马克思主义政党的性质决定的,中国共产党摆脱了以往一切政治力量追求自身特殊利益的局限,紧紧联系人民群众,始终代表中国最广大人民的根本利益,把为中国人民谋幸福、为中华民族谋复兴确立为自己的初心使命。她像光芒四射的灯塔,指明了中国人民前进的道路和方向。百年来,中国共产党从成立之初的50余名党员,发展成为截至2023年12月31日,拥有9918.5万名党员、领导着14亿多人口的大国、具有重大全球影响力的世界第一大执政党,领导人民开辟了实现民族复兴和国家现代化的正确道路,得到了中国人民最广泛的支持和拥护。百年来,中国共产党团结带领人民进行的一切奋斗、一切牺牲、一切创造,归结起来就是一个主题:实现中华民族伟大复兴。一代代中国共产党人把马克思主义基本原理同中国具体实际相结合、同中华优秀传统文化相结合,在实现中华民族伟大复兴的道路上不断取得胜利。百年来,中国共产党领导人民改写了近代以后中华民族的屈辱历史,改变了近代以后中国人民的悲惨命运。没有共产党就没有新中国,就没有中华民族伟大复兴,这是中国人民依据中国革命、建设、改革的历史经验得出的最基本、最重要的结论,是中国人民基于切身体会所确认的深刻认识。

党的二十大报告指出,要坚决维护党中央权威和集中统一领导,把党的领导落实到党和国家事业各领域各方面各环节,使党始终成为风雨来袭时全体人民最可靠的主心骨,确保我国社会主义现代化建设正确方向,确保拥有团结奋斗的强大政治凝聚力、发展自信心,聚集起万众一心、共克时艰的磅礴力量。

元素 2：坚持以习近平新时代中国特色社会主义思想为指导

马克思主义始终是我们党和国家的指导思想,是认识世界、把握规律、追求真理、改造世界的强大思想武器。恩格斯深刻指出:"马克思的整个世界观不是教义,而是方法。它提供的不是现成的教条,而是进一步研究的出发点和供这种研究使用的方法。"

马克思主义"是一种历史的产物,它在不同的时代具有完全不同的形式,同时具有完全不同的内容"。新民主主义革命时期,中国共产党从中国的历史状况和社会状况出发,深刻研究中国革命的特点和中国革命的规律,发展了马克思列宁主义关于无产阶级在民主革命中的领导权的思想,形成了无产阶级领导的,工农联盟为基础的,人民大众的,反对帝国主义、封建主义和官僚资本主义的新民主主义革命的理论,开辟了农村包围城市、武装夺取政权的道路,创立了毛泽东思想。社会主义革命和社会主义建设时期,中国共产党坚持和发展毛泽东思想,创造性地开辟了一条适合中国特点的社会主义改造道路,从理论和实践上完成了在中国这样一个占世界人口近 1/4 的、经济文化落后的大国建立社会主义制度的艰难任务。在全面的大规模社会主义建设中,毛泽东提出把马克思主义基本原理与中国具体实际进行"结合",提出了一系列关于社会主义建设的重要认识和正确主张。党的十一届三中全会后,我们党坚持解放思想、实事求是、与时俱进、求真务实,不断加深对什么是社会主义、怎样建设社会主义,建设什么样的党、怎样建设党,实现什么样的发展、怎样发展的认识,勇于推进理论创新、实践创新、制度创新、文化创新以及其他各方面的创新,创立了邓小平理论,形成了"三个代表"重要思想、科学发展观。

党的十八大以来,面对国际国内形势的深刻变化,以习近平为核心的党中央,顺应时代发展,从理论和实践结合上系统回答了新时代坚持和发展什么样的中国特色社会主义、怎样坚持和发展中国特色社会主义这个重大时代课题,创立了习近平新时代中国特色社会主义思想。习近平新时代中国特色社会主义思想承前启后、继往开来,全面把握中华民族伟大复兴战略全局和世界百年未有之大变局,是关乎中国前途命运的当代中国马克思主义,是关乎科学社会主义发展前景的 21 世纪马克思主义,为马克思主义在当今时代的大发展做出了开创性、全面性、历史性贡献。

党的二十大报告强调,要坚持不懈用习近平新时代中国特色社会主义思想凝心铸魂,指出用党的创新理论武装全党是党的思想建设的根本任务。在当代中国、在当今时代,坚持和发展习近平新时代中国特色社会主义思想,就是真正坚持和发展马克思主义,就是真正坚持和发展科学社会主义。

元素 3：坚持以人民为中心

中国共产党是为人民奋斗的政党,始终把人民放在第一位,坚持尊重社会发展规律和尊重人民历史主体地位的一致性,坚持为崇高理想奋斗和为最广大人民谋利益的一致性,坚持完成党的各项工作和实现人民利益的一致性,不断把为人民造福事业推向前进。从"为人民服务"到"把人民拥护不拥护、赞成不赞成、高兴不高兴、答应不答应作为制定方针政策和作出决断的出发点和归宿""代表最广大人民的根本利益""实现好、维护好、发展好最广大人民的根本利益",再到"人民对美好生活的向往,就是我们的奋斗目标",党全心全意为人民服务的根本宗旨一以贯之、坚定不移。

党的所有工作,不论是开展革命斗争、建立武装力量、构建政治制度、进行经济建设,还是推进改革开放、推动文化发展、创新社会治理等,都以人民利益为根本考量。在我国,党领导人民建立的国家称为"中华人民共和国",各级政府称为"人民政府",党缔造的军队称为"人民解放军",党的干部称为"人民公仆",党中央的机关报称为"人民日报",中央银行称为"人民银行"等等。"人民"二字深深融入党的血脉,成为中国共产党人薪火相传、永不磨灭的精神基因,中国共产党始终把最广大人民的根本利益作为作决策、定政策的最高标准。在革命、建设、改革的不同历史时期,在事关党和国家前途命运的重大历史关头,中国共产党都是从人民利益出发,对人民有利的就坚持去做,对人民不利的就坚决反对。党把发展作为执政兴国的第一要务,坚持发展是硬道理,不断解放和发展社会生产力,不断提高发展质量和水平,不断满足人民过上美好生活的新期待。

党的十八大以来,中国共产党坚持以人民为中心的发展思想,在促进共同富裕、实现公平正义上推出一系列开创性举措,从全面建成小康社会一个都不能少到抗击新型冠状病毒感染疫情救治病患不惜一切代价,从打赢脱贫攻坚战、实施乡村振兴战略到推进以人为核心的新型城镇化,从"绿水青山就是金山银山"到"房子是用来住的、不是用来炒的",从防止资本无序扩张到让人民群众在每一宗司法案件中感受到公平正义,人民享有更多实实在在的发展成果。不论国内国际形势如何变化,不管顺境还是逆境,党把人民放在心中最高位置,从来没有改变过、动摇过、迟疑过。

党的二十大报告指出,中国共产党要站稳人民立场、把握人民愿望、尊重人民创造、集中人民智慧,形成为人民所喜爱、所认同、所拥有的理论,使之成为指导人民认识世界和改造世界的强大思想武器。

【典型案例分析】
案例1:彪炳史册的重要"批示"

新中国成立之初,4亿7 500万人口中每年约有500万人死亡、1亿人患病,防病治病任务相当繁重,民众贫病交加的状况使刚刚诞生的新中国面临严峻的考验。在如此形势和情形下,开展全国卫生工作迫切需要党和国家方针政策的指导。

1958年10月11日,毛泽东作出批示:"我看如能在一九五八年每个省、市、自治区各办一个七十至八十人的西医离职学习班,以两年为期,则在一九六〇年冬或一九六一年春,我们就有大约二千名这样的中西结合的高级医生,其中可能出几个高明的理论家……这是一件大事,不可等闲视之。中国医药学是一个伟大的宝库,应当努力发掘,加以提高。"这一批示让全国掀起了西医学习中医的高潮。此后,全国各省、市、自治区也相继举办了西医离职学习中医班,培养了一大批中西医兼通的新型人才。至1966年,共培养了4 700多名"西学中"人员,他们成为全国各地、各医学学科中西医结合研究的开拓者和权威人物。如陈可冀、唐由之、方药中、费开扬、施奠邦、李经纬、余瀛鳌、吕维柏、陆天鑫、周霭祥、屠呦呦等,为扩大中医药学的国际影响和传播发挥了巨大作用。

1960年2月,卫生部党组向中央提交《关于全国西医学习中医经验座谈会情况的报告》,提出了三点经验、四点意见。三点经验是:必须认真地批判轻视祖国医药遗产的思想;贯彻党的中医政策,必须坚持百花齐放、百家争鸣的方针;组织西医学习中医必须坚持离职学习与在职学习相结合,理论与实践相结合,并采取多种多样的方式。四点意见是:加强党对中医工作的领导,认真贯彻执行中医政策;西医学习中医仍然是目前贯彻党的中医政策的关键;在进一步开展西医学习中医的同时,要加强用现代科学方法来研究祖国医学的工作;加强中西医团结合作,交流经验。

解析:

案例 1 本案例生动展现了新中国卫生事业在党的坚强领导下取得的辉煌成就。面对新中国成立初期严峻的卫生挑战,中国共产党敏锐地意识到制定方针政策的重要性,毛泽东这一批示是中医药学及中西医结合医学发展史上的经典篇章,像一座灯塔照耀中医药以及中西医结合发展的方向。在党的领导下,新中国卫生事业得以在艰难中起步,在探索中前行,通过西医离职学习中医班等创新举措,有效促进了中西医的融合与互补,培养了一大批兼通中西医的新型人才,为中医药的传承与发展注入了新的活力。同时,卫生部党组及时总结经验,提出加强党对中医工作领导、贯彻中医政策等意见,进一步强化了中国共产党的引领作用,促进了中西医的团结合作。回顾新中国成立七十多年来中医药事业的发展历程,不难发现中医药发展与党和国家的政策支持密切相关,从存废之争到走向复兴,从团结中西医到中西医并重,从助力"健康中国"到服务"人类卫生健康共同体",从为中华民族健康繁衍生息做出重要贡献到为维护人类健康贡献"中国智慧",中医药事业的每一步发展都离不开中国共产党的正确领导,也唯有充分发挥其潜力,才能更好地为世界民众的健康福祉作出应有的贡献。

案例 2:健康脉动的年度"画卷"

2024 年 8 月 29 日,国家卫生健康委发布《2023 年我国卫生健康事业发展统计公报》(以下称《公报》)。根据《公报》,我国人均预期寿命达到 78.6 岁,孕产妇死亡率下降到 15.1/10 万,婴儿死亡率下降到 4.5‰。

《公报》显示,卫生资源总量持续稳步增长。2023 年末,全国医疗卫生机构总数为 1 070 785 个,比上年增加 37 867 个,其中医院 38 355 个,比上年增加 1 379 个。全国床位 1 017.4 万张,比上年增加 42.4 万张。2023 年每千人口医疗卫生机构床位达 7.23 张。2023 年末,全国卫生技术人员总数 1 248.8 万人,比上年增加 83.0 万人,其中医院卫生技术人员 772.3 万人。2023 年,每千人口执业(助理)医师 3.40 人,每千人口注册护士 4.00 人,每万人口全科医生 3.99 人。2023 年末,全国共有乡镇卫生院 33 753 个,床位 150.5 万张,卫生人员 160.5 万人,与上年比较,床位增加 4.9 万张,人员增加 7.5 万人。全国共有社区卫生服务中心(站)37 177 个,卫生人员 77.8 万人,卫生人员数比上年增加 6.0 万人。全国共有村卫生室 581 964 个,在村卫生室工作的人员 132.7 万,其中执业(助理)医师和持乡村医生证的人员 110.8 万人,与上年比较,执业(助理)医师增加 0.6 万人。

《公报》指出,医疗服务提供量和效率同步提升。2023 年,全国医疗卫生机构总诊疗人次 95.5 亿,比上年增加 11.3 亿人次,居民平均到医疗卫生机构就诊 6.8 次;入院人次 30 187.3 万,比上年增加 5 501.1 万人次。其中,医院总诊疗人次 42.6 亿,入院人次 24 500.1 万。全国医院病床使用率 79.4%,其中,公立医院 86.0%。医院出院患者平均住院日为 8.8 日,其中公立医院为 8.4 日。2023 年,乡镇卫生院诊疗人次 13.1 亿,比上年增加 1.0 亿人次;入院人次 3 992.1 万,比上年增加 753.0 万人次。社区卫生服务中心诊疗人次 8.3 亿,入院人次 480.4 万;社区卫生服务站诊疗人次 2.1 亿。村卫生室诊疗人次 14.0 亿,比上年增加 1.2 亿人次。

在中医药服务、疾病预防控制和公共卫生工作等方面,根据《公报》,2023 年,全国中医类医疗卫生机构总数为 92 531 个,比上年增加 12 212 个;床位比上年增加 14.4 万张;中医药卫生人员总数为 104.5 万人,比上年增加 12.6 万人;总诊疗人次 15.4 亿,比上年增加 3.1 亿人次;出院人次 4 981.0 万,比上年增加 1 119.7 万人次。专业公共卫生机构卫生技术人员 80.8 万人,比上年增加 2.8 万人。加强重大疾病与健康危害因素控制,血吸虫病、地方病、慢性病、职业病防治工作等取得积极进展。2023 年,在基层医疗卫生机构接受健康管理的 65 岁及以上老年人数 13 545.7 万。

解析:

案例 2 本案例不仅直接展示了我国在提升全民健康水平、优化医疗卫生资源配置、加强疾病预防与控制以及提高医疗卫生服务质量和效率等方面均取得的显著成就,还深刻体现了坚持以习近平新时代中国特色社会主义思想为指导的坚定决心和实际行动。这张健康脉动的年度"画卷"表明,全国卫生健康系统坚决贯彻习近平总书记重要指示批示精神,认真落实党中央、国务院决策部署,深入推进健康中国建设,不断优化卫生资源配置,持续提升医疗卫生服务能力和基本公共卫生服务保障水平,人民群众健康水平得到持续提升,卫生健康事业高质量发展取得新进步。党的十八大以来,以习近平同志为核心的党中央从统筹推进"五位一体"总体布局、协调推进"四个全面"战略布局、增强民族自信和文化自信的全局和战略高度,对中医药传承创新发展作出一系列重大决策部署。"十四五"规划纲要更是明确大力发展中医药事业,全面推进健康中国建设。新时代迫切要求深入学习习近平总书记关于中医药的一系列重要指示要求,立足新发展阶段、贯彻新发展理念、构建新发展格局,切实把中医药这一宝贵财富继承好、发展好、利用好,为建设健康中国、实现中华民族伟大复兴的中国梦贡献力量。

案例 3:人民至上的时代报告

2022 年 10 月 16 日,中国共产党第二十次全国代表大会开幕,习近平代表第十九届中央委员会向大会作报告。报告确定了"坚持以人民为中心的发展思想"的重大原则,"人民"一词也成为高频词汇,习近平总书记强调,"我们党来自于人民,为人民而生,因人民而兴""以百姓心为心,始终与人民同呼吸、共命运、心连心";强调"民心是最大的政治""让人民生活幸福是'国之大者'""人民对美好生活的向往就是我们的奋斗目标";强调"我的执政理念,概括起来说就是:为人民服务,担当起该担当的责任",字里行间无不透露出对人民的深情厚谊。

"以人民为中心的发展思想"不是一个抽象的、玄奥的概念,不能只停留在口头上、止步于思想环节,而要体现在经济社会发展各个环节。党的二十大报告指出,十年来,我们经历了对党和人民事业具有重大现实意义和深远历史意义的三件大事:一是迎来中国共产党成立一百周年,二是中国特色社会主义进入新时代,三是完成脱贫攻坚、全面建成小康社会的历史任务,实现第一个百年奋斗目标。这三件大事的完成是中国共产党和中国人民团结奋斗的结果。过去十年民康物阜、国家强盛的非凡成就既表明中国共产党强调的"以人民为中心的发展思想"并不是一句空话,又向全世界证明中国特色社会主义政治发展道路的科学性和先进性。始终将人民群众放在心中最高位置,想人民之所想、行人民之所嘱,使中国共产党经受住了来自政治、经济、意识形态、自然界等方面的考验,党和国家事业取得历史性成就、发生历史性变革,推动我国迈上全面建设社会主义现代化国家新征程。

解析:

案例 3 本案例所述的中国共产党第二十次全国代表大会,是在全党全国各族人民迈上全面建设社会主义现代化国家新征程、向第二个百年奋斗目标进军的关键时刻召开的一次十分重要的大会。而"人民"是在党的二十大报告中贯穿始终的一条主线,充分展现出中国共产党不忘初心、牢记使命,矢志不渝"为中国人民谋幸福、为中华民族谋复兴""为人类谋进步、为世界谋大同"的高度政治自觉和历史主动。党的十八大以来,以习近平同志为核心的党中央把逐步实现全体人民共同富裕摆在更加重要的位置,团结带领人民完成脱贫攻坚、全面建成小康社会的历史任务,实现了第一个百年奋斗目标,深入贯彻以人民为中心的发展思想,在幼有所育、学有所教、劳有所得、病有所医、老有所养、住有所居、弱有所扶上持续用力,人民生活全方位改善,共同富裕取得新成效。党的二十大进一步明确了到2035年"人的全面发展、全体人民共同富裕取得更为明显的实质性进展"的目标,反映了社会主义的本质要求,体现了以人民为中心的根本立场。新征程上,必须坚持在发展中保障和改善民生,维护人民根本利益,持续增进民生福祉,提高人民生活品质,更加关注人民群众"柴米油盐"的烦恼、"衣食住行"的需求、"酸甜苦辣"的倾诉,解决好人民群众急难愁盼问题,扎实推进全体人民共同富裕。

第二节　家　国　情　怀

【思政元素解构】

元素1：以爱国主义涵养中国心

爱国主义是一种深厚情感。爱国主义体现了人们对自己祖国的深厚感情,是一种自发的、朴素的热爱之情,揭示了个人对祖国的依存关系,是人们对自己家园以及民族和文化的归属感、认同感、尊严感与荣誉感的统一。爱国,就是要爱祖国的大好河山,爱自己的骨肉同胞,爱祖国的灿烂文化,爱自己的国家。一部中华民族的发展史,就是一部中华儿女的爱国奋斗史,那些刻骨铭心的爱国之情,矢志不渝的报国之志,生死不移的爱国之行,写满了中华民族的史册。

爱国主义是一种道德要求。作为道德要求的爱国主义,主张爱国是每个人应当自觉履行的道德责任和道德义务。从古至今,爱国主义都是一种基本的道德评判标准,人们往往把爱国、救国、兴国,报效祖国而忘我奋斗的人视为道德高尚的民族英雄,视卖国、叛国、辱国,出卖国家和民族利益的人为千古罪人就是生动的体现。

爱国主义是一种法律规范。作为调节个人与国家关系的法律规范,爱国主义依靠国家强制力来保证个人履行对国家的法律责任和法律义务。我国宪法把"维护国家的统一和各民族的团结"作为公民的首要义务,同时规定"保卫祖国、抵抗侵略是中华人民共和国每一位公民的神圣职责"。此外,国歌法、国旗法、国徽法都明确要自觉维护国歌、国旗、国徽等国家象征物的尊严,增强公民国家观念,弘扬爱国主义精神。

爱国主义是一种政治准则。作为政治准则的爱国主义,不仅要求人们自觉地执行,而且还以政党、团体和国家政策、纪律、章程等形式把它固定起来,以行政力量和国家政权强制力来保证其成为人们必须履行的义务。在当代中国,爱国主义的本质就是坚持爱国与爱党、爱社会主义高度统一,这是中国历史发展的必然结果。在现阶段,爱国主义表现为在坚持中国共产党的领导下,献身于建设新时代中国特色社会主义伟大事业,献身于实现中华民族伟大复兴的历史进程。

因此,爱国主义既是情感表达,也是道德要求;既是法律规范,也是政治准则。在现实层面,爱国主义首先体现在对党、对社会主义的热爱上。"没有共产党就没有新中国""只有社会主义才能救中国""只有社会主义才能发展中国",这是中国的历史和现实所昭示的真理。坚定拥护中国共产党的领导,坚定不移走社会主义发展道路,是新时代爱国主义的必然要求。

元素 2：以中国精神润泽中国情

中国精神是兴国强国之魂,它支撑着中华民族走过了漫漫五千多年的文明历程,在当代中国,实现中华民族伟大复兴的中国梦,开启社会主义现代化国家建设新征程,必须大力弘扬中国精神,振奋起全民族的"精气神"。习近平在十三届全国人大一次会议的讲话中指出"中国人民是具有伟大创造精神的人民""中国人民是具有伟大奋斗精神的人民""中国人民是具有伟大团结精神的人民""中国人民是具有伟大梦想精神的人民"。中国精神就凝练于这"四个伟大"。

伟大创造精神。创新创造是中华民族赓续发展的精神动力。几千年来,思想巨匠的智慧启迪、文艺精品的审美熏陶、民族史诗的深刻记录、伟大工程、科技成果的不断涌现,使中国在思想、文化和科学技术领域展示了充沛的活力和创造力,并在相当长一段时期内保持世界文明"领跑者"的地位。近代以来,中国历史更加鲜明地证明了创造精神是一个民族最根本的竞争力之一。如今,创新创造更是成为中国经济发展的主要驱动力,创新型国家建设成果丰硕,中国人民的创造精神在新时代正前所未有地迸发出来,伟大创造精神正在成为当代中国最显著的精神标签。

伟大奋斗精神。崇尚奋斗是中华民族自强不息的精神基因。几千年来,中华民族革故鼎新、自强不息,建大好河山,垦广袤良田,治大江大河,形成多姿多彩的生活,推动中华文明绵延繁盛。近代以来,中国人民为救亡图存而英勇奋斗、艰苦探索,全国各族人民在中国共产党领导下进行伟大的艰苦奋斗,探索不同形式的革命,走过不同历史阶段,最终赢得民族独立和人民解放。经过社会主义革命、建设和改革把一个极度贫弱的旧中国逐步建设成为一个工业体系完备、充满生机活力的社会主义国家。进入新时代,伟大奋斗精神更是我们党和国家最闪亮的精神标识。

伟大团结精神。勠力同心是中华民族源远流长的精神底色。几千年来,中国人民始终团结一心、同舟共济,建立了统一的多民族国家,构成了守望相助的中华民族大家庭,共同创造了悠久的中国历史、灿烂的中国文化。近代以来,中华民族面临亡国灭种的危机,中华儿女共同保卫祖国、抵御外侮,伟大团结精神造就了中华民族团结一心、同心同德的独特品格。进入新时代,伟大团结精神更是战胜一切困难的精神保障。

伟大梦想精神。敢梦追梦是中华民族复兴伟业的精神力量。几千年来,中国人民始终心怀梦想,不懈追求,盘古开天、女娲补天、伏羲画卦、神农尝草、夸父追日、精卫填海、愚公移山等古代神话表现的就是中国人民奋进向上的伟大梦想,它们深刻反映了中国人民勇于追求和实现梦想的执着精神。近代以来,面对寇急祸重的屈辱,革命先驱畅想着独立富强的美好生活,不断求索。党的十八大以来,实现中华民族伟大复兴成为中华民族共同的意志和心愿,中国人民百折不挠、坚韧不拔、保家卫国、抵御外侮,为实现这个伟大梦想进行了多年的接续奋斗。今天,中国人民比历史上任何时期都更接近、更有信心和能力实现中华民族伟大复兴。进入新时代,伟大梦想精神是实现中国梦的精神之源。

元素 3：以优秀传统文化凝练中国味

文化兴则国运兴,文化强则民族强。中华优秀传统文化是中华民族的精神命脉,是一个国家一个民族传承和发展的根本,是中华民族得以延续的文化基因,其中蕴含着中华民族世世代代形成和积累的思想营养和实践智慧,构成了中华文明的内涵底色,是中华民族的根和魂,也是我们在世界文化激荡中站稳脚跟的根基。中华优秀传统文化独一无二的理念、智慧、气度、神韵,增添了中国人民和中华民族内心深处的自信和自豪。

中医药文化作为中华优秀传统文化的载体,赋予了中华优秀传统文化一种独特的"中国味道"。习近平指出:"中医药学包含着中华民族几千年的健康养生理念及其实践经验,是中华文明的一个瑰宝,凝聚着中国人民和中华民族的博大智慧。"以整体观念、辨证施治、天人相应、形神相依、大医精诚等为核心要素的中医药文化蕴含着丰富的哲学和伦理思想,深刻影响了中华民族的价值取向、认知和行为方式,并具有丰富的人文精神价值。传承、创新中医药是新时代中国特色社会主义事业的重要内容,是中华民族伟大复兴的大事,对于坚持中西医并重、打造中医和西医相互补充协调发展的中国特色卫生健康发展模式,发挥中医药原创优势、推动我国生命科学实现创新突破,弘扬中华优秀传统文化、增强民族自信和文化自信,促进文明互鉴和民心相通、推动构建人类命运共同体具有重要意义。

【典型案例分析】

案例 1:丹心报国志,肝胆写春秋

朴素的报国心,伴随一生的选择;为人民服务,则是一生的信仰! 回望人生路,吴孟超院士说:"回国,学医,参军,入党,这四条路的正确选择才让我能真正实现了自己的人生价值。"1927 年,5 岁的吴孟超随家人来到马来西亚,在当地中学毕业时,他和同学们主动把聚餐费捐回国内给共产党,不久后竟收到以毛泽东、朱德名义发来的感谢电报,这封电报像烧红的烙铁一样,在他年少的心里烙上了红色的印记。1940 年春,吴孟超抱着"回国找共产党、上前线去抗日"的愿望回到祖国,由于战争封锁到不了延安,他回国后只好先求学,考取了当时的同济医学院。"我庆幸自己的选择,也永远感激党和国家,感谢部队这个大家庭对我的教育培养。"2019 年,吴孟超在自己的院士退休仪式上动情地说。

从医 70 多年来,吴孟超始终把为党分忧、为国解难作为己任,面对当时我国肝癌高发、防治一片空白的情形,吴孟超和他的团队在肝胆外科领域,从零起步,十年坚持不懈,攻坚克难,经过成千上万次解剖实验,首次提出"五叶四段"肝脏结构理论,找到了打开肝脏禁区的钥匙。20 世纪六七十年代,吴孟超主刀完成我国第一例肝脏肿瘤切除手术、世界上第一例中肝叶切除手术等,完成了无数个第一,使肝癌临床确诊率达到 98% 以上,小肝癌手术成功率达 100% ,居世界领先水平。吴孟超心里时刻装着患者,他的手术费、治疗费等费用却远低于全国平均水平,在临床实践中,他想方设法减轻患者负担,千方百计为患者省钱。先后获评"全国优秀共产党员""感动中国 2011 年度人物"。

案例 2:柔肩担道义,精神远名扬

李春燕,坚守在贵州从江县大塘村的一家卫生室里。可是,她的故事却感动了中国。2000 年李春燕结婚后,随丈夫来到了他的家乡大塘村,学医的她来到大塘村后发现村里没有医生,村民要看病,得花两三个小时到 5 公里以外的乡卫生院,或 15 公里以外的县医院去治疗,但大部分的村民因生活困难,生了病除了自己扛就是用土办法医治。看到这种状况,李春燕心中有了一个迫切的愿望,一定要在村里开一个卫生室。顶着种种困难,卫生室终于开了起来,但李春燕的日子却越过越艰难了。由于很多村民没钱支付医药费,李春燕不忍心不管,只好先治病,把欠的费用先记上,几年下来,记账的本子摞了好几大本。为此,她自学中医,摸索更加简便廉验的治疗方法,尽可能地减少村民的诊疗费用。

在李春燕获评"感动中国 2005 年度人物"的评语中这样写道:"她是大山里最后的赤脚医生,提着篮子在田垄里行医,一间四壁透风的竹楼,成了天下最温暖的医院,一副瘦弱的肩膀,担负起十里八乡的健康,它是迁徙的候鸟,它是照亮苗乡的月亮。"随着李春燕受到的关注越来越多,原本开在家里的简陋卫生室变成了占地 120 平方米、有三层小楼的"博爱卫生站",也有了 B 超等基本的医疗设备。更让她高兴的是,县里收到了来自四面八方的捐款,用这些钱在大塘村之外的其他村也建起了卫生站,乡亲们的生命健康有了更好的保障。

案例 3:文化春满园　药香传世界

新型冠状病毒感染疫情来袭,当无数志愿者奋战于抗疫一线时,有这样一个特别的面孔,他主动请缨,同万千国人一样,默默投身这场无声的抗疫战争中,他就是就读于陕西中医药大学的哈萨克斯坦小伙子马文轩。马文轩的父亲在哈萨克斯坦开着一家中医诊所,从小耳濡目染的他渐渐喜欢上了中国文化。2013 年高中毕业后,马文轩毅然选择来到中国追逐中医梦,在中国的近 10 年里,他攻克"语言关""生活关",只为更好地研读博大精深的中医药文化,从喜欢到热爱,他逐渐把陕西当成了自己的第二故乡。2021 年底,马文轩主动报名成为一名社区抗疫志愿者,参与协助核酸筛查、维持社区秩序、搬运生活物资等工作,用专业技能和奉献精神,与中国志愿者们同心抗疫。一句"我是外国人,但不是外人"说出了中国同中亚五国人民互融互通的深厚友谊。

2022 年 1 月 25 日,习近平在主持中国同中亚五国建交 30 周年视频峰会上指出:"这句话感动了无数中国人。这样暖心故事汇成了中国同中亚国家人民同甘共苦、心心相印的动人交响乐。"随着"一带一路"倡议的推进,中医药已传播至 190 多个国家和地区。《中国国家形象全球调查报告 2020》显示,有 30% 的海外受访者接触或体验过中医药,超过 80% 的体验者对中医药持有好印象。中医药获得更广泛的国际认可,也推动着中医药领域的中外合作更加深入。随着《推进中医药高质量融入共建"一带一路"发展规划(2021—2025 年)》的发布,"十四五"时期,中国将与共建"一带一路"国家合作建设 30 个高质量中医药海外中心,向共建"一带一路"国家民众等提供更加优质的中医药服务。

解析:这三个案例分别从肝胆写春秋、精神远名扬、药香传世界三个方面凝练了富有中国心、饱含中国情、充满中国味的生动事迹。

案例 1 说明在吴孟超的身上,爱国主义有了生动的展现,爱党爱国爱人民得到了高度统一。在当代中国,爱国与爱党有机地统一于建设中国特色社会主义的伟大实践中。纵观吴孟超的一生,可以说,是强烈的爱国情让他一生践行着共产党员的使命和担当。作为一名优秀共产党员,吴孟超对党无比忠诚,始终坚定共产党人的理想信念,为党的事业忘我工作,在社会主义建设、改革、发展的各个阶段,他都勤勤不倦地研究肝胆外科。一滴水可以折射太阳的光辉。吴孟超这滴"水",折射出一位共产党人高远的理想信念、赤诚的爱民情怀,折射出一位医者强烈的使命意识和无私的奉献精神。

案例 2 说明作为普通乡村医生的李春燕身上闪耀着坚定的梦想之光。正是这一个个的梦想最终汇聚成了中国梦,一个个的精神汇聚成中国人民的精神。实现中国梦,必须弘扬中国精神。一个人不能没有精神,一个国家不能没有梦想。爱国主义始终是把中华民族坚定团结在一起的精神力量,改革创新始终是鞭策我们在改革开放中与时俱进的精神力量。全国人民一定要弘扬以爱国主义为核心的民族精神和以改革创新为核心的时代精神,不断增强团结一心的精神纽带、自强不息的精神动力,永远朝气蓬勃地迈向未来。

案例 3 说明散发独特魅力,富有中国味的中医药文化,已经成为对外交流特别是"一带一路"倡议中重要的构成。2013 年 9 月和 10 月,习近平分别提出共同建设"新丝绸之路经济带"和"21 世纪海上丝绸之路"的国际合作倡议,共建"一带一路"倡议得到了越来越多国家的响应,成为我国参与全球开放合作,改善全球经济治理体系,促进全球共同发展繁荣,推动构建人类命运共同体的中国方案。共建"一带一路"倡议提出后,东非、柬埔寨有了高速公路,哈萨克斯坦有了"出海口",马尔代夫有了跨海大桥,老挝由"陆锁国"变为"陆联国",中欧班列成为亚欧大陆上距离最长的合作纽带。党的二十大报告指出,"共建'一带一路'成为深受欢迎的国际公共产品和国际合作平台"。来自哈萨克斯坦的小伙子马文轩和越来越多被中医药文化吸引而来到中国求学的外国人一样,为中医药文化的传播与发展做着身体力行的贡献。而对作为中华优秀传统文化重要构成的中医药文化的深入挖掘和传承创新,必将推动构建人类卫生健康共同体,造福全人类。

第三节　文　化　素　养

【思政元素解构】

元素 1：讲仁爱以养心

"仁"是中华传统美德"仁义礼智信"五常之首,是传统美德的核心,在我国源远流长,成为中国古人最基本的道德精神和行为规范。孔子强调"苟志于仁矣,无恶也",孟子强调"亲亲而仁民,仁民而爱物",荀子强调"仁者自爱",墨子则提出"兼相爱,交相利"。从仁爱精神出发,古人强调社会和谐,讲求和睦友善,倡导团结互助,追求和平共处。历史上,在中华各民族融合的过程中,"仁爱"思想逐渐普及到千家万户,传承于世世代代,体现了各民族普通老百姓的基本诉求,成为中国人思想中根深蒂固的伦理观念。在现代,社会、国家、个人的发展,必须以"爱人""成己成人成物"为前提与目的。具体表现在人际相处上,主张与人为善、推己及人,建立和谐友爱的人际关系;在民族关系上,主张各民族互相交融、和衷共济,建设团结和睦的大家庭;在中外各文明对话、交融的过程中,中国的"仁爱"思想的价值原则,也一直起着积极的作用;在对外关系上,倡导亲仁善邻、协和万邦,与世界其他民族在平等相待、互相尊重的基础上发展友好合作关系。

元素 2：守诚信以强魄

"诚于中,形于外"。诚信是中华传统美德之一,是中华民族公认的价值标准和基本道德,是每个中国人安身立命的根本准则。在我国古代,就有"徙木立信"的典故,并认为"人而无信,不知其可也"。中华传统美德强调言必信,行必果,像这样的思想和理念,无论过去还是现在,都有其鲜明的民族特色,都有其永不褪色的时代价值。在现代社会,"诚信"是个人立身处世的基本规范,是社会存续发展的重要基石,是人类社会普遍的价值要求,具有跨越时空和国度的永恒价值。社会主义核心价值观倡导的"诚信",就是要以诚待人、以信取人,说老实话、办老实事、做老实人,这既与中华传统美德相承接,又与人类文明共同的积极成果相交融,是应该继承和弘扬的核心价值理念。现代社会不仅是物质丰裕的社会,也应是诚信有序的社会;市场经济不仅是法治经济,更应是信用经济。只有激发真诚的人格力量,每个人都遵信守诺,才能构建言行一致、诚信有序的社会;只有激活宝贵的无形资产,建立良好的信用关系,才能营造"守信光荣、失信可耻"的风尚,增强社会的凝聚力和向心力。

元素 3：崇正义以正气

"崇正义"是中华传统美德的重要构成，已经深深地融入中华民族的血脉中，成为中国人日用而不察的价值观。《中庸》说："义者，宜也。""义"一定正，不正何"义"？所以《墨子·天志下》说："义者，正也。""义"包含人之行为的正当与公正，也包含社会制度评判上的合宜与公平。它不仅在治国理政上强调"以正治国"，还细化到衣食住行的各个方面，要求人们用正确的态度来生活。正义是天下和谐、和顺的前提，是人之为人的社会性要求，是社会伦理中的责任担当。今天，"正义"被赋予正气、平等、奉献等新的时代内涵。习近平倡导各国在处理国际事务时应当坚守道义，"坚持正确义利观，做到义利兼顾，要讲信义、重情义、扬正义、树道义"，进而建立正义的人类社会。"崇正义"不仅是中华民族的价值追求，也是人类社会共同的追求，是人类文明发展进步的重要保障。一个富强、民主、文明、和谐、美丽的现代化国家，一定是崇尚正义的国度。在这样的国度里，社会成员应按照个人的社会角色自觉修行，涵养浩然正气，以天下为己任，勇于担当，爱国敬业，信义至上，不偏不颇。正义是诚信之本、友善之根，在弘扬民族精神和重塑价值体系的过程中，人们要遵循正义性原则，富于奉献精神，自觉履行社会义务，使义利有机统一，只有这样，才能找到自己的人生价值，使社会公平与公正得以维护。

元素 4：求大同以宏志

"求大同"反映了中华民族对人类终极理想社会的理解与向往。五千年深厚文化积淀，塑造了中华文明兼容并蓄的开放胸襟，孕育出中国文明深厚的"共同体"意识。"大同"可以理解为"天下大同"，即追求各个民族、国家和平共处，共同发展，最终消除民族、国家之间的壁垒，实现天下一家的梦想。自古至今，"大同"一直是中国人关于理想社会的梦想，是中国人心中美好的愿景之一，《礼记·礼运》有云："大道之行也，天下为公。"近代以来，随着中西思想的交汇，大同开始得到关注现实的思想家们的重视。从康有为著《大同书》到孙中山毕生追求建立的大同社会，不难发现，在近代到现代的政治实践和思想探索中，大同思想都发挥了重要的作用。在新时代，倡导"天下大同"的思想，有助于破除狭隘的民族主义，增进各国人民之间的相互理解和感情，促进国际社会的和谐与安定。共同的现实需要，决定了人类应超越意识形态冲突，团结起来、包容分歧，秉持"求大同"的价值理念，形成并确立人类共同价值，勾画出不同制度、不同国度之间价值共识的同心圆，如此才能共同应对危机与挑战。

【典型案例分析】

案例 1：医者仁心，行止于至善

98 岁高龄仍旧坐诊，从医 70 年，从来不开超过百元的药方，她就是"仁医奶奶"胡佩兰。1944 年，胡佩兰毕业于国立河南大学医学部，70 岁时才从郑州铁路中心医院的妇产科主任位上退休。胡佩兰患有严重的腰椎间盘突出，进出都要坐小推椅，即便如此，退休后，她还一直坚持坐诊。她坐诊时从不限号，不过多检查。2013 年，98 岁的胡佩兰心脏病突发，经抢救后，第二天她依然准时到医院坐诊，于是有了"中国最年老的出诊医生"的称号。

2014 年，"感动中国年度人物"节目对胡佩兰的推荐词这样写道："技不在高，而在德术，不在巧而在仁。医者，看的是病，救的是心，开的是药，给的是情。"胡佩兰在八年间捐建了50 多个希望书屋，托起一片希望的天空。2005 年，胡佩兰在医院开设了"爱心门诊"，把收入的 40% 捐赠给希望工程。"医生是一个有博爱精神的职业,应该投入感情的职业,应该有医德的职业,不应该光看着钱。"胡佩兰是这样说的,也是这样做的。她用一生的坚守诠释了医者仁心的至真至善。

案例 2:大医精诚,立使命担当

从医从教一甲子,广州医科大学附属第一医院国家呼吸系统疾病临床医学研究中心主任钟南山以 17 年前那一句"把最危重的病人转到我这来"和 17 年后"抗击疫情,医生就是战士,我们不冲上去谁冲上去?"生动诠释了医者的初心和使命。2020 年,新型冠状病毒感染疫情肆虐,钟南山及时提醒公众"没有特殊的情况,不要去武汉",自己却紧急奔赴第一线。在武汉,钟南山再挑重担,任国家卫生健康委员会高级别专家组组长,以尊重事实、解放思想的科学精神全身心投入疫情防控阻击战,在病毒分离、社区联防联控、支援湖北、中西医并重及重症救治等方面不懈努力、攻坚克难,为全国疫情防控取得重大战略成果做出重要贡献。他对疫情防控的指导、疫情走向的研判,成为国人心中的"风向标"和"定海神针"。在获颁"共和国勋章"后,钟南山依然坚持请战:"继续在呼吸系统疾病和突发性公共卫生事件防控上为祖国贡献力量,不负国家给予的重托。"

案例 3:深化医改,促公平正义

2022 年 5 月 25 日,国务院办公厅印发《深化医药卫生体制改革 2022 年重点工作任务》,从加快推进分级诊疗、减少群众跨区域就医到深入推广三明医改经验,促进优质医疗资源扩容和均衡布局,深化医疗、医保、医药联动改革,持续推动从以治病为中心转变为以人民健康为中心,持续推进解决看病难、看病贵问题。鼓励各地探索创新,从着力增强公共卫生服务能力,到维护公益性,推进公立医院高质量发展,明确了 2022 年深化医药卫生体制改革总体要求、重点任务和工作安排。

目前,中国已建成了世界上规模最大、覆盖人口最多的社会保障体系,包括城镇职工基本医疗保险、新型农村合作医疗保险和城镇居民基本医疗保险在内的基本医疗保险覆盖人口超过 13 亿。深化医药卫生体制改革,是保障和改善民生的重大举措,关系人民健康福祉,关系民族未来,有利于促进社会公平正义与和谐进步。如加强基层医疗卫生机构中医药服务能力建设,力争实现全部社区卫生服务中心和乡镇卫生院设置中医馆、配备中医医师。通过改革,实现公平和效率的有机统一,让医疗卫生事业发展步入更加科学合理的轨道。

案例 4:援外医疗,展大爱无疆

2022 年 5 月 1 日,赞比亚举行了五一国际劳动节庆典活动。作为唯一受邀的外籍队伍,手举中国国旗的中国援赞比亚第二十三批医疗队被组委会安排为第一方阵通过总统观礼台。受赞比亚总统委托,赞比亚国会议员、劳动和社会保障部部长为中国援赞比亚第二十三批医疗队颁发五一劳动奖杯,还为每一位队员颁发了五一劳动奖章及证书,以表彰他们为赞比亚人民健康所付出的辛勤劳动,赞比亚五一劳动奖杯是赞比亚政府授予对国家做出突出贡献的集体的最高荣誉。中国援赞比亚第二十三批医疗队是在国家卫生健康委员会领导下,由河南省卫生健康委员会委托洛阳市卫生健康委员会选派的援外医疗队,共由 28 名队员组成,队员来自洛阳、郑州、商丘三地共 13 家单位,学科涵盖肝胆外科、神经外科、骨科、超声科、耳鼻喉科、口腔科、眼科、普外科、麻醉科、心内科、介入科、泌尿外科、影像、消化内科等。经过系统培训和精心准备,医疗队于 2022 年 3 月 13 日抵达赞比亚开展援外任务。医疗队到达赞比亚后经过 2 周隔离,在中国驻赞比亚大使馆领导下迅速与 4 家受援医院对接,快速融入援助医疗工作中,得到了赞比亚政府部门的高度认可。队员们将继续发扬"不畏艰苦,甘于奉献,救死扶伤,大爱无疆"的中国援外医疗队精神,将中国先进的医疗技术和诊疗水平带给非洲人民,为非洲人民的健康保驾护航。

解析:以上四个案例,从不同侧面体现了中华优秀传统文化中讲仁爱、守诚信、崇正义、求大同的传统美德。无论是医生个体还是群体,都以不懈的道德追求、高洁的人格操守、自强不息的奋进精神、厚德载物的广博情怀践行着中华传统美德,他们对真善美的追求和对生命的关怀,真正体现了"大医者,仁医也"的仁心仁术。

案例1在仁者大医胡佩兰身上,可以看到中国传统美德强调的责任奉献、仁爱原则,重视道德义务、强调道德的修养与践行。作为一名医生,胡佩兰用仁爱之心诠释了"医乃仁术"的真谛,造就了在患者心中良好的口碑。她坐诊时从不限号,不过多检查,耐心地帮助患者,将维护患者健康作为自己行医的职责,这一坚持,就是70年。更值得一提的是,胡佩兰用自己并不富裕的工资投建希望工程,让医者仁心得以延伸。

案例2从国士无双钟南山的事迹里,我们致敬在疫情形势研判的关键时刻,他的济危世、敢净言、敢担当。面对很多荣誉,钟南山总说自己不过就是一个看病的大夫。然而,就是这个不平凡的大夫,无论是面对严重急性呼吸综合征(曾称传染性非典型肺炎),还是新型冠状病毒感染,始终坚持实事求是,每一次面对公众发声,总能以医者的责任和担当传递信心和安全感。无论是世危时的坦诚敢言,还是平时行医时的以诚待人,钟南山身上折射出的是中华传统美德的光耀,无愧于人民授予的"共和国勋章"。

案例3追求公平正义为导向的医疗卫生体制改革是保障和改善民生的重大举措,这关系到人民健康福祉,关系着民族未来。自2009年中央作出了深化医药卫生体制改革的重大决策部署以来,经过多年的努力探索,医药卫生体制改革取得了重大阶段性成效,群众看病难、看病贵问题得到有效缓解。但当经济社会进入新的发展阶段,触及的深层次矛盾和问题越来越多,难度越来越大,人民群众对医药卫生体制改革的公平正义的期盼越来越高,医药卫生体制改革对经济社会的影响也越来越广泛。只有在医药卫生体制改革进程中,不断加强中西医协同建设,为人民提供高质量的诊疗服务,才符合人民对医疗公平正义的期待。

案例4在援外医疗的大爱之行中,中国援外医疗队员们远离祖国和亲人,以实际行动铸就"不畏艰苦、甘于奉献、救死扶伤、大爱无疆"的中国医者精神。他们克服了种种困难,治愈了大量常见病、多发病,并采用针灸、推拿以及中西医结合的诊疗方法诊治了不少疑难重症,挽救了许多垂危患者的生命。援外医疗队员以精湛的医技医术、良好的医德医风和高度的责任感与使命感,全心全意为受援国人民服务,赢得了受援国政府和人民的尊重和赞扬,增进了我国与广大发展中国家民心相通、民意相融。在构建人类卫生健康共同体的过程中,体现了践行大道不孤、天下一家的行动价值。

第四节　法　治　意　识

【思政元素解构】

元素1:维护医患自身权利

患者具有如下权利。

(一)生命权、身体权、健康权

患者的生命安全和生命尊严、身体完整和行动自由以及身心健康受法律保护。患者有权依法自主决定无偿捐献其人体细胞、人体组织、人体器官以及遗体等。依据《中华人民共和国民法典》(以下简称民法典)第一千零五条规定,当患者的生命权、身体权、健康权受到侵害或者处于其他危难情形的,医疗机构或者医师应当及时施救。

(二) 姓名权和肖像权

患者享有姓名权,有权依法决定、使用、变更或者许可他人使用自己的姓名,但是不得违背公序良俗。同时,患者享有肖像权,有权依法制作、使用、公开或者许可他人使用自己的肖像。未经患者同意,医疗机构或者医师不得制作、使用、公开患者的肖像。

(三) 知情权和同意权

在医疗过程中,患者有获得关于自己健康或疾病情况的权利。同时,在临床诊断治疗以及相关医学科研活动等过程中,患者既有同意的权利,也有拒绝的权利。依据民法典第一千零八条规定,为研制新药、医疗器械或者发展新的预防和治疗方法,需要进行临床试验的,应向患者或者患者的监护人告知试验目的、用途和可能产生的风险等详细情况,并取得其书面同意。

(四) 隐私权和个人信息保护权

依据民法典第一千零三十二条规定,隐私是自然人的私人生活安宁和不愿为他人知晓的私密空间、私密活动、私密信息。患者享有隐私权,任何组织或者个人不得以刺探、侵扰、泄露、公开等方式侵害他人的隐私权。若患者为了配合治疗需要,把个人的私密信息告知医师,患者有权利要求医师为之保密,医师应该按照患者要求严格保密。此外,依据民法典第一千零三十四条规定,患者的个人信息同样受法律保护。比如在疫情防控期间,对于确诊或密接病例的活动轨迹公布需适当保护患者的个人信息。

(五) 免除一定的社会责任权

患者在患病过程中,由于正常的生理功能受到一定的影响,患者有权利要求免除或部分免除一定的社会责任。医师应根据患者病情,出具相关的诊断证明,作为患者免除或部分免除一定的社会责任权的相关依据,以使患者能够早日康复。

(六) 监督权和赔偿权

患者对医疗卫生部门及医师的工作有监督权。当患者发现自己的健康或生命受到损害并得不到及时、合理救治时,有权通过各种方式向有关部门、有关个人提出批评,并要求解决,以维护患者的权益。若因医师违反相关规章制度、操作常规等造成不良后果,并认定为医疗事故的,患者有权提出一定的经济补偿要求。

医师具有如下权利。

(一) 人格、人身保障权

医师依法执业,受法律保护。依据《中华人民共和国医师法》(以下简称医师法)第三条、第四十九条规定,医师的人格尊严、人身安全不受侵犯。医疗卫生机构应当加强医疗卫生机构及周边治安综合治理,维护医疗卫生机构良好的执业环境,有效防范和依法打击涉医违法犯罪行为,及时主动化解医疗纠纷,保障医师执业安全。同时,医疗机构应当参加医疗责任保险或者建立、参加医疗风险基金。

(二) 诊疗自主权

医师在注册的执业范围内,可按照有关规范进行医学诊查、疾病调查、医学处置、出具相应的医学证明文件,选择合理的医疗、预防、保健方案。同时,中医、中西医结合医师经相关专业培训和考核合格,在执业活动中可以增加执业范围。比如中医医师可以采用与其专业相关的西医药技术方法,西医医师可以采用与其专业相关的中医药技术方法。医师还可以通过互联网等信息技术提供部分常见病、慢性病复诊等适宜的医疗卫生服务。医疗卫生机构应当建立健全医师岗位责任、内部监督、投诉处理等制度,加强对医师的管理。

（三）特殊干涉权

医师在特定情况下,出于治疗的需要以及对患者尽责任的义务,可行使特殊干涉权。比如对需要紧急救治的患者,医师应当采取紧急措施进行诊治。因抢救生命垂危的患者等紧急情况,不能取得患者或者其近亲属意见的,经医疗机构负责人或者授权的负责人批准,可以立即实施相应的医疗措施。并且,国家鼓励医师积极参与公共交通工具等公共场所急救服务。

（四）劳动报酬权

医师享有劳动报酬权,享受国家规定的福利待遇,可按照规定参加社会保险并享受相应待遇。特别对从事传染病防治、放射医学和精神卫生工作以及其他特殊岗位工作的医师,应当按照国家有关规定给予适当的津贴。同时,依据医师法第四十四条、第四十八条规定,国家应建立健全体现医师职业特点和技术劳动价值的人事、薪酬、职称、奖励制度。

（五）医学教育权

国家应采取措施,完善中医西医相互学习的教育制度,培养高层次中西医结合人才和能够提供中西医结合服务的全科医生。有关行业组织应当为医师接受继续医学教育提供服务和创造条件,加强继续医学教育的组织、管理。医疗卫生机构应当合理调配人力资源,按照规定和计划保证本机构医师接受继续医学教育。

元素 2：履行医患自身义务

患者应承担如下义务。

（一）维护健康的义务

保持健康的生活方式,养成良好的生活习惯,适当调整生活节奏与工作压力,以缓解身心的不适,减少疾病的发生等,是每一位公民维护自身生命健康应尽的义务。

（二）配合治疗的义务

患者应积极配合、认真参与疾病的治疗,特别是当患者患有传染性、遗传性等相关疾病时,如不积极接受、配合诊治就会给他人甚至社会带来严重的不良影响。消极对待自己的疾病,不配合甚至拒绝治疗的患者,更是对自己生命健康不负责任的表现。

（三）尊医重卫的义务

全社会应当尊重医师。依据医师法第五条、第五十三条规定,应推动在全社会广泛形成尊医重卫的良好氛围。新闻媒体应当开展医疗卫生法律、法规和医疗卫生知识的公益宣传,弘扬医师先进事迹,引导公众尊重医师、理性对待医疗卫生风险。医院属于公共场所,患者应该自觉遵守医院的各项规章制度,自觉维护医院的正常医疗秩序,合理地保证自身及他人的合法权益。

（四）支持医学发展的义务

医学科学的发展是关系到全人类生命健康的公益事业,患者在知情同意的前提下,有义务支持医学发展。比如新药、新技术的使用和推广,遗体的捐献和解剖,医学生的临床实习等,都需要得到患者的理解和支持。

医师应承担如下义务。

（一）树立职业精神的义务

医师应当坚持人民至上、生命至上,发扬人道主义精神,弘扬敬佑生命、救死扶伤、甘于奉献、大爱无疆的崇高职业精神,恪守职业道德,遵守执业规范,提高执业水平,履行防病治病、保护人民健康的神圣职责。当患者的生命权、身体权、健康权受到侵害或者处于其他危难情形时，医师应履行法定救助义务。遇有自然灾害、事故灾难、公共卫生事件和社会安全事件等严重威胁人民生命健康的突发事件时，医师应当服从上级卫生健康主管部门的调遣，参与卫生应急处置和医疗救治。

（二）遵守临床规范的义务

医师开展药物、医疗器械临床试验和其他医学临床研究应当符合国家有关规定，遵守医学伦理规范，依法通过伦理审查。医师实施医疗、预防、保健措施，签署有关医学证明文件，必须亲自诊查、调查，并按照规定及时填写病历等医学文书，不得隐匿、伪造、篡改或者擅自销毁病历等医学文书及有关资料。医师应当坚持安全有效、经济合理的用药原则，遵循药品临床应用指导原则、临床诊疗指南和药品说明书等合理用药。同时，依据医师法第三十三条规定，医师在执业法中应当按照有关规定及时间向所在医疗卫生机构或者有关部门、机构履行报告义务。

（三）诊疗说明以及为患者保密的义务

医师在诊疗活动中应当向患者说明病情、医疗措施和其他需要告知的事项。需要实施手术、特殊检查、特殊治疗的，医师应当及时向患者具体说明医疗风险、替代医疗方案等情况，并取得其明确同意；不能或者不宜向患者说明的，应当向患者的近亲属说明，并取得其明确同意。同时，医师应尊重患者的个人隐私和依法保护患者的个人信息。一方面，不得随意泄露患者的个人信息及相关隐私；另一方面，在特定情况下，对不利于患者病情的信息，医师要对患者保密。

（四）钻研医学技术的义务

医学科学的发展是一项伟大而又艰苦的事业，需要医师努力钻研业务，更新知识，提高医学专业技术能力和水平，为维护人类生命健康，发展医学科学贡献自己的力量。

（五）健康教育及健康指导义务

依据《中华人民共和国宪法》第二十一条规定，国家发展医疗卫生事业，发展现代医药和我国传统医药，鼓励和支持农村集体经济组织、国家企业事业组织和街道组织举办各种医疗卫生设施，开展群众性的卫生活动，保护人民健康。随着人们对健康美好生活的需求日益增长，医师在治病救人的同时，还应秉持大健康观理念，承担对社会大众进行健康教育和健康指导的义务。

元素3：厘清医患自身责任

1. 民事责任。当患者在诊疗活动中受到损害，有民法典第一千二百二十二条规定所列情形之一的，推定医疗机构或者其医师有过错，由医疗机构承担赔偿责任。当患者在诊疗活动中有民法典第一千二百二十四条规定所列情形之一而受到损害的，医疗机构不承担赔偿责任。此外，因药品、消毒产品、医疗器械的缺陷，或者输入不合格的血液造成患者损害的，患者可以向药品上市许可持有人、生产者、血液提供机构请求赔偿，也可以向医疗机构请求赔偿。另外，国家鼓励医师积极参与公共交通工具等公共场所急救服务，医师因自愿实施急救造成受助人损害的，不承担民事责任。

2. 行政责任。卫生健康主管部门和其他有关部门工作人员或者医疗卫生机构工作人员弄虚作假、滥用职权、玩忽职守、徇私舞弊的，依法给予行政处分。医师在执业活动中，有医师法第五十五条、第五十六条、第五十七条规定所列行为之一的，由县级以上人民政府卫生健康主管部门责令改正，给予警告；没收违法所得，并处一万元以上三万元以下的罚款；情节严重的,责令暂停六个月以上一年以下执业活动直至吊销医师执业证书。若严重违反医师职业道德、医学伦理规范,造成恶劣社会影响的,吊销医师执业证书或者责令停止非法执业活动五年直至终身禁止从事医疗卫生服务或者医学临床研究。患者阻碍医师依法执业,扰乱正常医疗秩序,干扰医师正常工作、生活,或者通过侮辱、诽谤、威胁、殴打等方式,侵犯医师人格尊严、人身安全,构成违反治安管理行为的,依法给予治安管理处罚。

3. 刑事责任。依据《中华人民共和国刑法》第三百三十五条、第三百三十六条、第三百八十三条、第三百八十五条、第三百九十七条、第四百零九条规定,医患双方违反相关规定,情节严重,造成严重后果,构成犯罪的,依法追究刑事责任。

【典型案例分析】

案例1:全面依法治国是实现医患权利的基本路径

党的二十大报告提出,全面依法治国是国家治理的一场深刻革命,关系党执政兴国,关系人民幸福安康,关系党和国家长治久安。依法治国的全面实施,既体现了社会公平正义,也是对医患权利的充分保障。从法律层面来看,公平正义的价值具体体现在规则、机会和权利平等方面,习近平曾指出,必须认认真真讲法治、老老实实抓法治。可以说,法治社会是构筑法治国家的基础。面对医患矛盾和权利冲突等问题,更要全面推进科学立法、严格执法、公正司法、全民守法,从而加快法治社会的建设。

在科学立法方面,依据民法典第一千二百六十条规定,自民法典施行之日起,《中华人民共和国婚姻法》《中华人民共和国继承法》《中华人民共和国民法通则》《中华人民共和国收养法》《中华人民共和国担保法》《中华人民共和国合同法》《中华人民共和国物权法》《中华人民共和国侵权责任法》《中华人民共和国民法总则》同时废止。以这9部法律为依据制定的大量民事司法解释同时废止,与民法典的规定直接或者间接相抵触的指导性案例同时修改或者废止,以确保司法解释符合民法典规定,确保法律适用标准科学统一。党的二十大报告还指出,公正司法是维护社会公平正义的最后一道防线,应努力让人民群众在每一个司法案件中感受到公平正义。因而,对医患双方的权利进行规定,确保这些权利的正当性,以保障医患双方基本利益,以此为目的,才能确保社会公平正义的实现,最终实现人自由而全面的发展。

案例2:中医、中西医结合医师可增加执业范围

《医师法》第十四条规定:"医师经注册后,可以在医疗卫生机构中按照注册的执业地点、执业类别、执业范围执业,从事相应的医疗卫生服务。中医、中西医结合医师可以在医疗机构中的中医科、中西医结合科或者其他临床科室按照注册的执业类别、执业范围执业。医师经相关专业培训和考核合格,可以增加执业范围。法律、行政法规对医师从事特定范围执业活动的资质条件有规定的,从其规定。经考试取得医师资格的中医医师按照国家有关规定,经培训和考核合格,在执业活动中可以采用与其专业相关的西医药技术方法。西医医师按照国家有关规定,经培训和考核合格,在执业活动中可以采用与其专业相关的中医药技术方法。"

本条规定以问题为导向,突出了三个亮点:第一,规定中"医师经注册后,可以在医疗卫生机构中按照注册的执业地点、执业类别、执业范围执业,从事相应的医疗卫生服务"。结合医学发展,医师经相关专业培训和考核合格后,可以从事相应的医疗卫生服务。其意义在于只有从法律对医师执业行为、执业安全、诊疗规范等方面的权益予以合法保障,才能让这支队伍更健康、更快速地成长,以更好地为广大人民群众的身心健康服务。第二,规定中"中医、中西医结合医师可以在医疗机构中的中医科、中西医结合科或者其他临床科室按照注册的执业类别、执业范围执业"。我国中医药人才队伍逐渐发展壮大,中医医师也越来越多。过去,中医医师只能在中医科和中西医结合科执业,但有些医院并没有设置中医科或中西医结合科,这限制了中医医师在临床工作中发挥作用。如今,根据规定中医、中西医结合医师可以在其他临床科室按照注册的执业类别、执业范围执业。第三,规定中"医师经相关专业培训和考核合格,可以增加执业范围。中医医师在执业活动中可以采用与其专业相关的西医药技术方法。西医医师在执业活动中可以采用与其专业相关的中医药技术方法"。医师经相关专业培训和考核合格后可以增加执业范围,符合医学新技术的发展状况,可以使医师队伍执业范围更加灵活,医师具有多学科的交叉背景和执业范围,也能够更全面、更细致地为患者制定诊疗方案,有利于为患者的诊治提供更好的诊疗服务。

解析:以上两个案例通过近年开始实施的两个重要法律文件教育引导学生学思践悟习近平全面依法治国的新理念、新思想、新战略,牢固树立法治观念,坚定走中国特色社会主义法治道路的理想和信念,深化对法治理念、法治原则、重要法律概念的认知,提高运用法治思维和法治方式维护自身权利、参与社会公共事务、化解矛盾纠纷的能力。

案例 1 中所涉及的民法典,已于 2021 年 1 月 1 日起实施。此法是我国第一部以"法典"命名的法律,并以独立篇章的形式增加了"人格权编",这是中华人民共和国成立 70多年来首次用立法的形式确立了人格权,是我国社会主义法治建设史上一个具有划时代意义的里程碑,充分体现了新时代我国社会主义法治建设以人为本的理念。民法典的融入为中西医结合专业教学提供了"信仰法律""遵守法律"等法治思维元素和"医生权利""患者权利"等法定权利元素,促使课程思政教育迸发以法育人的生命活力,使中西医结合专业育人效果更为全面与突出,而这正是担当民族复兴大任的时代新人所必须具备的法治素养。

案例 2 中的规定出自医师法,已于 2022 年 3 月 1 日起施行。此法基于《中华人民共和国执业医师法》实施以来存在的立法缺陷和短板进行了全面地补充和修改,共计七章六十七条,新增"保障措施"章节和十九个条例。医师法开篇第一条第一句即为"为了保障医师合法权益",既体现出国家对医师权益的重视和保护的意志,也体现了立法宗旨和法治精神。同时在"保障措施"专章,细化了保障条款,从薪酬待遇、队伍建设、执业环境治理、职业防护、特殊岗位及边远地区工作津贴等保障措施、行业自律等方面对医师权益保障作出规定。更为重要的是医师法第十四条使今后在医疗实践中,中医医师使用西医技术方法和西医医师使用中医药技术方法有法可依。这能够有效扩展中医和中西医结合医师的工作范围,有力促进中西医的和谐互补,让中医药在实践中不断传承创新发展,以更好地为全人类健康事业做贡献。

第五节　医者精神

【思政元素解构】

元素 1:敬佑生命

生命至上是人类健康美好生活的基本前提。敬佑生命,蕴涵医者生命至上、爱护生命的价值观念,铸就医者崇高的人文信仰。《易传·系辞上》以"生生"为大自然的基本存在方式,表达世间万物生成、发展、演变与消亡的过程,而作为中西医结合医学重要基础的中医学则在此基础上探索生命的起源、存在、价值与境界,并把凝聚了中华民族数千年代代相传的中国传统价值理念,融合到中医药理论与治疗体系中。自古以来,历代医家都保持着敬佑生命的"生生之道",如《淮南子·修务训》载神农尝百草"一日而遇七十毒",《黄帝内经》载"天覆地载,万物悉备,莫贵于人",《备急千金要方》载孙思邈立志医学以为"人命至重,有贵千金,一方济之,德逾于此"等,都表达出医者对生命本身以及生命权利的高度肯定和尊重。对于生命从何而来又该如何保全这个问题,《素问·宝命全形论》曰:"人以天地之气生,四时之法成。"大哉乾元,万物资始,至哉坤元,万物资生,是以天地之气生也。因春夏秋冬之四气,调肝心肺肾之藏神,是以四时之法成也。由此可见,人的生命与天地有着广泛而密切的联系,天气与地气相交融,才具备了人类生命活动的条件和环境。一方面,人类必须依赖于自然界的天之气、地之物,才能生存;另一方面,自然界的阴阳消长、四时物候的变化,又无时无刻不在影响着人。所以,宝命全形是医者"生生之德"的体现,医者皆需谨记"生生"为本,正如唐慎微在《证类本草》所言:"天地以生成为德,有生所甚重者身也。身以安乐为本,安乐所可致者,以保养为本。世之人必本其本,则本必固。"

每一个生命都得到全力护佑,人的生命、人的价值、人的尊严得到悉心呵护,这是中国共产党执政为民理念的最好诠释。习近平指出:"我们党从成立起就把保障人民健康同争取民族独立、人民解放的事业紧紧联系在一起。"为了满足人民健康美好生活需要,保护人民生命安全和身体健康,党的十八大以来,以习近平同志为核心的党中央领导人民积极践行全面建成小康社会、全面推进健康中国建设以及全面建成社会主义现代化强国,赋予了敬佑生命价值理念的时代性和使命感。《"健康中国2030"规划纲要》提出,坚持以人民为中心的发展思想,牢固树立和贯彻落实新发展理念,坚持健康优先、改革创新、科学发展、公平公正的原则。从广泛的健康影响因素入手,普及健康生活、优化健康服务、完善健康保障、建设健康环境、发展健康产业,把健康融入所有政策,全方位、全周期护佑人民生命健康。

元素2：救死扶伤

救死扶伤赋予了医者医学人道主义的神圣职责。救死扶伤,契合医者健康所系、性命相托的初心使命,铸就医者崇高的职业信心。鉴于"夫生者,天地之大德也;医者,赞天地之生者也",历代医家都把救死扶伤作为最高医德原则。如《灵枢·师传》言医术应"上以治民,下以治身,使百姓无病,上下和亲,德泽下流,子孙无忧,传于后世,无有终时"。《伤寒杂病论》序中,张仲景定义医学目的:"上以疗君亲之疾,下以救贫贱之厄,中以保身长全,以养其生。"《类经图翼》主张医术是一门救死扶伤之术,序中指出:"大哉!至哉!垂不朽之仁慈,开生民之寿域,其为德也,与天地同,与日月并,岂直规规治疾方术已哉?"《医灯续焰》强调医者需要一颗救人之心:"勿问贵贱……专以救人为心。""有疾而求疗,不啻求救焚溺于水火也。医乃仁慈之术,须披发缨冠而往救之可也。"

当前,"防病治病,救死扶伤"作为我国社会主义医德的基本原则,一方面,从宏观层面指明医学服务必须承担完整的道德责任,即无论医者身在哪一个工作岗位,无论医疗卫生单位属于何种性质,都必须肩负起防病与治病的使命;另一方面,从微观层面,阐明医学服务必须履行首要的道德职责,即所有医者都应把患者的生命与健康放在第一位,发扬救死扶伤的医学人道主义精神。2020年,习近平在统筹推进新型冠状病毒感染疫情防控和经济社会发展工作部署会议中指出:"在这场严峻斗争中,广大医务工作者义无反顾、日夜奋战,展现了救死扶伤、医者仁心的崇高精神。"我国广大医者牢记习近平的嘱托,在新型冠状病毒感染疫情科学精准防控中,即使困难重重,即使挑战诸多,即使艰险无比,他们不计报酬,无惧生死,抓实、抓细、抓牢疫情防控各项工作,不断提高科学精准防控水平,为人民群众筑牢生命健康坚实屏障,以自身行动深刻阐释了救死扶伤的医学人道主义精神。

元素 3:甘于奉献

甘于奉献是医者职业境界的高度升华。甘于奉献,成就医者致力于新时代卫生健康事业的伟大品格,铸就医者崇高的理想信念。无论从习医过程,还是从为医性质来看,医者都要付出更多的汗水和努力,作出更大的牺牲和奉献。在选择习医之人时,杨泉在《物理论》中曾提出:"夫医者,非仁爱之士,不可托也;非聪明达理,不可任也;非廉洁淳良,不可信也。是以古之用医,必选明良,其德能仁恕博爱,其智能宣畅曲解……处虚实之分,定顺逆之节,原疾病之轻重,而量药剂之多少,贯微洞幽,不失细小。如此乃谓良医。"《备急千金要方》认为习医者,"必须谙《素问》、《甲乙》、《黄帝针经》、《明堂流注》、十二经脉、三部九候、五脏六腑、表里孔穴、《本草》、《药对》,张仲景、王叔和、阮河南、范东阳、张苗、靳邵等诸部经方……如此乃得为大医"。

从为医性质来看,甘于奉献,是对奉献精神内涵的深刻理解和无悔追求,也是推动健康中国建设的强大精神动力。立足百年党史,甘于奉献已深深融入以白求恩精神、抗击"非典"精神、伟大抗疫精神为代表的中国共产党卫生健康工作战线的精神谱系,成为新时代下医者精神境界升华的源头活水。白求恩曾说:"让我们不要对人民说'你们有多少钱',而是说'我们怎样才能为你们服务得最好',我们的口号应该是'我们是为你们的健康而工作的'。"毛泽东用《纪念白求恩》高度赞扬了白求恩的国际共产主义精神,号召全党全军向白求恩学习,坚持全心全意为人民群众服务的宗旨,争做有益于人民的人。甘于奉献的医者精神,当下正体现为广大医者抗疫的真实精神面貌,是我国疫情防控取得显著成效的坚强保证,更是我国成为全球抗疫"优等生"的重要保障。面对这场没有硝烟的战场,广大医者尤其是党员医务人员,不忘初心、牢记使命,勇于担当,勇往直前,同时间赛跑,与病魔较量,顽强拼搏、日夜奋战,用血肉之躯筑起一道道健康防线。习近平曾多次点赞这群以白衣为甲的战士是"新时代最可爱的人"。正如马克思在《青年在选择职业时的考虑》中所说:"如果我们选择了最能为人类福利而劳动的职业,那么,重担就不能把我们压倒,因为这是为大家而献身;那时我们所感到的就不是可怜的、有限的、自私的乐趣,我们的幸福将属于千百万人,我们的事业将默默地、但是永恒发挥作用地存在下去,面对我们的骨灰,高尚的人们将洒下热泪。"

元素 4:大爱无疆

大爱无疆,彰显医者根植于全人类生命健康的深厚情怀和道德信仰,铸就医者崇高的价值追求。医乃仁术,《言医选评》解释:"医何以仁术称,仁即天之理,生之原,通物我于无间也。"《证类本草》从"仁民爱物"赞叹发展医学的功绩:"成周六典,列医师于天官,聚毒药以共医事。盖虽治道绪余,仁民爱物之意寓焉。"《备急千金要方》认为上医医国,中医医人,下医医病;上医听声,中医察色,下医诊脉;上医医未病,中医医欲病,下医医已病。当今来看,只有大爱无疆之医者,才能成为上医。大爱无疆,不仅要求在面对患者时医者要有大慈恻隐之心,表现为"若有疾厄来求救者,不得问其贵贱贫富,长幼妍媸,怨亲善友,华夷愚智,普同一等,皆如至亲之想"。同时,要把这种大爱与民族、国家以及人类命运紧密联系起来,参与全球健康治理和国际人道主义援助,把大爱无疆的医者精神转化为构建人类卫生健康共同体的中国智慧、中国方案和中国力量。

习近平指出:"核心价值观,其实就是一种德,既是个人的德,也是一种大德,就是国家的德、社会的德。国无德不兴,人无德不立。如果一个民族、一个国家没有共同的核心价值观,莫衷一是,行无依归,那这个民族、这个国家就无法前进。"大爱无疆就是广大医者体现在民族、国家乃至天下的核心价值观。党的十八大以来,习近平洞察世界大势,以深邃的历史眼光和博大的天下情怀,深入思考"建设一个什么样的世界、如何建设这个世界"等关乎人类前途命运的重大课题,提出了构建人类命运共同体的重要理念。在这一重要理念的指引下,一方面,中国政府高度重视和支持红十字事业,愿同红十字国际委员会加强合作,积极参与国际人道援助,为更多弱势群体提供帮助,在力所能及范围内履行国际责任和义务,为国际人道主义事业作出更大贡献;另一方面,积极参与健康相关领域国际标准、规范等的研究和谈判,完善我国参与国际重特大突发公共卫生事件应对的紧急援外工作机制,加强同"一带一路"合作伙伴卫生与健康领域的合作。我国广大医务工作者承载着建设全人类卫生健康共同体的光荣使命,用胸怀天下与责任担当弘扬和践行着大爱无疆的医者精神。

【典型案例分析】

案例1:2022年"最美医生":"医"心向党,踔厉奋进

中央宣传部和国家卫生健康委员会发布了2022年最美医生名单,丁仁彧、马文义、许润三、孙宁、张静、周行涛、胡敏华、高琪、管向东、潘凤和抗击新型冠状病毒感染疫情国家流调专家队光荣入选。医疗卫生工作者是人民生命健康的守护者,是推进健康中国建设的主力军。他们坚持人民至上、生命至上,用实际行动践行着"敬佑生命、救死扶伤、甘于奉献、大爱无疆"的崇高精神。特别是面对突如其来的新型冠状病毒感染疫情,他们义无反顾冲上一线,顽强拼搏、日夜奋战,全力以赴救治患者,坚决阻断疫情传播,赢得了高度赞誉。

2022年8月19日,国家卫生健康委员会召开中外记者见面会,2022年"最美医生"中的4位个人和1个团队代表出席并分享他们用实际行动践行"敬佑生命、救死扶伤、甘于奉献、大爱无疆"医者精神的故事。中国医科大学附属第一医院重症医学科副主任、主任医师丁仁彧谈到急危重症患者小飞的治疗过程,这是重症医疗队在武汉甚至在后期抗疫的一个缩影,充分体现了中国医生对生命至上的不懈追求。青海省黄南州泽库县人民医院院长、主任医师马文义谈到在党和国家对藏区医疗卫生事业的大力扶持下,藏区的医疗条件近几年发生了翻天覆地的变化,通过加强人才队伍的建设,实现了全县域医疗资源共享和医共体全覆盖。江西省南昌市第九医院艾滋病治疗中心主任、主任护师胡敏华呼吁,艾滋病是可防可治的慢性疾病,希望大家科学认知艾滋病,消除对患者的歧视和偏见,应该给予患者更多的支持和关怀,为他们创造更宽松、更温暖的生存环境。复旦大学附属眼耳鼻喉科医院院长、眼科主任医师周行涛结合实际工作强调,要把近视的防控科普作为一项公益事业。尽早建立屈光发育档案、眼健康的档案,就可以减少一分高度近视的风险。抗击新型冠状病毒感染疫情国家流调专家队代表、中国疾控中心传染病所党委书记、研究员卢金星表示疫情在国内不断发生,表现出点多、面广、范围大的特点,对流调工作提出了更高的要求。早和准是付出最小的代价,获得疫情防控最大效果的前提。要想取得最后的胜利,除了专业队伍发挥作用之外,还需要全体人民的共同参与。

案例2:2020年"最美医学生":健康所系,性命相托

2020年8月14日晚,湖南省常德火车站内,一位中年男子突发疾病倒地,正准备乘车前往学校参加考试的成都中医药大学学生彭婕婷和陈家利立即为男子进行心肺复苏。遗憾的

是,倒地男子经抢救无效不幸离世,两个女孩离开时忍不住抽泣起来,边走边抹泪。两人还因为救人错过了本该搭乘的列车。在 2020 年 9 月 21 日举行的新生开学典礼上,成都市委宣传部、成都市精神文明建设办公室向两名同学颁发"成都善·平凡之善卡"。成都中医药大学授予两名同学校长特别奖,彰显仁爱成中医精神,也以此教育广大入学新生。

在给两位同学的"成都善·平凡之善卡"颁奖词这样写道:"每一个善良的人都值得被记住,每一个温暖故事都值得被传扬……彭婕婷、陈家利两位同学跪地救人的英雄善举,同一个个发生在成都普通人身上的暖心故事一样,是社会主义核心价值观的成都表达,是市民传承创新天府文化的生动实践,是成都城市精神和时代精神的外化诠释。"

给两位同学的"校长特别奖"颁奖词写道:"彭婕婷、陈家利两位同学是成都中医药大学众多优秀学生的典型代表,他们在读研期间学习成绩优异、专业功底扎实、综合表现突出。他们始终坚守大医精诚和生命至上,特别是在此次危急时刻挺身而出,跪地救人义无反顾,以实际行动践行医学生誓言,展现了当代青年学子的责任与担当,生动诠释了'仁爱成中医'理念,为学校赢得良好的社会声誉。"

解析:这两个案例呈现了无论是医务工作者还是医学生,在职业成就路上的不同阶段,都有对"敬佑生命、救死扶伤、甘于奉献、大爱无疆"医者精神的笃定和践行。

案例 1 展示了广大医者"医"心向党,踔厉奋进,默默守护人民生命健康的故事。2011 年 6 月 26 日,中国医师协会正式公布了《中国医师宣言》号召中国 600 万名医务工作者和 240 万名执业医师,郑重承诺 6 条医学守则,其中第二条就强调患者至上。健康是人全面发展的基础。作为健康的守护者,医师应遵循患者利益至上的基本原则,弘扬人道主义的职业精神,恪守预防为主和救死扶伤的社会责任。广大中国医师应以人为本、敬畏生命、善待患者,自觉维护医学职业的真诚、高尚与荣耀,努力担当社会赋予的增进人类健康的崇高职责。党的十八大以来,习近平在多个重要场合高度肯定和赞扬广大卫生健康工作者创造和弘扬的"敬佑生命、救死扶伤、甘于奉献、大爱无疆"的医者精神。2018 年 8 月 17 日,习近平对首个中国医师节作出重要指示,强调弘扬救死扶伤的人道主义精神,不断为增进人民健康做出新贡献。作为我国第四个行业性专属节日,中国医师节的设立,体现了党中央对卫生健康工作的高度重视,对广大医务人员优秀业绩和重要贡献的充分肯定。

案例 2 中来自成都中医药大学的两位医学生彭婕婷和陈家利跪地救人的职业本能不但传承了"担当、奉献、仁爱、乐观"的成都中医药大学精神,更是诠释出"敬佑生命、救死扶伤、甘于奉献、大爱无疆"的医者精神。首先,医学是神圣而伟大的事业,蕴含着远大理想和高尚追求的《医学生誓言》以国家卫生事业和人民生命健康相托,赋予了医学生独特的角色内涵和历史使命。医学生成长为医者,伴随着社会的期望、人民的期盼,使得这份内涵与使命更加独特。其次,医者精神是社会主义核心价值观的理念表现之一,对于医学生的世界观、人生观、价值观具有重要塑造和引导作用。医学生在校期间,通过医学生宣誓仪式、大体老师默哀仪式等活动所产生的共同情感、共同记忆、共同目标是维持信心、信念、信仰集体认同的关键,指明了体现医者个人价值和社会价值相结合的实现方式。最后,医者精神是充满庄严、正义、善良、责任等正能量的文化解药,作为历代医家进行医疗活动的行为规范、医学思想的凝练表达,无疑是医学文化发展的结晶。彭婕婷和陈家利两位同学的义举,是每一位医学生职业本能的反应,是人性本身折射出的平凡与善良,更是从医者在激流勇进的浪潮中坚守"敬佑生命、救死扶伤、甘于奉献、大爱无疆"的医者精神最集中的体现。

86